Sabrina Klem-Radinger, Stefanie Weber

Lernkarten Pharmakologie

5. Auflage

ELSEVIER

Elsevier GmbH, Bernhard-Wicki-Str. 5, 80636 München, Deutschland
Wir freuen uns über Ihr Feedback und Ihre Anregungen an kundendienst@elsevier.com

ISBN 978-3-437-43634-5

Wichtiger Hinweis
Die medizinischen Wissenschaften unterliegen einem sehr schnellen Wissenszuwachs. Der stetige Wandel von Methoden, Wirkstoffen und Erkenntnissen ist allen an diesem Werk Beteiligten bewusst. Sowohl der Verlag als auch die Autorinnen und Autoren und alle, die an der Entstehung dieses Werkes beteiligt waren, haben große Sorgfalt darauf verwandt, dass die Angaben zu Methoden, Anweisungen, Produkten, Anwendungen oder Konzepten dem aktuellen Wissensstand zum Zeitpunkt der Fertigstellung des Werkes entsprechen.
Der Verlag kann jedoch keine Gewähr für Angaben zu Dosierung und Applikationsformen übernehmen. Es sollte stets eine unabhängige und sorgfältige Überprüfung von Diagnosen und Arzneimitteldosierungen sowie möglicher Kontraindikationen erfolgen. Jede Dosierung oder Applikation liegt in der Verantwortung der Anwenderin oder des Anwenders. Die Elsevier GmbH, die Autorinnen und Autoren und alle, die an der Entstehung des Werkes mitgewirkt haben, können keinerlei Haftung in Bezug auf jegliche Verletzung und/oder Schäden an Personen oder Eigentum, im Rahmen von Produkthaftung, Fahrlässigkeit oder anderweitig übernehmen.

Für die Vollständigkeit und Auswahl der aufgeführten Medikamente übernimmt der Verlag keine Gewähr.
Geschützte Warennamen (Warenzeichen) werden in der Regel besonders kenntlich gemacht (®). Aus dem Fehlen eines solchen Hinweises kann jedoch nicht automatisch geschlossen werden, dass es sich um einen freien Warennamen handelt.

Bibliografische Information der Deutschen Nationalbibliothek
Die Deutsche Nationalbibliothek verzeichnet diese Publikation in der Deutschen Nationalbibliografie; detaillierte bibliografische Daten sind im Internet über https://www.dnb.de abrufbar.

24 25 26 27 28 5 4 3 2 1

In ihren Veröffentlichungen verfolgt die Elsevier GmbH das Ziel, genderneutrale Formulierungen für Personengruppen zu verwenden. Um jedoch den Textfluss nicht zu stören sowie die gestalterische Freiheit nicht einzuschränken, wurden bisweilen Kompromisse eingegangen. Selbstverständlich sind **immer alle Geschlechter** gemeint.

Planung: Inga Schickerling
Projektmanagement: Marion Kraus
Redaktion: Dr. Nikola Schmidt, Berlin
Rechteklärung: Lea Aufenvenne
Satz: abavo GmbH, Buchloe/Deutschland
Druck und Bindung: Drukarnia Dimograf Sp. z o. o., Bielsko-Biała/Polen
Umschlaggestaltung: SpieszDesign, Neu-Ulm
Titelfotografie: © iStock.com/style-photography

Aktuelle Informationen finden Sie im Internet unter **www.elsevier.de**

Vorwort

Als wir 2014 die Lernkarten Pharmakologie von Herrn Burgis komplett überarbeiteten und neu, modern und aktualisiert auflegten, konnten wir uns nicht vorstellen, dass wir auch viele Jahre später immer wieder um die Überprüfung und Ergänzung des Produkts gebeten werden. Die vorliegenden Lernkarten Pharmakologie sind ein Herzensprojekt, das wir in der 5. Auflage erneut vollständig überarbeitet haben. Es gelang, die vom IMPP neu vorgeschlagene Nomenklatur einzuarbeiten, die an vielen Stellen Sinn macht und Dir als Student*in helfen kann, Wirkorte mit den schwierigen pharmakologischen Namen zu verknüpfen. In manchen Fällen empfanden wir jedoch eine unnötige Verkomplizierung, sodass alte und sehr gebräuchliche Benennungen weiterverwendet wurden. Es gelang, die Lerninhalte mit den letztjährigen Prüfungen des IMPP abzugleichen und fehlende, aber prüfungsrelevante Inhalte zu ergänzen. Ebenso konnten eingeschlichene Fehler der 4. Auflage korrigiert werden. Wir konnten einige Pharmazeutika aussortieren und neuere Medikamente aufnehmen. Wie gewohnt, lässt sich die Prüfungsrelevanz an den farbigen Balken auf der rechten Vorderseite der Karte erkennen. Auch die beliebten Lückentexte, Merke-Kästen, Fallbeispiele und die Karte für die Kitteltasche sind weiterhin Bestandteile der Lernkarten Pharmakologie. Wir haben versucht, die doch meist „trockene" Pharmakologie verständlich, anschaulich und interessant aufzuarbeiten und freuen uns, wenn dies gelungen ist.

Wir bedanken uns von Herzen bei Frau Inga Schickerling, die unser Projekt seit nunmehr 9 Jahren begleitet. Ebenso gilt ein herzliches Dankeschön Frau Marion Kraus und ganz besonders unserer Lektorin Frau Dr. Nikola Schmidt für die langjährige besonders angenehme Zusammenarbeit, die diese Karten zu dem machen, was sie heute sind.

Jetzt nutze die Form des analogen Arbeitens, kritzle Notizen auf die Karten, markiere und ordne sie um, nimm die Karten mit im Zug, zum See oder zu Lerngruppen. Wir wünschen dir viel Spaß damit, Freude am Lernen der Pharmakologie und ein erfolgreiches Abschneiden in Klausuren, Staatsexamen und mündlichen Prüfungen. Nach Deiner Prüfung freuen wir uns über Dein Feedback oder eine kurze Rezension und weitere Anregungen!

Sommer 2023
Sabrina Klem-Radinger und Stefanie Weber

Benutzerhinweise

Der Aufbau der Karten ist eng am GK2 und an den vom IMPP gestellten Fragen orientiert.
Die Unterkapitel (z. B. 1.1 Pharmakodynamik) sind nach ihrer Relevanz im zweiten Staatsexamen eingeteilt:

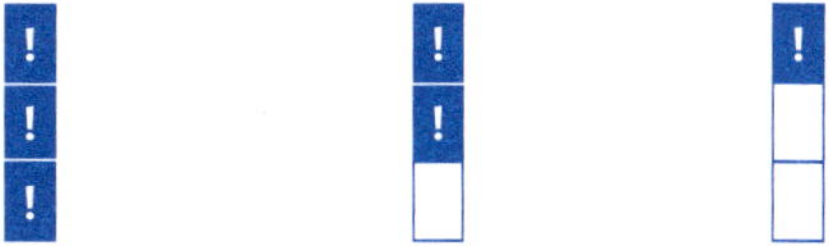

sehr wichtig **wichtiger** **nicht so wichtig**

Die Kartennummer steht rechts oben auf der Karte, die Anzahl der Karten pro Kapitel ist rechts unten angegeben (z. B. 2/14 → 2. Karte von 14 im Kapitel).

Hinweis: Das „*" nach einem Medikament markiert Arzneistoffe, die mittlerweile aus dem Handel genommen sind.

Nun kann's losgehen!
Viel Spaß beim Lernen mit den Karten und viel Glück für die Prüfung!

Benutzerhinweise zu den Karten

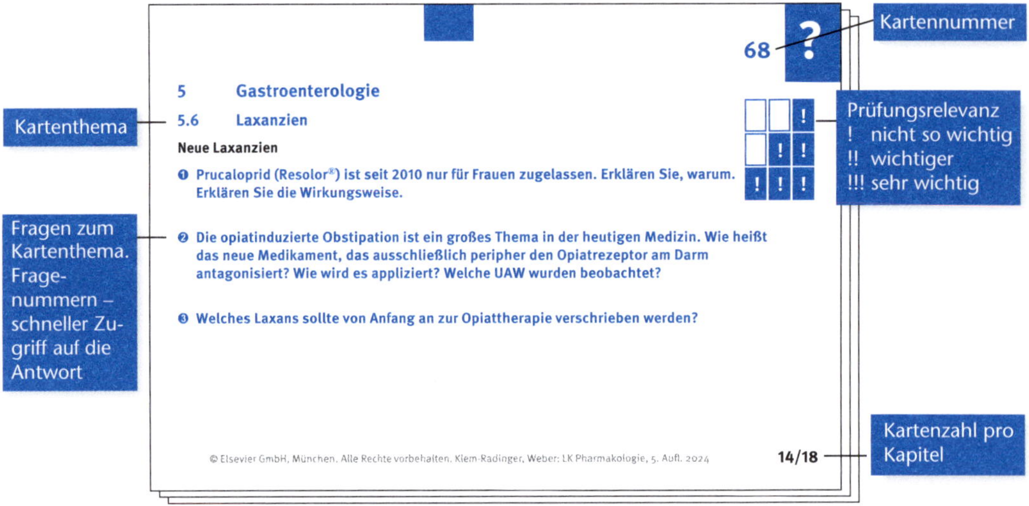

Fehler gefunden?

https://else4.de/978-3-437-43634-5

An unsere Inhalte haben wir sehr hohe Ansprüche. Trotz aller Sorgfalt kann es jedoch passieren, dass sich ein Fehler einschleicht oder fachlich-inhaltliche Aktualisierungen notwendig geworden sind. Sobald ein relevanter Fehler entdeckt wird, stellen wir eine Korrektur zur Verfügung.
Mit diesem QR-Code gelingt der schnelle Zugriff.

Wir sind dankbar für jeden Hinweis, der uns hilft, dieses Werk zu verbessern. Bitte richten Sie Ihre Anregungen, Lob und Kritik an folgende E-Mail-Adresse: kundendienst@elsevier.com

Abbildungsnachweis

L190	Gerda Raichle, Ulm
L231	Stefan Dangl, München
L253	Dr. Wolfgang Zettlmeier, Barbing
W181	Kassenärztliche Bundesvereinigung, Köln
W1137-002	Global Initiative for Chronic Obstructive Lung Disease – GOLD. Copyright © 2023

Abkürzungsverzeichnis

AA	Antiarrhythmikum
A. p.	Angina pectoris
ACh	Acetylcholin
AF	Atemfrequenz
AK	Antikörper
AMV	Atemminutenvolumen
BHS	Blut-Hirn-Schranke
BPH	benigne Prostatahyperplasie
Ca	Karzinom
CED	chronisch-entzündliche Darmerkrankungen
COMT	Catecholamin-O-Methyltransferase
DIC	disseminierte intravasale Gerinnung
EF	Ejection fraction (linksventrikuläre Auswurffraktion)
EPMS	extrapyramidale motorische Störungen
G6PDH	Glukose-6-phosphat-Dehydrogenase
H. p.	Helicobacter pylori
HF	Herzfrequenz
HRST	Herzrhythmusstörungen
HWZ	Halbwertszeit
KG	Körpergewicht
KHK	koronare Herzerkrankung
KI	Kontraindikation
LE	Lungenembolie
MAO	Monoaminooxidase
MRSA	Methicillin-resistenter Staphylococcus aureus
MTX	Methotrexat
NARI	Noradrenalin-Reuptake-Hemmer
NL	Neuroleptika
NNR	Nebennierenrinde
oBV	orale Bioverfügbarkeit
pAVK	periphere arterielle Verschlusskrankheit
RR	Blutdruck
SFH	Sulfonylharnstoffe
SNRI	Serotonin- und Noradrenalin-Reuptake-Hemmer
SSRI	selektiver Serotonin-Reuptake-Hemmer
TIA	transitorische ischämische Attacke
TIVA	total intravenöse Anästhesie
UAW	unerwünschte Arzneimittelwirkungen
vES	ventrikuläre Extrasystolen
VRE	Vancomycin-resistente Enterokokken
WW	Wechselwirkung

Inhalt

1 Grundlagen der Pharmakologie

1.1 Pharmakodynamik

Was macht das Medikament mit dem Körper?

Viele Pharmaka wirken über Rezeptoren.

❶ **Definieren Sie die Begriffe „Agonisten“ und „Antagonisten“.**

❷ **Was beschreibt der Begriff „kompetitiver Antagonismus“?**

❸ **Manche Pharmaka haben eine „enge therapeutische Breite“. Was ist damit gemeint?**

Was macht das Medikament mit dem Körper?

❶ Agonisten

Sie entfalten am Rezeptor die gleiche Wirkung wie der physiologische Ligand. Beispiel: Histamin am Histaminrezeptor oder Dexamethason am Glukokortikoidrezeptor.

Antagonisten

Sie wirken entgegengesetzt oder blockieren den Rezeptor und verhindern so die Wirkung des physiologischen Liganden. Beispiel: Ranitidin am Histamin (H_2)-Rezeptor oder Sartane am AT_1-Rezeptor.

❷ Kompetitiver Antagonismus

Das Pharmakon konkurriert mit dem physiologischen Liganden um die Bindung am Rezeptor. Je höher die Konzentration des Pharmakons am Wirkort, desto geringer die Rezeptorbindung des Liganden. Beispiel: Ranitidin wirkt als kompetitiver Antagonist am H_2-Rezeptor.

❸ Therapeutische Breite

Beschreibt das Fenster zwischen minimaler wirksamer Dosis und toxischer Dosis. Je kleiner dieses Fenster ist, desto enger ist die therapeutische Breite und desto genauer muss der Medikamentenspiegel überwacht werden.

1 Grundlagen der Pharmakologie

1.1 Pharmakodynamik

Was macht das Medikament mit dem Körper?

❶ Definieren Sie den Begriff „Toleranzentwicklung“.

❷ Was beschreibt der Begriff „Rebound-Effekt“?

Was macht das Medikament mit dem Körper?

❶ Toleranzentwicklung
Beschreibt die Gewöhnung an ein Medikament. Bei Toleranzentwicklung müssen immer höhere Dosen verabreicht werden, um die gleiche Wirkung zu erzielen. Man unterscheidet die **pharmakokinetische Toleranz** (beschleunigter Abbau durch Enzyminduktion) von der **pharmakodynamischen Toleranz** (Abnahme der Bindungsstellen für den Agonisten).

❷ Rebound-Effekt
Der Rebound-Effekt definiert das verstärkte Auftreten von Krankheitssymptomen nach Absetzen eines Medikaments. Während einer längeren β_x-Adrenozeptor-Antagonist-Therapie kommt es z. B. zu einer Vermehrung der β-Rezeptoren, bei plötzlichem „Entzug“ kommt es dann zu hypertensiven Krisen → ausschleichend absetzen.

1 Grundlagen der Pharmakologie

1.2 Pharmakokinetik

Was macht der Körper mit dem Medikament?

❶ Ordnen Sie folgende Begriffe ihrer Definition zu: Metabolisierung, Diffusion, Ausscheidung, Verteilungsräume, Transport, Prodrug.

Begriff	Definition
____________	Passiver Transport entlang eines Konzentrationsgradienten
____________	Kann primär aktiv (unter direktem Energieverbrauch) oder sekundär aktiv (unter Ausnutzung eines durch aktiven Transport erstellten Gradienten) erfolgen
____________	Verschiedene Kompartimente im Körper, in denen sich ein Pharmakon verteilt
____________	Über verschiedene Enzyme (z. B. Cytochrom P_{450}) wird entweder die aktive Substanz in einen inaktiven Metaboliten umgewandelt oder ein Prodrug in seinen aktiven Metaboliten.
____________	Substanz, die selbst keine Wirkung hat, sondern im Körper erst in den aktiven Metaboliten umgewandelt werden muss
____________	Erfolgt meist über die Niere oder die Leber, nur selten über den Darm oder die Lunge

1.2 Pharmakokinetik

!

Was macht der Körper mit dem Medikament?

1

Begriff	Definition
Diffusion	Passiver Transport entlang eines Konzentrationsgradienten
Transport	Kann primär aktiv (unter direktem Energieverbrauch) oder sekundär aktiv (unter Ausnutzung eines durch aktiven Transport erstellten Gradienten) erfolgen
Verteilungsräume	Verschiedene Kompartimente im Körper, in denen sich ein Pharmakon verteilt
Metabolisierung	Über verschiedene Enzyme (z. B. Cytochrom P_{450}) wird entweder die aktive Substanz in einen inaktiven Metaboliten umgewandelt oder ein Prodrug in seinen aktiven Metaboliten.
Prodrug	Substanz, die selbst keine Wirkung hat, sondern im Körper erst in den aktiven Metaboliten umgewandelt werden muss
Ausscheidung	Erfolgt meist über die Niere oder die Leber, nur selten über den Darm oder die Lunge

Tab. 1.1 Begriffe der Pharmakokinetik

1 Grundlagen der Pharmakologie

1.2 Pharmakokinetik

Was macht der Körper mit dem Medikament?

❶ **Ordnen Sie folgende Begriffe ihrer Definition zu: Orale Bioverfügbarkeit, First-Pass-Effekt, Erhaltungsdosis, Drug Monitoring, Sättigungsdosis, Compliance, Halbwertszeit (HWZ).**

______________	Menge eines oral verabreichten Pharmakons, die im Blutkreislauf ankommt (bei i. v. Gabe ist die Bioverfügbarkeit somit 100 %)
______________	Nötige Dosis, um eine therapeutische Wirkung zu erreichen
______________	Nötige Dosis, um eine therapeutische Wirkung zu erhalten
______________	Bei oraler Gabe durchläuft ein bestimmter Teil des verabreichten Pharmakons direkt den enterohepatischen Kreislauf und wird in unwirksame Metaboliten umgewandelt, ohne den Blutkreislauf zu erreichen.
______________	Überwachung des Medikamentenspiegels im Blut. Dies ist v. a. bei Medikamenten mit enger therapeutischer Breite notwendig, kann aber auch angewendet werden, um die Compliance eines Patienten zu überprüfen.
______________	„Mitmachen“ des Patienten bei der Therapie

1.2 Pharmakokinetik

Was macht der Körper mit dem Medikament?

❶

Begriff	Definition
Orale Bioverfügbarkeit	Menge eines oral verabreichten Pharmakons, die im Blutkreislauf ankommt (bei i. v. Gabe ist die Bioverfügbarkeit somit 100 %)
Sättigungsdosis	Nötige Dosis, um eine therapeutische Wirkung zu erreichen
Erhaltungsdosis	Nötige Dosis, um eine therapeutische Wirkung zu erhalten
First-Pass-Effekt	Bei oraler Gabe durchläuft ein bestimmter Teil des verabreichten Pharmakons direkt den enterohepatischen Kreislauf und wird in unwirksame Metaboliten umgewandelt, ohne den Blutkreislauf zu erreichen.
Drug Monitoring	Überwachung des Medikamentenspiegels im Blut. Dies ist v. a. bei Medikamenten mit enger therapeutischer Breite notwendig, kann aber auch angewendet werden, um die Compliance eines Patienten zu überprüfen.
Compliance	„Mitmachen" des Patienten bei der Therapie

Tab. 1.2 Begriffe der Pharmakokinetik

1 Grundlagen der Pharmakologie

1.2 Pharmakokinetik

Was macht der Körper mit dem Medikament?

❶ Was versteht man unter Plasmaproteinbindung?

❷ Wie beeinflusst diese die Pharmakokinetik eines Medikaments?

!

Was macht der Körper mit dem Medikament?

❶ Plasmaproteinbindung

Plasmaproteinbindung beschreibt die Bindung verschiedener Pharmaka an Plasmaproteine. Diese Bindung ist reversibel, sie erfolgt meist an Albumin oder Alpha-1-Globuline.

❷ Einfluss der Plasmaproteinbindung auf die Pharmakokinetik

Durch Konkurrieren verschiedener Medikamente um die Plasmaproteinbindung kann es zur Wirkungsverstärkung oder -abschwächung kommen, z. B. Wirkungsverstärkung oraler Antikoagulanzien (OAK) durch gleichzeitige Einnahme von NSAID.

1 Grundlagen der Pharmakologie

1.3 Pharmakotherapie in besonderen Lebenssituationen

Kindheit, Alter, Schwangerschaft, Stillzeit

❶ Worauf ist bei der Dosierung von Pharmaka in der Kindheit besonders zu achten?

❷ Worauf ist bei der Dosierung von Pharmaka in der Geriatrie besonders zu achten?

❸ Welche wichtige Information müssen Sie einholen, bevor Sie in der Schwangerschaft und Stillzeit ein Medikament verschreiben?

Kindheit, Alter, Schwangerschaft, Stillzeit

❶ Kindheit

In der Kindheit werden Medikamente streng **gewichtsadaptiert** verordnet. Dies setzt v. a. bei Medikamenten mit geringer therapeutischer Breite eine genaue Kenntnis des Körpergewichts voraus. Kinder sind keine kleinen Erwachsenen! Auch sind diverse Medikamente (z. B. Fluorchinolone aufgrund ihrer Chondrotoxizität) in der Kindheit nicht zugelassen.

❷ Alter

In der Geriatrie muss die Dosis an eine evtl. vorliegende Nieren- oder Leberinsuffizienz angepasst werden, um eine **Akkumulation im Körper zu verhindern.**

❸ Schwangerschaft und Stillzeit

Wichtig ist das Wissen über die Plazentagängigkeit bzw. die Muttermilchgängigkeit eines Medikaments und über mögliche **Teratogenität** (fruchtschädigende Wirkung). Oft liegen über einen Einsatz während Schwangerschaft und Stillzeit nicht genügend Daten vor. Entscheidungshilfe bietet die Website www.embryotox.de, auf der man zu (fast) jedem Wirkstoff detaillierte Informationen findet.

1 Grundlagen der Pharmakologie

1.4 Grundzüge des Rezeptierens

❶ Füllen Sie das Rezept für die kleinste Packung Ibuprofen 600 mg für Ina Müller aus.

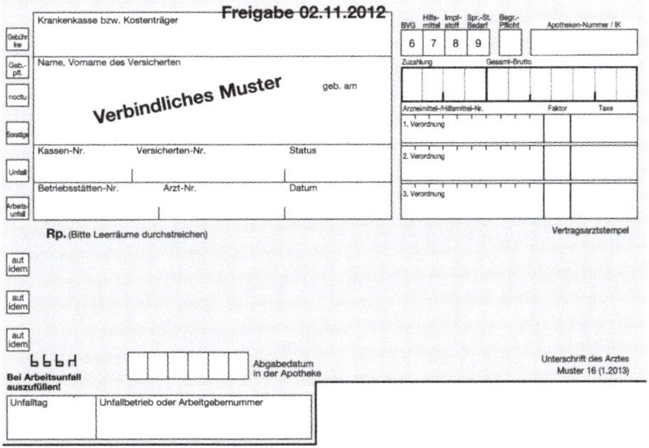
Freigabe 02.11.2012

Gebühr frei | Geb.-pfl. | noctu | Sonstige | Unfall | Arbeits-unfall

Krankenkasse bzw. Kostenträger

Name, Vorname des Versicherten — geb. am

Verbindliches Muster

Kassen-Nr. | Versicherten-Nr. | Status

Betriebsstätten-Nr. | Arzt-Nr. | Datum

BVG | Hilfs-mittel | Impf-stoff | Spr.-St. Bedarf | Begr.-Pflicht | Apotheken-Nummer / IK

6 | 7 | 8 | 9

Zuzahlung | Gesamt-Brutto

Arzneimittel-/Hilfsmittel-Nr. | Faktor | Taxe

1. Verordnung

2. Verordnung

3. Verordnung

Rp. (Bitte Leerräume durchstreichen)

Vertragsarztstempel

aut idem

aut idem

aut idem

6 6 6 4

Bei Arbeitsunfall auszufüllen!

Abgabedatum in der Apotheke

Unterschrift des Arztes

Muster 16 (1.2013)

Unfalltag | Unfallbetrieb oder Arbeitgebernummer

Abb. 1.1 Kassenrezept [W181]

❶

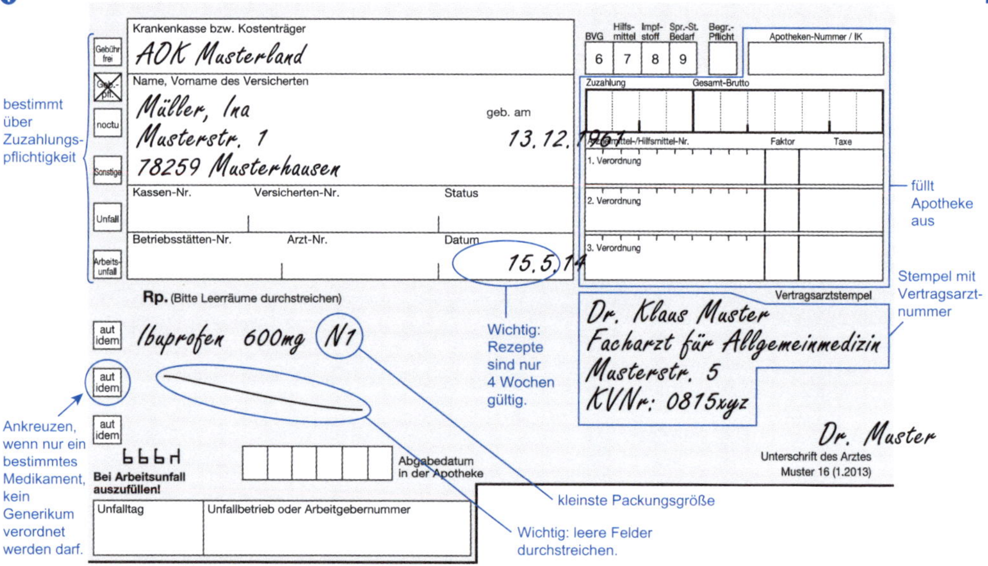

Abb. 1.2 Kassenrezept [W181]

1 Grundlagen der Pharmakologie

1.5 Check-up

Ein 53-jähriger Patient mit Herpes zoster wird wegen einer persistierenden Neuralgie (postzosterische Neuralgie) mit Carbamazepin behandelt. Nach anfänglich gutem Therapieerfolg setzen die Schmerzen nach wenigen Tagen wieder ein.

❶ Welche Ursache für den anscheinenden Wirkungsverlust des Carbamazepins ist am wahrscheinlichsten?

❷ Wie therapieren Sie einen unkomplizierten Harnwegsinfekt bei einer schwangeren Frau?

Check-up

❶ Autoinduktion des Metabolismus von Carbamazepin.
❷ Mit Fosfomycin 3 g als Einmalgabe (abends vor dem Schlafengehen, anschließend 4–5 h nicht auf die Toilette gehen).

2 Vegetatives Nervensystem

2.1 Sympathisches und parasympathisches Nervensystem

Übersicht I

	α_1	β_1	β_2	Parasympathikus
Auge M. dilatator pup. M. sphincter pup. M. ciliaris	 Mydriasis 		 Fernakkommodation	 Miosis Nahakkommodation
Bronchien			Dilatation	Konstriktion
Gefäße	Kontrak- tion		Dilatation	Geringe Dilatation
Speicheldrüsen	Wenig dickflüssi- ges Sekret			Viel dünnflüssiges Sekret
Herz Sinusknoten Vorhöfe AV-Knoten HIS, Purkinje Ventrikel		 HF + Kontraktion + AV-Überleitung – Leitungsgeschwindigkeit + Kontraktion +		 HF – Kontraktion – AV-Überleitung +

Übersicht I

	α_1	β_1	β_2	Parasympathikus
Magen-Darm Peristaltik Sphinkteren	 Kontraktion		 Hemmung	 Zunahme Dilatation
Harnblase M. detrusor Sphinkter	 Kontraktion		 Relaxation	 Kontraktion Relaxation
Uterus	Kontraktion		Erschlaffung	Kontraktion
Fettgewebe		Lipolyse		
Niere		Reninsekretion		
Histaminfreisetzung	+		–	

Tab. 2.1 Wirkung von Sympathikus und Parasympathikus an den Organen

2 Vegetatives Nervensystem

2.1 Sympathisches und parasympathisches Nervensystem

Übersicht II

❶ **Skizzieren Sie die drei Teile des peripheren Nervensystems und achten Sie auf die unterschiedlichen Transmitter prä- und postganglionär.**

Übersicht II

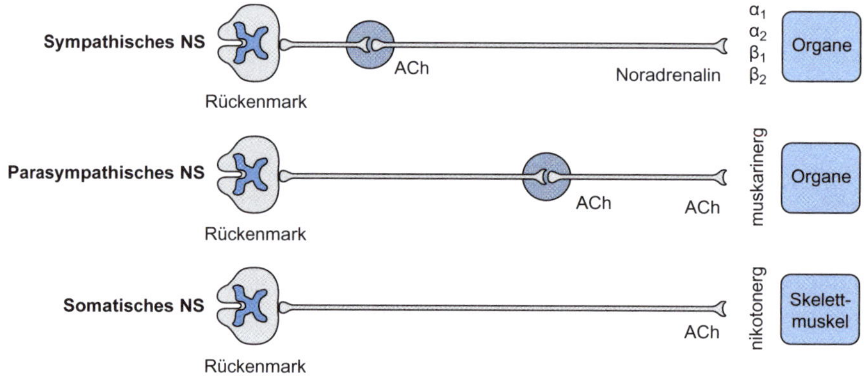

Abb. 2.1 Peripheres Nervensystem (ACh = Achetylcholin) [L253]

2 Vegetatives Nervensystem

2.2 Sympathisches Nervensystem

Adrenozeptor-Agonisten I

Die Wirkstoffe der Adrenozeptor-Agonisten (AR-Agonisten) können nach Rezeptoren eingeteilt werden.

❶ **Erklären Sie den Wirkmechanismus der Adrenozeptor-Agonisten und nennen Sie je 2–3 Beispielmedikamente der verschiedenen Gruppen: α_1, α_x und β_x, $\beta_{1/2}$, β_2.**

❷ **Kennen Sie Indikationen für diese Medikamente?**

Adrenozeptor-Agonisten I

❶ Wirkmechanismus
Adrenozeptor-Agonisten stimulieren die adrenergen α- und β-Rezeptoren und imitieren so die sympathische Wirkung am Erfolgsorgan.

❷ Indikationen
- **α_1-AR-Agonisten** (Xylometazolin) (lokal): schleimhautabschwellende Nasentropfen
- **α_xAR/β_xAR-Agonisten** (Noradrenalin, Adrenalin, Dobutamin, Dopamin): Schock, Hypotonie
- **$\beta_{1/2}$-AR-Agonisten** (Orciprenalin): bradykarde HRST und AV-Überleitungsstörungen
- **β_2-AR-Agonisten** (Formeterol, Fenoterol, Salbutamol): Asthma, Wehenhemmung

2 Vegetatives Nervensystem

2.2 Sympathisches Nervensystem

Adrenozeptor-Agonisten II

❶ Ergänzen Sie die folgende Tabelle.

Rezeptor	Organ	Erwünschte/unerwünschte Arzneimittelwirkungen
α_1	Auge	Kontraktion M. dilatator pupillae: Mydriasis
	Speicheldrüsen	____________________
	Gefäße von Muskulatur, Haut, Niere	Vasokonstriktion und Blutdruckanstieg
	Blase und GI-Sphinkter	Kontraktion
	Uterus	____________________
α_2	Präsynaptisch	Noradrenalinausschüttung
β_1	Niere	Aktivierung des RAAS, Reninausschüttung
	Herz	____________________
β_2	Auge	Kammerwasserproduktion
	Bronchien	____________________
	Gefäße, Herz	Dilatation, bessere Koronardurchblutung, RR ↓
	Fettgewebe	Lipolyse
	GI-Trakt	Motilitätsverminderung
	Muskulatur	Glykogenolyse, Kaliumaufnahme in Muskel ↑, Tremor
	Uterus	____________________

!

Adrenozeptor-Agonisten II

❶ Wirkungen

Rezeptor	Organ	Erwünschte/unerwünschte Arzneimittelwirkungen
α_1	Auge Speicheldrüsen Gefäße von Muskulatur, Haut, Niere Blase und GI-Sphinkter Uterus	Kontraktion M. dilatator pupillae: Mydriasis Visköse Sekretion Vasokonstriktion und Blutdruckanstieg Kontraktion Kontraktion
α_2	Präsynaptisch	Noradrenalinausschüttung
β_1	Niere Herz	Aktivierung des RAAS, Reninausschüttung Positiv chrono-/bathmo-/dromo-/inotrop
β_2	Auge Bronchien Gefäße, Herz Fettgewebe GI-Trakt Muskulatur Uterus	Kammerwasserproduktion Relaxation Dilatation, bessere Koronardurchblutung, RR ↓ Lipolyse Motilitätsverminderung Glykogenolyse, Kaliumaufnahme in Muskel ↑, Tremor Relaxation

Tab. 2.2 α_xAR-Agonisten: Rezeptorwirkungen

2 Vegetatives Nervensystem

2.2 Sympathisches Nervensystem

Adrenozeptor-Agonisten III

❶ **Was ist der Unterschied zwischen Adrenalin und Noradrenalin? Welche Indikation als Mittel der Wahl? Nennen Sie die lokalen Indikationen.**

❷ **Wann wirkt Dopamin über den Dopaminrezeptor? Mit welchem Medikament ist Dopamin zu vergleichen? Nennen Sie drei UAW.**

❸ **Was unterscheidet Dopamin von Dobutamin? Nennen Sie drei UAW und drei Kontraindikationen des Dobutamins.**

Adrenozeptor-Agonisten III

❶ Adrenalin und Noradrenalin: Notfallmedikamente

- **Adrenalin:** β-Rezeptorwirkung überwiegt vor α-Rezeptorwirkung: positiv inotrop und chronotrop über β_1, Vasodilation über β_2 → Steigerung des HZV, Blutdrucks, Herzfrequenz. **Mittel der Wahl:** bei Reanimation. **Lokale Indikationen:** Vasokonstriktor in HNO, Lokalanästhesie, inhalativ bei Pseudokrupp.
- **Noradrenalin:** Stimulation der Rezeptoren in abnehmender Reihenfolge α vor β_1 vor β_2: Erhöhung des peripheren Widerstands durch α-rezeptorvermittelte Vasokonstriktion, Blutdrucksteigerung, Herzfrequenzsenkung. **Mittel der Wahl:** bei septischem Schock. **Lokale Indikationen:** Vasokonstriktorzustatz in Lokalanästhesie.

❷ Dopamin

Kaum noch Bedeutung in Intensivmedizin. Wirkt in niedriger Dosis über δ_1-Rezeptoren der Niere, Splanchnikus- und Hirngefäße, auch über β_1 und in geringem Maße über α-Rezeptoren.

❸ Dobutamin

- Mittel der Wahl zur Steigerung der Kontraktilität bei kardiogenem Schock
- Wirkt nur über β- und α_1-Rezeptoren, nicht über Dopaminrezeptoren; scheinbar selektive β_1-Stimulation
- UAW: Tachykardie, HRST, Hautnekrosen
- KI: Schockzustände mit Volumenmangel, Perikarderguss, Schwangerschaft, Durchblutungsstörungen

2 Vegetatives Nervensystem

2.2 Sympathisches Nervensystem

Indirekte Sympathomimetika

❶ **Nennen Sie drei indirekte Sympathomimetika und deren Indikationen. Warum werden sie indirekt genannt?**

❷ **Auch illegale Drogen gehören zur Gruppe der indirekten Sympathomimetika (Metamphetamin = Crystal Meth; Amphetamin = Speed). Therapeutisch wird Methylphenidat als Amphetamin genutzt. Erklären Sie dessen Wirkung und klinischen Einsatz bei hyperaktiven Kindern. Kennen Sie die UAW?**

Indirekte Sympathomimetika

Wirkmechanismus

Freisetzung von Noradrenalin aus präsynaptischen Nervenendigungen verstärkt die Sympathikuswirkung.

❶ Indikationen

- **Ephedrin:** Bestandteil in Schnupfentherapeutika
- **Amphetamine:**
  - Amphetamin: keine, illegales Rauschmittel (s. u.)
  - Methylphenidat: **ADHS, Narkolepsie**
  - Modafinil: Narkolepsie, Schlafapnoe

❷ Methylphenidat

- Unterliegt der Betäubungsmittel-Verschreibungsverordnung
- Paradoxe Reaktion bei ADHS-Patienten noch nicht vollständig geklärt: reduziert hyperaktive Bewegung im nigrostrialen System und korrigiert die Gehirndysfunktion
- UAW: Appetitminderung, Wachstumsretardierung, Depression, Kopfschmerzen, Tachykardie

2 Vegetatives Nervensystem

2.2 Sympathisches Nervensystem

α-Adrenozeptor-Antagonisten

α-Adrenozeptor-Antagonisten	Beispiel
Selektive $α_1$-AR-Antagonisten	Prazosin, Doxazosin, Terazosin, Alfuzosin, Tamsulosin, Urapidil
Selektive $α_2$-AR-Antagonisten	Yohimbin, Mirtazapin
Nichtselektiver α-AR-Antagonisten	Phenoxybenzamin

Tab. 2.3 α-Adrenozeptor-Antagonisten

Bei Blockade der α-Rezeptoren kann der Sympathikus nur noch über die β-Rezeptoren wirken.

❶ **Nennen Sie Indikationen für Prazosin, Doxazosin, Phenoxybenzamin und Tamsulosin.**

❷ **Phenoxybenzamin ist im Unterschied zu den anderen α-AR-Antagonisten ein nichtkompetitiver Antagonist an den α-Rezeptoren. Was bedeutet das? Nennen Sie UAW.**

α-Adrenozeptor-Antagonisten

❶ Indikationen
- Doxazosin, Prazosin: arterielle Hypertonie, benigne Prostatahyperplasie, Morbus Raynaud
- Phenoxybenzamin: Phäochromozytom, neurogene Blasenentleerungsstörung

❷ Phenoxybenzamin
- Tamsulosin: benigne Prostatahyperplasie
- **Irreversible** Hemmung der α-Rezeptoren durch kovalente Bindung führt zu einer langen Wirkdauer.
- Ind.: Phäochromozytom aufgrund der guten Blutdrucksenkung
- UAW: Reflextachykardie, Natrium- und Wasserretention, orthostatische Hypotonie

2 Vegetatives Nervensystem

2.2 Sympathisches Nervensystem

β_x-Adrenozeptor-Antagonisten I

β-Adrenozeptor-Antagonisten	Beispiel
β_1-Adrenozeptor-Antagonisten	Atenolol, Bisoprolol, **Metoprolol, Nebivolol, Celiprolol,** Acebutolol, Betaxolol, **Esmolol**, Talinolol
β_x-Adrenozeptor-Antagonisten	**Carvedilol, Propranolol,** Timolol, Sotalol, Pindolol, Nadolol

Tab. 2.4 β_x-Adrenozeptor-Antagonisten

❶ **Beschreiben Sie die Wirkung der β-Blockade am Herzen.**

❷ **Kennen Sie auch extrakardiale Wirkungen?**

❸ **Nennen Sie Indikationen und jeweils einen Wirkstoff dazu.**

β_x-Adrenozeptor-Antagonisten I

❶ β_1-Blockade

- Negativ chronotrop: Senkung der Frequenz
- Negativ inotrop: Senkung der Kontraktionskraft/-geschwindigkeit
- Negativ dromotrop: Senkung der Überleitung im AV-Knoten bis AV-Block
- Verlängerte QT-Zeit: Daraus folgen die Abnahme von HZV und Blutdruck, Senkung des O_2-Bedarfs des Herzens, also eine Ökonomisierung der Herzarbeit.

MERKE

Bei vorsichtiger Anwendung (langsames Eindosieren) wirken β_x-Adrenozeptor-Antagonisten langfristig prognostisch günstig bei kompensierter Herzinsuffizienz und akutem Koronarsyndrom.

❷ Extrakardiale Wirkungen

- Hemmung der Lipolyse, Senkung der Reninfreisetzung

❸ Indikationen

- Arterielle Hypertonie: Carvedilol (in der Schwangerschaft: Metoprolol)
- Tachykardie HRST: Metoprolol, Esmolol
- Chronische Herzinsuffizienz: z. B. Bisoprolol
- KHK: Carvedilol
- Tremor: Propranolol; Migräneprophylaxe: Propranolol; Senkung Augeninnendruck: Timolol; Drucksenkung Pfortaderkreislauf: Propranolol

2 Vegetatives Nervensystem

2.2 Sympathisches Nervensystem

β_x-Adrenozeptor-Antagonisten II

❶ Nennen Sie UAW der β_x-Adrenozeptor-Antagonisten.

❷ Beschreiben Sie den Rebound-Effekt der β_x-Adrenozeptor-Antagonisten und dessen Ursache.

❸ Welche absoluten Kontraindikationen kennen Sie?

β_x-Adrenozeptor-Antagonisten II

❶ Unerwünschte Arzneimittelwirkungen

β_1

- Bradykardie, Hypotension, Herzinsuffizienz

β_2

- Periphere Durchblutungsstörung
- Erhöhung des Atemwegswiderstands
- Hypoglykämieneigung bei Diabetes mellitus

Ferner: gastrointestinale Störungen, sexuelle Funktionsstörungen, Albträume, Sedierung, Kopfschmerzen.

❷ Rebound-Effekt

Entsteht nach plötzlichem Absetzen bei langer Therapie: Die Rezeptoren sind gegenüber β_x-Adrenorezeptor-Agonisten empfindlicher, da es durch die Blockade zu einer Upregulation der β-Rezeptoren auf der Membranoberfläche kommt.

MERKE

Nach Dauertherapie β_x-Adrenozeptor-Antagonisten immer **ausschleichen!**

❸ **Absolute Kontraindikationen**: Bradykardie, Hypotension, akut dekompensierte Herzinsuffizienz, obstruktive Atemwegserkrankungen, Phäochromozytom, AV-Block II und III, Sick-Sinus-Syndrom.

2 Vegetatives Nervensystem

2.2 Sympathisches Nervensystem

Antisympathotonika (alte Bezeichnung)

❶ Welche Medikamente gehören in die Gruppe der früher als Antisympathotonika bezeichneten Arzneimittel?

❷ Welche Wirkstoffe können Sie aus dieser Gruppe benennen und wie wirken sie?

❸ Nennen Sie zwei Indikationen und vier UAW von Clonidin.

Antisympathotonika (alte Bezeichnung)

❶ Wirkmechanismus

Antisympathotonika (alte Bezeichnung) sind Medikamente, die über unterschiedliche Mechanismen eine Verminderung der Noradrenalinkonzentration in den sympathischen innervierten Zielzellen bewirken.

❷ Wirkstoffe

- Clonidin: α_2-Agonist
- α-Methyldopa: zentraler α_2-Agonist
- Guanethidin*: Hemmung spannungsabhängiger Natriumkanäle
- Reserpin: Hemmung der Noradrenalin-Wiederaufnahme und/-speicherung
- Urapidil: peripherer α_1-Antagonist, zentraler 5-HT_{1A}-Agonist

❸ Clonidin

- Ind.: Kombinationstherapie bei arterieller Hypertonie, hypertensiven Krise, Adjuvans bei Entzug von Opioiden und Alkohol
- UAW: Bradykardie, Rebound-Phänomen, Müdigkeit, Sedierung, Mundtrockenheit, Obstipation, Potenzstörungen

MERKE

Wegen der ausgeprägten unerwünschten Wirkungen nur geringe Dosis und nur in Kombination einsetzen!

2 Vegetatives Nervensystem

2.3 Parasympathisches Nervensystem

Übersicht

Der einzige prä- als auch postganglionäre Transmitter im parasympathischen System ist **Acetylcholin.** Man unterscheidet zwei Cholinorezeptoren.

❶ **Beschreiben Sie die beiden Rezeptortypen und erwähnen Sie dabei das unterschiedliche Vorkommen.**

❷ **Wie wird Acetylcholin abgebaut?**

!

Übersicht

❶ Nikotinrezeptor

Ligandenaktivierter Ionenkanal:

- N_m: motorische Endplatte, Skelettmuskel
- N_n: vegetative Ganglien, ZNS
- Durch Na^+-Depolarisation entsteht das Aktionspotenzial, Rückgang durch K^+-Repolarisation.

Muskarinerger Cholinozeptor

G-Protein-gekoppelter Rezeptor:

- M_1: Neurone
- M_2: Herz
- M_3: glatte Muskulatur
- M_4–M_5: keine Zuordnung
- Vermittlung der Effekte durch G-Proteine

❷ Metabolisierung von Acetylcholin

- Cholinesterasen spalten Acetylcholin in Cholin und Essigsäure. Cholin wird zur Resynthese von Acetylcholin genutzt.
- Es gibt zwei Arten der Cholinesterasen: die spezifische im synaptischen Spalt und die unspezifische in der Leber.

2 Vegetatives Nervensystem

2.3 Parasympathisches Nervensystem

Muskarinische M_x-Acetylcholinrezeptor-Agonisten (M_xAR-Agonisten)

M_xR-Antagonisten wirken auf das parasympathische System erregend. Muskarinische M_x-Acetylcholinrezeptor-Agonisten wirken auf die Muskarinrezeptor der Erfolgsorgane agonistisch.

❶ **Nennen Sie zwei muskarinische M_x-Acetylcholinrezeptor-Agonisten und deren Indikation.**

❷ **Welche Wirkungen des Parasympathikus kennen Sie? Ergänzen Sie die Tabelle:**

Erfolgsorgan	Wirkung
Auge	
Lunge	
Herz	
Gefäßmuskel	
Drüsen	
Magen-Darm	
Blase	

Muskarinische M_x-Acetylcholinrezeptor-Agonisten (M_xAR-Agonisten)

❶ Indikationen

- **Carbachol:** lokale Glaukombehandlung
- **Pilocarpin:** lokale Glaukombehandlung

❷ Wirkung

Erfolgsorgan	Wirkung
Auge	Miosis, Augenmuskelkontraktion, Nahakkommodation, **erweiterter Kammerwinkel**
Lunge	Konstriktion, vermehrte Sekretion
Herz	Bradykardie, verzögerte AV-Überleitung
Gefäßmuskel	Dilatation
Drüsen	Sekretion auch Schweißsekretion
Magen-Darm	Vermehrte Motilität, verminderter Sphinktertonus
Blase	Verminderter Sphinktertonus

Tab. 2.5 Wirkung der muskarinischen M_x-Acetylcholinrezeptor-Agonisten

2 Vegetatives Nervensystem

2.3 Parasympathisches Nervensystem

Acetylcholinesterase-Inhibitoren (AChE-Inhibitoren)

Wie der Name bereits sagt, verlängern Acetylcholinesterase-Inhibitoren die Wirkung von Acetylcholin durch die Hemmung der Acetylcholinesterase. Man unterscheidet irreversible Wirkstoffe (Alkylphosphate) von den folgenden reversiblen (therapeutisch genutzt).

❶ **Welche Indikationen haben die Acetylcholinesterase-Inhibitoren Neostigmin, Pyridostigmin, Distigmin, Physostigmin?**

❷ **Leiten Sie aus dem Wirkspektrum die UAW ab.**

❸ **Welche Wirkdauer haben diese reversiblen Cholinesterase-Inhibitor?**

❹ **Welche Medikamente sind bei den AChE-Freisetzungsinhibitoren kontraindiziert?**

Acetylcholinesterase-Inhibitoren (AChE-Inhibitoren)

❶ Indikationen

Wirkstoffe	Indikationen
Neostigmin	Postoperative Darm-/Blasenatonie, paralytischer Ileus, Antidot nichtdepolarisierender Muskelrelaxanzien
Pyridostigmin	
Physostigmin	Zentrales anticholinerges Syndrom

Tab. 2.6 Indikationen von Acetylcholinesterase-Inhibitoren

❷ Unerwünschte Arzneimittelwirkungen

Bradykardie, Bronchokonstriktion, Übelkeit, Erbrechen, Diarrhö, Schweißausbruch, Harndrang, gastrointestinale Ulzera, Muskelzuckungen.

❸ Wirkdauer

Stunden im Vergleich zu den irreversiblen, diese wirken Tage!

❹ Kontraindizierte Medikamente

- Myasthenie verstärkende Pharmaka, Tonic Water, depolarisierende Muskelrelaxanzien
- Benzodiazepine, Tetrazykline, Phenothiazine, Magnesiumverbindungen

2 Vegetatives Nervensystem

2.3 Parasympathisches Nervensystem

Muskarinische M_x-Acetylcholinrezeptor-Antagonisten (M_xR-Antagonisten)

Muskarinische M_x-Acetylcholinrezeptor-Antagonisten (M_xR-Antagonisten) heben die Acetylcholinwirkung am Muskarinrezeptor auf und sind kompetitive Antagonisten.

Chemie	Wirkstoff	Wirkung
Tertiäre Amine	Atropin, Scopolamin, Tropicamid, Homatropin, Biperiden	ZNS-gängig Werden gut resorbiert
Quartäre Amine	Ipratropium, Tiotropium, Butylscopolamin	Nicht ZNS-gängig Werden schlecht resorbiert
	Pirenzepin	Nicht ZNS-gängig

Tab. 2.7 Übersicht muskarinische M_x-Acetylcholinrezeptor-Antagonisten

❶ **Nennen Sie anticholinerge Wirkungen an den verschiedenen Organen. Mit deren Kenntnis lassen sich UAW bei anderen Medikamenten herleiten.**

❷ **Kennen Sie wichtige Indikationen der o.g. muskarinischen M_x-Acetylcholinrezeptor-Antagonisten?**

❸ **Welches Antidot nutzt man bei der Atropinvergiftung?**

!

Muskarinische M_x-Acetylcholinrezeptor-Antagonisten (M_xR-Antagonisten)

❶ Anticholinerge Wirkungen

- Auge: Lähmung des M. sphincter pupillae **(Mydriasis)** und M. ciliaris **(Akkommodationslähmung)**
- Herz: **positiv chronotrop/dromotrop**
- Drüsen: Hemmung Speichelsekretion
- Lunge: Relaxation der Bronchialmuskulatur, Abnahme Schleimproduktion
- Magen-Darm-Trakt: **Obstipation**
- Harnblase: Lähmung M. detrusor vesicae **(Harnverhalt)**

❷ Indikationen

- Atropin: Bradykardie, Reanimation (Asystolie, pulslose elektrische Aktivität, nach Adrenalingabe), Alkylphosphatintoxikation
- Scopolamin: Mydriatikum, Kinetosen
- Butylscopolamin: Spasmen der glatten Muskulatur des Magen-Darm-Trakts
- Biperiden: Morbus Parkinson
- Ipratropiumbromid: obstruktive Atemwegserkrankungen, bradykarde HRST

❸ Antidot bei Atropinvergiftung

Physostigmin als zentral wirksamer AChE-Inhibitor (s. vorherige Karte).

2 Vegetatives Nervensystem

2.4 Check-up

❶ **Welche Medikamente (6) kommen für die Glaukomtherapie infrage und wie wirken sie im Auge?**

❷ **Auf welche Rezeptoren wirkt Adrenalin?**

❸ **Welche Katecholamine (4) werden auf der Intensivstation genutzt? Nennen Sie deren Indikation und rekapitulieren Sie die Wirkungsweise.**

Check-up

❶ Glaukomtherapie

- M_xR-Agonisten (muskarin: Carbachol): Verbesserung des trabekulären Abflusses
- α_xAR-Agonisten: Verbesserung des uveoskleralen Abflusses (Dipivefrin), Hemmung der Kammerwasserproduktion (Clonidin, Brimonidin)
- β_x-Adrenozeptor-Antagonisten (Timolol) und Carboanhydrase-Inhibitoren (Brinzolamid): Hemmung der Kammerwasserproduktion im Ziliarepithel
- Prostaglandin-F-Rezeptor-Agonisten (Latanoprost): Verbesserung des uveoskleralen Abflusses
- Mannitol: Wasserentzug im Auge

❷ Adrenalin

- Wirkt auf **α- und β**-Rezeptoren, Noradrenalin, v. a. auf α-Rezeptoren

❸ Katecholamine auf Intensivstation

- Noradrenalin: starker Vasokonstriktor. Ind.: septischer Schock.
- Adrenalin: Ind.: **kardiopulmonale Reanimation,** anaphylaktischer Schock
- Dopamin: steigert in niedriger Dosierung die renale und mesenteriale Perfusion. Ind.: Hypotension.
- Dobutamin: künstliches Katecholamin. Ind.: akute Herzinsuffizienz, bei geringer Vorlast.

3 Kardiologie

3.1 Antiarrhythmika

Einteilung

Antiarrhythmika sind v. a. in der Akuttherapie der **Herzrhythmusstörungen (HRST)** von Bedeutung. Für die Langzeittherapie greift man zunehmend auf nichtmedikamentöse Maßnahmen wie Schrittmacherimplantation und Ablation zurück. Im aktuellen Gegenstandskatalog des IMPP werden die antiarrhythmisch wirksamen Substanzen neu eingeteilt. Diese Einteilung wurde hier umgesetzt, die alte Einteilung steht noch dabei.

❶ Tragen Sie folgende Antiarrhythmika ein: Metoprolol, Lidocain, Amlodipin, Propafenon, Amiodaron, Propranolol, Prajmalin.

I Natriumkanalblocker	II β_x-Adrenozeptor-Antagonisten (früher Klasse-II-Antiarrhythmika)	III Pleiotrope Ionenkanalblocker (früher Klasse-III-Antiarrhythmika)	IV Kalziumkanalblocker
Ia: ____________ Ib: ____________ Ic: Flecainid, ________	β_1-Adrenozeptor-Antagonisten: Bisoprolol, ____________, β_x-Adrenozeptor-Antagonisten: Timolol, ____________	____________	Verapamil, ____________

3.1 Antiarrhythmika

!

Frühere Einteilung nach Vaughan Williams

- I: Blockade der spannungsabhängigen Na^+-Kanäle, lokalanästhetische Wirkung
- Ia: Leitungsverzögerung (QRS ↑), verlängertes Aktionspotenzial (QT ↑)
- Ib: QRS ↔, QT ↓
- Ic: QRS ↑, QT ↔
- II: Blockade der β-Rezeptoren (adrenerge Erregbarkeit ↓), verminderte diastolische Depolarisation
- III: Hemmung des Kaliumausstroms in der Repolarisationsphase, verlängertes Aktionspotenzial (QT ↑)
- IV: Hemmung des langsamen Ca^{2+}-Einstroms, verminderte Erregungsbildung und -leitung

❶

I **Natriumkanalblocker**	**II** **β_x-Adrenozeptor-Antagonisten (früher Klasse-II-Antiarrhythmika)**	**III** **Pleiotrope Ionenkanalblocker (früher Klasse-III-Antiarrhythmika)**	**IV** **Kalziumkanalblocker**
Ia: Prajmalin	β_1-Adrenozeptor-Antagonisten: Bisoprolol, Metoprolol β_x-Adrenozeptor-Antagonisten: Timolol, Propanolol	Amiodaron	Verapamil, Amlodipin
Ib: Lidocain			
Ic: Flecainid, Propafenon			

Tab. 3.1 Antiarrhythmisch wirksame Substanzen

3 Kardiologie

3.1 Antiarrhythmika

Indikationen, unerwünschte Arzneimittelwirkungen, Kontraindikationen

Antiarrhythmika haben typische UAW im kardialen und extrakardialen Bereich.

❶ **Die Indikationsstellung ist aufgrund der UAW deutlich strenger geworden. Fallen Ihnen trotzdem drei typische Indikationen für eine Verschreibung von Antiarrhythmika ein?**

❷ **Nennen Sie drei typische UAW.**

❸ **Welche drei wichtigen Kontraindikationen gibt es für die Verschreibung von Antiarrhythmika?**

Indikationen, unerwünschte Arzneimittelwirkungen, Kontraindikationen

❶ Indikationen

- Arrhythmiebedingte subjektive Symptome wie Schwindel, Schwäche, Synkope
- Prognostisch erhöhtes Risiko für einen plötzlichen Herztod bei eingeschränkter linksventrikulärer Funktion (EF < 40 %)
- Zustand nach kardiopulmonaler Reanimation

❷ Unerwünschte Arzneimittelwirkungen

- Kardial: Erregungsleitungsstörungen, mögliche proarrhythmogene Wirkung, negativ inotrope Wirkung (bis zur Herzinsuffizienz), negativ chronotrope Wirkung
- Extrakardial: zentralnervöse Störungen (Schwindel, Tremor, Ataxie)

❸ Kontraindikationen

Dekompensierte Herzinsuffizienz, höhergradige Leitungsstörungen (AV-Block > 1. Grades, Schenkelblock), Hypokaliämie, Hypomagnesiämie, alle Natriumkanalblocker: Myokardinfarkt vor < 3 Monaten, alle Natriumkanalblocker und pleiotrope Ionenkanalblocker: Syndrome mit QT-Verlängerung

3 Kardiologie

3.1 Antiarrhythmika

Natriumkanalblocker: Lidocain

Lidocain ist den meisten eher als Lokalanästhetikum ein Begriff, wird aber auch in der antiarrhythmischen Therapie verwendet.

❶ Lidocain wirkt besonders gut bei ventrikulären Tachykardien. Wie erklären Sie sich das?

❷ Warum wird Lidocain nicht per os, sondern immer i. v. verabreicht?

❸ Welche typischen UAW von Lidocain kennen Sie?

Natriumkanalblocker: Lidocain

❶, ❷ Wirkmechanismus

Lidocain wirkt v. a. am Ventrikel. Seine Bindung an den Na^+-Kanal ist nur kurz, somit werden reguläre Aktionspotenziale unverändert weitergeleitet und nur die irregulären Potenziale herausgefiltert. Lidocain wirkt umso stärker, je tachykarder der Patient ist. Es ist 2. Wahl bei ventrikuärer Tachykardie und therapierefraktärem Kammerflimmern.
Lidocain wird zu 75 % in der Leber metabolisiert und hat somit bei Verabreichung per os eine zu geringe orale Bioverfügbarkeit.

❸ Unerwünschte Arzneimittelwirkungen

Lidocain ist ZNS-gängig. Deswegen sind v. a. Schwindel, Sehstörungen, Tremor und Krämpfe (**Cave** bei Epilepsie!) Zeichen einer Überdosierung.

3 Kardiologie

3.1 Antiarrhythmika

Natriumkanalblocker: Flecainid

Für Flecainid wurde die Indikation nach der CAST-Studie deutlich eingeschränkt, um die nachgewiesen erhöhte Sterblichkeit zu senken.

❶ **Wie ist der Wirkmechanismus von Flecainid?**

❷ **Nach der CAST-Studie wird Flecainid nur noch bei welchen Indikationen eingesetzt?**

❸ **Nennen Sie drei Kontraindikationen für Natriumkanalblocker.**

Natriumkanalblocker: Flecainid

❶ Wirkmechanismus
Flecainid bindet stark an schnelle Na^+-Kanäle im Myokard und verlangsamt so die Depolarisationsgeschwindigkeit. Außerdem wird die Überleitung in Vorhof, AV-Knoten, Ventrikel und Purkinje-Fasern verlangsamt. Im EKG zeigt sich eine Verbreiterung des QRS-Komplexes.

❷ Indikationen
Rhythmisierung bei VHF, supraventrikuläre Tachykardien bei Präexzitation.

❸ Kontraindikationen
Strukturelle Herzerkrankung (z. B. KHK), EF < 35 %, < 3 Monate nach Myokardinfarkt.

3 Kardiologie

3.1 Antiarrhythmika

β_2-Adrenozeptor-Antagonisten (β_2-AR-Antagonisten)

Alle β_x-Adrenozeptor-Antagonisten werden ausführlich im Kapitel zur arteriellen Hypertonie besprochen. Hier nur einige Hinweise zum Einsatz als Antiarrhythmikum.

❶ Ergänzen Sie den Text mit folgenden Begriffen: AV-Blocks III°, Vorhofflimmern, Kalziumkanalblockern, supraventrikulären, prognoseverbessernd.

β_x-Adrenozeptor-Antagonisten sind in der antiarrhythmischen Therapie von großer Wichtigkeit. Sie sind die einzigen AA, die nach Myokardinfarkt __________ wirken.
Indiziert sind β_x-Adrenozeptor-Antagonisten bei __________ Tachykardien und Sinustachykardie. Auch beim Phäochromozytom, bei Tachykardie durch Hyperthyreose und zur Frequenzkontrolle bei __________ werden sie gerne eingesetzt.
Kontraindiziert ist die Kombination mit __________, da sich die dromotrope Wirkung verstärkt und die Gefahr eines __________ besteht.

β_2-Adrenozeptor-Antagonisten (β_2-AR-Antagonisten)

❶

β_x-Adrenozeptor-Antagonisten sind mittlerweile in der antiarrhythmischen Therapie von großer Wichtigkeit. Sie sind die einzigen AA, die nach Myokardinfarkt prognoseverbessernd wirken.
Indiziert sind β_x-Adrenozeptor-Antagonisten bei supraventrikulären Tachykardien und Sinustachykardie. Auch beim Phäochromozytom, bei Tachykardie durch Hyperthyreose und zur Frequenzkontrolle bei Vorhofflimmern werden sie gerne eingesetzt.
Kontraindiziert ist die Kombination mit Kalziumantagonisten, da sich die dromotrope Wirkung verstärkt und die Gefahr eines AV-Blocks III° besteht.

3 Kardiologie

3.1 Antiarrhythmika

Pleiotrope Ionenkanalblocker: Amiodaron

Pleiotrope Ionenkanalblocker hemmen den K^+-Ausstrom in der Repolarisationsphase. Der bekannteste Vertreter dieser Gruppe ist Amiodaron. Es wirkt zusätzlich betablockierend und hemmt Ca^{2+}- und Na^+-Kanäle.

❶ **Was ist bezüglich der Pharmakokinetik bei Amiodaron zu beachten?**

❷ **Kann Amiodaron auch bei Herzinsuffizienz angewendet werden? Wenn ja, warum?**

❸ **Amiodaron hat viele extrakardiale UAW. Nennen Sie drei.**

Pleiotrope Ionenkanalblocker: Amiodaron

❶ Pharmakokinetik

Amiodaron hat eine stark schwankende oBV. Aufgrund seiner stark lipophilen Eigenschaften reichert es sich im Fettgewebe an und muss bei oralem Therapiebeginn über 10 Tage unter EKG-Kontrolle aufgesättigt werden. Die HWZ liegt bei einer Dauertherapie bei bis zu 4 Wochen.

❷ Indikationen

Amiodaron wirkt kaum negativ inotrop, deswegen ist es für die Anwendung bei Herzinsuffizienz zugelassen.
Es ist außerdem Mittel der Wahl in der Akuttherapie ventrikulärer/supraventrikulärer Tachykardien bei gleichzeitiger EF < 30–35 % (dann i.v.-Substitution).

❸ Unerwünschte Arzneimittelwirkungen

(Reversible) gelbbraune Mikroablagerungen auf der Kornea → Sehstörungen, Photosensibilisierung, Schilddrüsenfunktionsstörungen (AmIODaron), (irreversible) Lungenfibrose; ZNS-Störungen, Erythema nodosum.

3 Kardiologie

3.1 Antiarrhythmika

Kalziumkanalblocker: Verapamil

Kalziumkanalblocker hemmen den Ca^{2+}-Einstrom in Erregungsbildungs/-leitungssystem, glatter Muskulatur und Myokard. Sie wirken negativ chronotrop, dromotrop, inotrop und bathmotrop.

❶ Nennen Sie die beiden Indikationen für Kalziumkanalblocker.

❷ Wie erklären Sie sich den antiischämischen Effekt bei koronarer Herzkrankheit von Kalziumkanalblocker?

❸ Kann man Verapamil mit β_x-Adrenozeptor-Antagonisten kombinieren?

Kalziumkanalblocker: Verapamil

❶ Indikationen
Supraventrikuläre Tachykardien, Tachyarrhythmien bei VHF/Vorhofflattern ohne Präexzitation (begünstigen bei Vorliegen einer akzessorischen Leitungsbahn die Überleitung der VHF-Frequenz auf die Kammer durch Verlängerung der AV-Knoten-Refraktionszeit → Kammerflimmern).

❷ Antiischämischer Effekt bei koronarer Herzkrankheit
Kalziumkanalblocker wirken gering arteriell vasodilatativ → antiischämischer Effekt über die Dilatation der Koronararterien.

❸ Kombination mit β_x-Adrenozeptor-Antagonisten
Die Kombination mit β_x-Adrenozeptor-Antagonisten ist kontraindiziert! Bei gleichzeitiger β-Blockade kann die negative Inotropie und Leitungsverzögerung nicht kompensiert werden.

3 Kardiologie

3.2 Antihypertensiva

Wirkmechanismus

❶ Ergänzen Sie die Tabelle:

Wirkstoffgruppe	Beispiel	Wirkungsweise
NO-Donatoren	Glycerolnitrat, Nitroprussid-Natrium	______________________________
ACE-Inhibitoren („…-pril“)	Ramipril, Enalapril	______________________________
Angiotensin-AT_1-Rezeptor-Antagonisten („…-sartan“)	Candesartan, Losartan	______________________________
β_1-Adrenozeptor-Antagonisten („…-olol“)	Bisoprolol, Metoprolol	______________________________
Kalziumkanalblocker	Verapamil, Amlodipin	______________________________
α_1-Adrenozeptor-Antagonisten	Carvedilol, Urapidil, Tamsulosin	______________________________

Wirkmechanismus

❶

Wirkstoffgruppe	Beispiel	Wirkungsweise
NO-Donatoren	Glycerolnitrat, Nitroprussid-Natrium	Durch Aufspaltung wird NO freigesetzt → Vasodilatation. **Cave:** Keine Kombination mit PDE5-Inhibitoren → lebensbedrohliche Hypotonie und Bradykardie!
ACE-Inhibitoren („...-pril")	Ramipril, Enalapril	Hemmung des Angiotensin-Converting-Enzyme
Angiotensin-AT_1-Rezeptor-Antagonisten („...-sartan")	Candesartan, Losartan	Selektiver Antagonismus am AT_1-Rezeptor
β_1-Adrenozeptor-Antagonisten („...-olol")	Bisoprolol, Metoprolol	Blockade der β_1-Rezeptoren (und z. T. auch der β_2-Rezeptoren)
Kalziumkanalblocker	Verapamil, Amlodipin	Hemmung des Ca^{2+}-Einstroms in Erregungsbildungs-/-leitungssystem, glatter Muskulatur, Myokard
α_1-Adrenozeptor-Antagonisten	Carvedilol, Urapidil, Tamsulosin	α_1-Blockade in Gefäßen → Vasodilatation → RR ↓. Carvedilol wirkt zusätzlich als β_x-Adrenozeptor-Antagonist.

Tab. 3.2 Antihypertensiva

3 Kardiologie

3.2 Antihypertensiva

ACE-Inhibitoren

ACE-Inhibitoren, z. B. Ramipril, hemmen die Umwandlung von Angiotensin 1 in Angiotensin 2. Fast alle ACE-Inhibitoren sind Prodrugs (außer Captopril/Lisinopril).

❶ **Welche Wirkungen haben ACE-Inhibitoren ? Nennen Sie drei.**

❷ **Nennen Sie drei Indikationen für ACE-Inhibitoren.**

❸ **Welche UAW kennen Sie? Welche UAW führt besonders oft zu Incompliance der Patienten?**

❹ **Warum werden ACE-Inhibitoren gerne mit Thiaziden kombiniert?**

ACE-Inhibitoren

❶ Wirkungen

ACE-Inhibitoren greifen in das RAAS ein und verhindern so die RAAS-vermittelten Wirkungen: peripherer Widerstand ↓, RR ↓ durch Aufhebung der AT-II-vermittelten Vasokonstriktion, Nierendurchblutung ↑, Diurese ↑, Hemmung des AT-II-vermittelten Remodeling am Myokard, Sympathikotonus ↓, Senkung der Mortalität bei Herzinsuffizienz, aHT, KHK.

❷ Indikationen

Arterielle Hypertonie, koronare Herzkrankheit (KHK), Herzinsuffizienz, Nephropathie mit Proteinurie (diabetisch und nichtdiabetisch).

❸ Unerwünschte Arzneimittelwirkung

- Hypotonie, Hyperkaliämie (**Cave:** Keine Kombination mit kaliumsparenden Diuretika [MCR-Antagonisten]!), angioneurotisches Ödem
- Besonders beeinträchtigend für den Patienten ist ein Reizhusten (tritt in 10 % der Fälle auf). Hier ist ein Wechsel auf AT_2-Rezeptorantagonisten angezeigt.
- Verschlechterung einer vorbestehenden Niereninsuffizienz (regelmäßige Kontrolle der Retentionsparameter unter Therapie)

❹ Kombination mit Thiaziden

Zur Vermeidung einer Hyperkaliämie.

Kontraindikationen: Nierenarterienstenose beidseits, Aortenklappenstenose, Schwangerschaft.

3 Kardiologie

3.2 Antihypertensiva

Angiotensin-AT_1-Rezeptor-Antagonisten (AT_1R-Antagonisten) und Aliskiren

Angiotensin wirkt an zwei Rezeptortypen, dem AT_1- und dem AT_2-Rezeptor. Am AT_1-Rezeptor bewirkt es eine Vasokonstriktion, dieser wird von den AT_1R-Antagonisten selektiv gehemmt. Die erwünschte AT_2-vermittelte Vasodilatation bleibt erhalten.

❶ Nennen Sie drei Indikationen für AT_1R-Antagonisten.

❷ Wie werden AT_1R-Antagonisten ausgeschieden, welche UAW haben sie?

❸ Wie wirkt Aliskiren?

❹ Im neuen Kombi-Präparat Entresto® wird Valsartan mit Sacubitril kombiniert. Warum?

AT_1R-Antagonisten

❶ Indikationen

Arterielle Hypertonie, Herzinsuffizienz, KHK, jeweils bei Kontraindikationen oder Unverträglichkeit von ACE-Inhibitoren.

❷ Metabolisierung

Hepatische Metabolisierung, teilweise auch anteilig renale Elimination.

Unerwünschte Arzneimittelwirkung

Vergleichbar mit denen der ACE-Inhibitoren, jedoch ohne Reizhusten.

❸ Aliskiren

Aliskiren ist ein **neues Antihypertensivum,** das **Renin hemmt.** Es hat eine sehr lange HWZ von ca. 40 h und ist sehr gut verträglich. Aktuell wird in verschiedenen Studien geprüft, ob es die gleichen kardio- und nephroprotektiven Eigenschaften hat wie ACE-Inhibitoren.

❹ Entresto® = Valsartan + Sacubitril (zugelassen seit 2015)

Sacubitril ist ein Neprilysin-Inhibitor. Es verstärkt die natriuretischen Peptide. In neuen Studien wurde eine signifikante kardiovaskuläre Risikoreduktion nachgewiesen.

3 Kardiologie

3.2 Antihypertensiva

β-Adrenozeptor-Antagonisten I

Man unterscheidet β_1-Adrenozeptor-Antagonisten von β_x-Adrenozeptor-Antagonisten (wirken auch an β_2-Rezeptoren). Zusätzlich wirken manche β_x-Adrenozeptor-Antagonisten auch als partielle Agonisten am β-Rezeptor, man spricht hier von intrinsischer Aktivität.

❶ Bevorzugt setzt man kardioselektive β_x-Adrenozeptor-Antagonisten ein. Warum? Nennen Sie drei Wirkstoffe.

❷ Abgesehen von der arteriellen Hypertonie und der Herzinsuffizienz, welche weiteren Indikationen für den Einsatz von β_x-Adrenozeptor-Antagonisten kennen Sie?

❸ Welche UAW gibt es? Nennen Sie mindestens vier.

β_x-Adrenozeptor-Antagonisten I

❶ Viele der UAW von β_x-Adrenozeptor-Antagonisten werden durch die Wirkung am β_2-Rezeptor ausgelöst. Dazu gehört z. B. die Bronchokonstriktion (**Cave** bei Asthmatikern!) und die Hypoglykämie bei Diabetikern. Setzt man β_1-Adrenozeptor-Antagonisten ein, verringern sich die systemischen unerwünschten Arzneimittelwirkungen deutlich.

CAVE!
Bei hoher Dosis immer auch Wirkung am β_2-Rezeptor!

❷ Indikationen

Tremor (Propranolol), Migräneprophylaxe (Propranolol, Metoprolol), Glaukom (Augeninnendruck ↓). Einsatz von Timolol als Augentropfen.

❸ Unerwünschte Arzneimittelwirkungen

Bradykardie (β_1), Dekompensation einer Herzinsuffizienz (**aber:** prognoseverbessernd in Kombi mit ACE-Inhibitoren), Atemwegswiderstand ↑ (β_2), periphere Durchblutungsstörung (β_2), Fettstoffwechselstörung, Impotenz, Hypoglykämieneigung bei Diabetes mellitus.

3 Kardiologie

3.2 Antihypertensiva

β_x-Adrenozeptor-Antagonisten II

❶ Was ist bezüglich Therapiebeginn und Therapieende zu beachten?

❷ Nennen Sie drei Kontraindikationen für einen Einsatz von β_x-Adrenozeptor-Antagonisten.

❸ Was ist die Besonderheit von Sotalol?

β_x-Adrenozeptor-Antagonisten II

❶ Dosierung

β_x-Adrenozeptor-Antagonisten sollten **einschleichend** dosiert werden, insbesondere bei bestehender Herzinsuffizienz. Wenn die Therapie beendet werden soll, **ausschleichende** Dosisreduktion, um einen Rebound-Effekt zu verhindern. Bei abruptem Absetzten Gefahr der Arrhythmie oder der Angina pectoris.

❷ Kontraindikationen

Asthma bronchiale, AV-Block II–III, pAVK, Hypotonie, Therapie mit Kalziumantagonisten (Verapamil) → Gefahr eines AV-Blocks Grad III!

❸ Sotalol

Sotalol hat zusätzlich eine **Kaliumkanal-blockierende Wirkung.** Es wird v. a. bei supraventrikulären und ventrikulären Tachykardien und beim WPW-Syndrom verwendet.
KI: Akuter Myokardinfarkt (im Gegensatz zu den anderen β_x-Adrenozeptor-Antagonisten).

3 Kardiologie

3.2 Antihypertensiva

α-Adrenozeptor-Antagonisten und Diuretika

α-Adrenozeptor-Antagonisten hemmen oder senken die Synthese und Freisetzung von Noradrenalin. Sie haben viele Nebenwirkungen und werden als Langzeittherapie nur in niedrigen Dosen in der antihypertensiven Kombinationstherapie eingesetzt. α-Methyldopa ist das Medikament der Wahl bei Hypertonie in der Schwangerschaft.

❶ Clonidin wird nicht nur zur Blutdrucksenkung verwendet. Nennen Sie eine weitere wichtige Indikation.

❷ Urapidil hat neben der peripheren α_1-Blockade auch noch eine zentrale Wirkung. Welche?

❸ Welche Rolle spielen Diuretika in der antihypertensiven Therapie?

α-Adrenozeptor-Antagonisten und Diuretika

❶ Clonidin

Clonidin ist ein α-Adrenozeptor-Antagonist und wird auch bei Alkohol- oder Opiatentzug zur Dämpfung der sympathomimetischen Symptome (Zittern, Tachykardie etc.) eingesetzt.

❷ Urapidil

Urapidil wirkt als α-Adrenozeptor-Antagonist. Es wird i. v. bei der hypertensiven Krise angewendet, außerdem in der Therapie des Phäochromozytoms.

❸ Diuretika

Diuretika werden in der Kombinationstherapie der arteriellen Hypertonie eingesetzt, in leichten Fällen auch als Monotherapeutikum.

3 Kardiologie

3.3 Herzinsuffizienz

Na^+/K^+-ATPase-Inhibitoren (NKA-Inhibitoren)

Na^+/K^+-ATPase-Inhibitoren (NKA-Inhibitoren) waren Mittel der Wahl in der Therapie der Herzinsuffizienz. Aufgrund der UAW und der geringen therapeutischen Breite (nur das 1,5- bis 3-Fache der therapeutischen Dosis) sind sie kaum noch indiziert, werden aber gerne abgefragt.

❶ Ergänzen Sie den Text mit folgenden Begriffen: schnell, Farbsehstörungen, Digitoxin, persistierendem VHF, biliär, Digitalis-Antitoxin, Niereninsuffizienz, positiv inotrop.

Na^+/K^+-ATPase-Inhibitoren (NKA-Inhibitoren) (Digoxin/Digitoxin) sind v. a. zur Frequenzkontrolle bei __________ indiziert. Digoxin wirkt nach i. v.-Gabe __________ und wird renal ausgeschieden. **Cave** bei __________! Digitoxin ist lipophiler und hat einen langsamen Wirkeintritt (in der Akutsituation ungeeignet). Es wird renal und __________ eliminiert (bei Niereninsuffizienz geeignet). Na^+/K^+-ATPase-Inhibitoren (NKA-Inhibitoren) wirken __________ durch Verbesserung der elektromechanischen Kopplung. K^+ hemmt die Digitaliswirkung, Ca^{2+} fördert sie. Dies macht man sich durch K^+-Gabe bei Digitalisüberdosierung zunutze.
Symptome einer Digitalisintoxikation: Übelkeit/Erbrechen, __________ und Herzrhythmusstörungen (klassisch: vES in Kombination mit AV-Blockierungen). Therapie der Digitalisintoxikation: Gabe von Aktivkohle, Hämoperfusion (nur bei __________-Intoxikation), Gabe von __________.

Na^+/K^+-ATPase-Inhibitoren (NKA-Inhibitoren)

❶ Na^+/K^+-ATPase-Inhibitoren (NKA-Inhibitoren) (Digoxin/Digitoxin) sind v. a. zur Frequenzkontrolle bei persistierendem VHF indiziert. Digoxin wirkt nach i. v.-Gabe schnell und wird renal ausgeschieden. **Cave** bei Niereninsuffizienz! Digitoxin ist lipophiler und hat einen langsamen Wirkeintritt (in der Akutsituation ungeeignet). Es wird renal und biliär eliminiert (bei Niereninsuffizienz geeignet). Na^+/K^+-ATPase-Inhibitoren (NKA-Inhibitoren) wirken positiv inotrop durch Verbesserung der elektromechanischen Kopplung. K^+ hemmt die Digitaliswirkung, Ca^{2+} fördert sie. Dies macht man sich durch K^+-Gabe bei Digitalisüberdosierung zunutze.
Symptome einer Digitalisintoxikation: Übelkeit/Erbrechen, Farbsehstörungen und Herzrhythmusstörungen (klassisch: vES in Kombination mit AV-Blockierungen). Therapie der Digitalisintoxikation: Gabe von Aktivkohle, Hämoperfusion (nur bei Digitoxin-Intoxikation), Gabe von Digitalis-Antitoxin.

3 Kardiologie

3.3 Herzinsuffizienz

Ein 60-jähriger Mann sucht seinen Hausarzt aufgrund von Kurzatmigkeit, retrosternalem Druckgefühl und „Herzrasen“ auf. Im dort durchgeführten EKG zeigen sich ST-Hebungen bei einer Herzfrequenz von 110/min.
Eine akute Herzinsuffizienz kann im Rahmen eines Myokardinfarkts, einer hypertensiven Krise, einer Myokarditis oder als Dekompensation einer chronischen Herzinsuffizienz auftreten.

❶ Welche Allgemeinmaßnahmen sollte der Hausarzt zunächst ergreifen?

❷ Welche Medikamente wird der hinzugezogene Notarzt geben?

❸ Was sollte er danach unverzüglich mit dem Patienten tun?

Akuter Myokardinfarkt (STEMI)

❶ Allgemeinmaßnahmen

Oberkörper hochlagern, Beine tieflagern, Sedierung ggf. mit Opiaten (senken den pulmonalarteriellen Widerstand).

❷ Medikation laut ERC-Leitlinie von 2017

- ASS 150–300 mg oral oder 75–250 mg i.v.
- Heparin 70–100 IE/kg KG
- Morphin bei Thoraxschmerz und/oder zur Anxiolyse
- Nitrate (keine routinemäßige Gabe mehr). Senken Vor- und Nachlast durch Vasodilatation (v. a. venös). Gabe sublingual oder i.v. (s. l. 0,8–1,6 mg alle 5–10 min). Wichtig: Kontinuierliche RR-Kontrolle unter Therapie, um eine Hypotonie zu vermeiden!

❸ Folgemaßnahmen

Wichtigste Maßnahme ist die Verlegung des Patienten in ein Zentrum mit Herzkatheter. Dieses sollte möglichst binnen 120 min erreicht sein.

3 Kardiologie

3.3 Herzinsuffizienz

Chronische Herzinsuffizienz

Die Herzinsuffizienz wird nach der New York Heart Association in vier klinische Stadien eingeteilt.

❶ **Definieren Sie die Stadien NYHA I–IV.**

❷ **Welche Symptome treten bei einer Herzinsuffizienz auf?**

❸ **Welche Wirkstoffkombinationen werden entsprechend der NYHA-Stadien empfohlen?**

3.3 Herzinsuffizienz

Chronische Herzinsuffizienz

❶ Einteilung

- NYHA I: keine Beschwerden
- NYHA II: Beschwerden bei starker körperlicher Belastung (z. B. viele Treppen steigen)
- NYHA III: Beschwerden bei leichter körperlicher Belastung (z. B. Haushaltstätigkeit)
- NYHA IV: Beschwerden in Ruhe

❷ Klinik

Abgeschlagenheit, Nykturie, Tachykardie, Dyspnoe, Orthopnoe, periphere Ödeme oder Lungenödem, ggf. myokardiale Dysfunktion bei Z. n. Myokardinfarkt oder Myokarditis.

❸ Medikamentöse Therapie

<table>
<tr><th>NYHA I</th><th>NYHA II</th><th>NYHA III</th><th>NYHA IV</th></tr>
<tr><td colspan="4">ACE-Inhibitoren</td></tr>
<tr><td></td><td colspan="3">β_1-Adrenozeptor-Antagonisten</td></tr>
<tr><td colspan="2"></td><td colspan="2">Diuretikum</td></tr>
<tr><td colspan="2"></td><td colspan="2">Aldosteronantagonisten</td></tr>
</table>

Als Reservemedikament ab NYHA III zusätzlich zu ACE-Inhibitor, β_1-Adrenozeptor-Antagonisten und Diuretikum auch NKA-Inhibitor. Bei tachykardem VHF bereits ab Stadium I zur Frequenzkontrolle.

3 Kardiologie

3.4 Koronare Herzkrankheit (KHK)

Definition

Als KHK bezeichnet man die klinische Manifestation der Arteriosklerose der Herzkranzgefäße.

❶ **Welche Risikofaktoren für eine KHK kennen Sie?**

❷ **Der erste Schritt in der Therapie ist die Reduktion der individuellen Risikofaktoren. Erst dann kommt die medikamentöse Therapie. Hier geht es zum einen um eine ausreichende Thrombozytenaggregationshemmung. Nennen Sie zwei geeignete Medikamente.**

❸ **Zweites Therapieziel ist die Reduktion und Prävention pektanginöser Beschwerden. Welche Wirkstoffklassen werden eingesetzt?**

Therapie

❶ Risikofaktoren für KHK

Rauchen, metabolisches Syndrom (arterielle Hypertonie, Hyperlipidämie, Diabetes mellitus, Übergewicht), männliches Geschlecht, Alter, Familienanamnese, Stress.

❷ Thrombozytenaggregationshemmung

Mittel der 1. Wahl ist ASS (75–325 mg/d), alternativ Clopidogrel (P2Y12-ADP-Rezeptor-Antagonist; 75 mg/d).

❸ Reduktion und Prävention pektanginöser Beschwerden

- Akut: NO-Donatoren → bewirken eine akute Vasodilatation durch NO-Freisetzung. Gut im akuten Angina-pectoris-Anfall.
- Langzeiteinnahme: Mittel der 1. Wahl: β_1-Adrenozeptor-Antagonisten, wenn KI oder Unverträglichkeit: Kalziumkanalblocker oder Ranolazin (neuer Wirkstoff aus der Klasse der Piperazine). Zur Anfallsprophylaxe der stabilen KHK zugelassen bei Kontraindikationen gegen die ersten beiden Medikamente.

3 Kardiologie

3.5 Arterielle Hypertonie

Therapie

Die antihypertensive Therapie wird in verschiedenen Stufen durchgeführt, wobei immer auf Stufe 1 begonnen und nur bei Therapieversagen auf die nächste Stufe ausgewichen werden sollte.

❶ Nennen Sie jeweils eine Wirkstoffklasse oder Kombination aus den 4 Stufen.

Therapie

❶ Stufentherapie bei arterieller Hypertonie

Stufe	Therapie
Stufe 1	Monotherapie: Diuretikum/β_1-Adrenozeptor-Antagonisten/Kalziumkanalblocker/ACE-Inhibitoren
Stufe 2	2er-Kombi z. B. ACE-Inhibitor und Inhibitor des Na^+/Cl^--Kotransporters (NCC-Inhibitor)
Stufe 3	3er-Kombi z. B. ACE-Inhibitor und Inhibitor des Na+/Cl^--Kotransporters (NCC-Inhibitor) und β_x-Adrenozeptor-Antagonist
Stufe 4	4er-Kombi aus allen Gruppen (bei Versagen möglicherweise zusätzlich α_1-Adrenozeptor-Antagonist (Urapidil/Tamsulosin) oder α_2-Adrenozeptor-Agonist (α-Methyldopa oder Clonidin))

Tab. 3.3 Antihypertensive Therapie

3 Kardiologie

3.6 Pulmonal-arterielle Hypertonie (PAH)

Therapie

Die pulmonal-arterielle Hypertonie stellt einen Sonderfall der arteriellen Hypertonie dar. Hier beschränkt sich der erhöhte Blutdruck auf den Lungenkreislauf.

❶ Nennen Sie drei Ursachen für die Entwicklung einer PAH.

❷ Welche Substanzklassen werden bei PAH eingesetzt und was ist eine Vasoreagibilitätstestung?

❸ Welche weitere wichtige Indikation für PDE-5-Inhibitoren neben PAH kennen Sie und worauf ist bei der Verordnung zu achten?

!

Therapie

❶ Ätiologisch kann eine PAH sich auf Basis verschiedener Erkrankungen oder Medikamenteneinnahmen entwickeln (→ Tab. 3.4).

Gruppe	Typ	Ätiologie, Beispiele
1	Pulmonal-arterielle Hypertonie (PAH)	Kongenitale Herzfehler, HIV-Infektion, Portale Hypertonie, medikamenteninduziert, idiopathisch
2	Pulmonale Hypertonie mit linksventrikulärer Dysfunktion	Herzklappenkrankheiten, kongenitale oder erworbene LV-Obstruktion
3	Pulmonale Hypertonie mit Lungenerkrankungen oder Hypoxämie	COPD, interstitielle Lungenerkrankungen, OSAS
4	Pulmonale Hypertonie aufgrund chronischer thrombembolischer Erkrankungen	Chronische Obstruktion der Lungenarterien nach Lungenembolie oder aufgrund von Tumoren oder Parasiten

Tab. 3.4 Gruppen der pulmonalen Hypertonie

❷ Vor Beginn einer medikamentösen Therapie der PAH sollte eine Vasoreagibilitätstestung durchgeführt werden. Bei positivem Ergebnis wird eine Therapie mit Kalziumkanalblockern eingeleitet. Alternativ werden PDE-5-Inhibitoren, Endothelin-Rezeptor-Antagonisten (z. B. Ambrisentan) oder Prostanoide (z. B. Epoprostenol) eingesetzt.
❸ PDE-5-Inhibitoren wie Sildenafil werden bei erektiler Dysfunktion verwendet. Hierbei ist eine Anwendung bei NO-Donatoren-Therapie oder bei bestehender schwerer Herzinsuffizienz kontraindiziert. PDE-5-Inhibitoren werden über CYP3A4 und CYP2C9 in der Leber metabolisiert.

3 Kardiologie

3.7 Check-up

Ein 22-jähriger Leistungssportler bricht beim Zieleinlauf eines Halbmarathonlaufs zusammen. Er war nie ernsthaft krank gewesen und hat sich problemlos und gewissenhaft mit ausreichendem Training auf diesen Lauf vorbereitet. Ein in unmittelbarer Nähe stehendes Rettungsteam stellt Kammerflimmern fest und reanimiert.

Befunde

- EKG: Sinusrhythmus mit pathologischen Q-Zacken in den präkordialen Ableitungen bei erhaltenen R-Zacken und positivem Links-Sokolow-Index
- Echokardiografie: Septumdicke 23 mm und Hinterwanddicke 12 mm. Die Mitralklappe zeigt eine systolische anteriore Bewegung. Die Aortenklappenöffnungsfläche ist bei vorzeitigem Klappenschluss vermindert.
- Laborwerte nach der Klinikaufnahme: Erhöhung der CK auf 745 IE/l

❶ Welche Herzerkrankung liegt dem Kreislaufstillstand am wahrscheinlichsten zugrunde?

3.7 Check-up

Check-up

❶ Hypertrophe obstruktive Kardiomyopathie.

3 Kardiologie

3.8 Kardiologie für die Kitteltasche

Akutes Koronarsyndrom

Allgemeinmaßnahmen	Primärtherapie
• Patienten beruhigen • Oberkörper hochlagern • Herz-Lungen-Auskultation • Peripherer Zugang • Blutdruckmessung • 12-Kanal-EKG	• O_2-Nasensonde • Glycerolnitrat 0,4–0,8 mg sublingual, ggf. wiederholen • Morphin 3–5 mg i. v., ggf. wiederholen • Bei vagaler Reaktion: Atropin 0,5 mg i. v. • Bei Übelkeit/Erbrechen: Antiemetika i. v. • Bei Tachykardie: β_x-Adrenozeptor-Antagonist langsam i. v. • ASS (250 mg) i. v. • Heparin 70 U/kg KG i. v.

Tab. 3.5 Akutes Koronarsyndrom

Akutes Koronarsyndrom

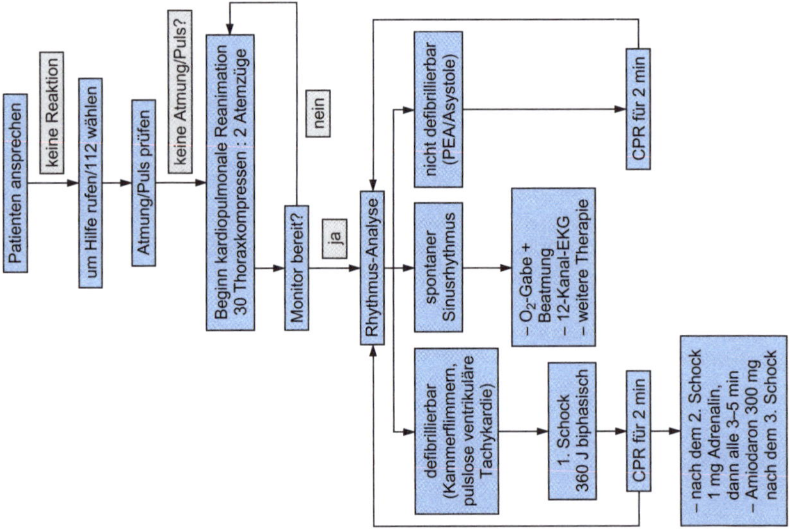

Abb. 3.1 Kardiopulmonale Reanimation [L253]

4 Pulmologie

4.1 Histamin-H_1-Rezeptor-Antagonisten

❶ Ergänzen Sie den Text mit folgenden Begriffen: IgE, Mastzellen, Vasokonstriktion, ZNS, inotrop, Induktion von Erbrechen, Vasodilatation.

Histamin ist ein Gewebshormon, das hauptsächlich in __________, aber auch als Transmitter in histaminergen Neuronen des __________ und in enterochromaffin-ähnlichen Zellen der Magenmukosa vorkommt.
Histamin wirkt über zwei verschiedene Rezeptor-Typen: H_1-Rezeptoren in Lunge, Blutgefäßen, Haut. Hier kommt es zu __________ der Kapillar- und __________ der Blutgefäße, Steigerung der Kapillarpermeabilität, Bronchokonstriktion, Juckreiz der Haut, __________ (zentrale H_1-Rezeptoren).
H_2-Rezeptoren in Magen, Herz: Hier kommt es zur Steigerung der HCl-Produktion (positiv __________ und chronotroper Wirkung am Herz) und zur Vasodilatation kleiner Gefäße.
Die Ausschüttung von Histamin aus den Mastzellen wird v. a. durch __________ ausgelöst, die Ausschüttung aus der Magenmukosa über Gastrin und den Parasympathikus.

❶ Histamin ist ein Gewebshormon, das hauptsächlich in Mastzellen, aber auch als Transmitter in histaminergen Neuronen des ZNS und in enterochromaffin-ähnlichen Zellen der Magenmukosa vorkommt.
Histamin wirkt über zwei verschiedene Rezeptor-Typen: H_1-Rezeptoren in Lunge, Blutgefäßen, Haut. Hier kommt es zu Vasodilatation der Kapillar- und Vasokonstriktion der Blutgefäße, Steigerung der Kapillarpermeabilität, Bronchokonstriktion, Juckreiz der Haut, Induktion von Erbrechen (zentrale H_1-Rezeptoren).
H_2-Rezeptoren in Magen, Herz: Hier kommt es zur Steigerung der HCl-Produktion (positiv inotrop und chronotroper Wirkung am Herz) und zur Vasodilatation kleiner Gefäße.
Die Ausschüttung von Histamin aus den Mastzellen wird v. a. durch IgE ausgelöst, die Ausschüttung aus der Magenmukosa über Gastrin und den Parasympathikus.

4 Pulmologie

4.1 Histamin-H_1-Rezeptor-Antagonisten

❶ **Ordnen Sie den Eigenschaften jeweils eines oder mehrere der folgenden Präparate zu: Dimenhydrinat, Dimetinden, Diphenhydramin, Cetirizin, Azelastin, Loratadin.**

Wirkung	Trifft zu für (Wirkstoff)
Antiemetische Wirkung	________
Antiallergische Wirkung	________
Lokalanästhetische Wirkung	________
Sedativ-hypnotische Wirkung	________
ZNS-gängig	________
Metabolisierung über Cytochrom P_{450}	________

❷ **Nennen Sie drei typische UAW von Histamin-H_1-Rezeptor-Antagonisten.**

❸ **Welche Symptome zeigt eine Intoxikation mit Histamin-H_1-Rezeptor-Antagonisten? Wie therapieren Sie?**

❶ Wirkungen

Man unterscheidet Histamin-H_1-Rezeptorenblocker der 1. und 2. Generation, wobei die Präparate der 1. Generation ZNS-gängig sind und somit auch zentrale Wirkungen haben.

Wirkung	Trifft zu für (Wirkstoff)
Antiemetisch	Dimenhydrinat, Diphenhydramin
Antiallergisch	Dimenhydrinat, Dimetinden, Diphenhydramin, Cetirizin, Azelastin, Loratadin
Lokalanästhetisch	Diphenhydramin
Sedativ-hypnotisch	Dimenhydrinat, Diphenhydramin
ZNS-gängig	Dimenhydrinat, Diphenhydramin
Metabolisierung über Cytochrom P_{450}	Azelastin, Loratadin

Tab. 4.1 Wirkung von Histamin-H_1-Rezeptor-Antagonisten

❷ Unerwünschte Arzneimittelwirkungen

Anticholinerg, Sedierung (1. Gen.), Herzrhythmusstörungen, epileptischer Anfall bei Prädisposition.

❸ Intoxikation

- Symptome: Mydriasis, Mundtrockenheit, Krampfanfälle, Atemlähmung, Halluzinationen
- Therapie: Resorptionshemmung, symptomatisch (ggf. Diazepam, ggf. Intubation)
- Antidot: Physostigmin

4 Pulmologie

4.2 Antiasthmatika

β_2-Adrenozeptor-Agonisten

❶ **Nennen Sie die drei Hauptwirkungen der β_2-Adrenozeptor-Agonisten.**

❷ **Welche UAW von β_2-Adrenozeptor-Agonisten kennen Sie?**

❸ **Halten Sie β_2-Adrenozeptor-Agonisten bei einer 46-jährigen Patientin mit allergischem Asthma bronchiale mit rezidivierenden Tachyarrhythmien in der Vorgeschichte für die geeignete Medikation? Falls nein, was wären Alternativen?**

!

β_2-Adrenozeptor-Agonisten

Kurzwirksame β_2-Adrenozeptor-Agonisten sind z. B. Fenoterol oder Salbutamol.
Langwirksame β_2-Adrenozeptor-Agonisten sind z. B. Formoterol (rascher Wirkeintritt) oder Salmeterol (Wirkeintritt erst nach 10–20 min!).

❶ Wirkungen

Bronchodilatation (über β_2-Rezeptoren der Bronchien), Mastzellstabilisation, Steigerung der mukoziliären Clearance (Zilienschlagfrequenz ↑).

❷ Unerwünschte Arzneimittelwirkungen

Tachykardien, Arrhythmien, pektanginöse Beschwerden (Stimulation von β_1-Rezeptoren in hoher Dosierung), Tremor, Hypokaliämie.

❸ Kontraindikationen

Tachyarrhythmien sind genau wie eine schwere Hypothyreose und die hypertrophe obstruktive Kardiomyopathie Kontraindikationen für den Einsatz von β_2-Adrenozeptor-Agonisten. Alternative Akutmedikation wären hier z. B. Muskarinische M_3-Acetylcholinrezeptor-Antagonisten (Ipratropium oder Tiotropium), als Dauermedikation könnte man inhalative Glukokortikoide einsetzen.

4 Pulmologie

4.2 Antiasthmatika

Glukokortikoide

❶ Finden Sie fünf Fehler im folgenden Text:

Inhalative Glukokortikoide (Budenosid, Beclometason) sind in der Asthmatherapie die am stärksten antiinflammatorisch wirksamen Medikamente.
Sie wirken v. a. bei akuter Symptomatik und nicht in der Langzeittherapie durch die Verbesserung der mukoziliären Clearance, die Unterdrückung der entzündlichen Reaktion und die Erhöhung der β-Rezeptorenzahl.
Inhalative Glukokortikoide sind bereits ab Stufe 1 der Asthma-Stufentherapie indiziert, systemische Glukokortikoide erst ab Stufe 4.
80 % der Dosis an inhalativen Glukokortikoiden gelangen in die Lunge, nur 20 % werden im Darm resorbiert und in der Leber metabolisiert und inaktiviert.
Zu den unerwünschten Wirkungen von inhalativen Glukokortikoiden zählen Soor und Heiserkeit; systemisch aufgrund der geringen Dosis kaum Wirkungen, lediglich das Katarakt-Risiko ist erhöht.

Glukokortikoide

❶ Inhalative Glukokortikoide (Budenosid, Beclometason) sind in der Asthmatherapie die am stärksten antiinflammatorisch wirksamen Medikamente.
Sie wirken nicht bei akuter Symptomatik, sondern in der Langzeittherapie durch die Verbesserung der mukoziliären Clearance, die Unterdrückung der entzündlichen Reaktion und die Erhöhung der β-Rezeptorenzahl.
Inhalative Glukokortikoide sind bereits ab Stufe 1 der Asthma-Stufentherapie indiziert, systemische Glukokortikoide erst ab Stufe 5.
Nur 20 % der Dosis an inhalativen Glukokortikoiden gelangen in die Lunge, 80 % werden im Darm resorbiert und in der Leber metabolisiert und inaktiviert.
Zu den UAW von inhalativen Glukokortikoiden zählen Soor und Heiserkeit; systemisch aufgrund der geringen Dosis kaum Wirkungen, lediglich das Katarakt-Risiko ist erhöht.

4 Pulmologie

4.2 Antiasthmatika

Weitere

Neben den genannten gibt es eine Reihe neuerer Wirkstoffe, welche zunehmend gerne geprüft werden.

❶ **Wie wirkt Cromoglicinsäure?**

❷ **Auch muskarinische M_x-Acetylcholinrezeptor-Antagonisten haben einen festen Platz in der antiasthmatischen Therapie. Nennen Sie den bekanntesten Wirkstoff.**

❸ **Was ist Montelukast?**

❹ **Kennen Sie sog. Biologika, die bei Asthma bronchiale angewendet werden?**

Antiasthmatika: Weitere

❶ Cromoglicinsäure

Chromoglycinsäure ist ein Mastzellstabilisator und wird in der Prophylaxe allergischer Erkrankungen eingesetzt.
Maximale Wirkung nach 2–4 Wochen → unwirksam bei akuten Beschwerden.

❷ Muskarinische M_3-Acetylcholinrezeptor-Antagonisten

Ipratropium und Tiotropium sind die bekanntesten muskarinischen M_3-Acetylcholinrezeptor-Antagonisten. Sie wirken bronchodilatatorisch über die Blockade von Muskarinrezeptoren.

❸ Montelukast

Montelukast ist ein Leukotrienantagonist. Es wird ab Stufe 2 der Asthma-Stufentherapie eingesetzt (→ Kap. 4.2).

❹ Biologika

Omalizumab (Anti-IgE-Antikörper) und Mepolizumab (Anti-IL-5-Antikörper) sind neue sog. Biologika und werden bei schwerem, therapierefraktärem Asthma ab Stufe 5 eingesetzt (→ Kap. 4.2).

4 Pulmologie

4.2 Antiasthmatika

Akuter Asthmaanfall, Status asthmaticus

❶ Wie ist der akute Asthmaanfall definiert, wie der Status asthmaticus?

❷ Was sind die ersten Schritte in der Therapie?

❸ Welche Möglichkeiten haben Sie bei unzureichender Wirkung?

Akuter Asthmaanfall, Status asthmaticus

❶

- Akuter Asthmaanfall: Atemfrequenz › 25/min, Herzfrequenz › 110/min, Peak Flow ‹ 50 % des Sollwerts, „Patient kann kaum sprechen vor Luftnot"
- Status asthmaticus: Dauer der Symptome länger als 24 h trotz adäquater Therapie

❷ Therapie

Sofortmaßnahmen

- Wiederholte Gabe eines kurzwirksamen β_2-Adrenozeptor-Agonisten
- Gabe von Ipratropium
- Prednisolon 50–100 mg p. o. oder i. v. (Wiederholung alle 4–6 h; Wirkeintritt nach 4 h)

❸ Bei unzureichender Wirkung

- Vernebelung mit Ipratropium, O_2-Gabe, Gabe eines β_2-Adrenozeptor-Agonisten i. v., Mg^{2+} i. v.
- Ultima Ratio beim Status asthmaticus: Intubation und Beatmung

4 Pulmologie

4.3 COPD

Therapie

In der Einteilung und Therapie der COPD hat sich einiges verändert.

❶ Die COPD wird jetzt anhand der Spirometrie diagnostiziert und nach GOLD in 4 Stadien eingeteilt. Dann wird sie anhand von Symptomen und Exazerbationen in die Klassen A–D klassifiziert, diese sind für die Therapie entscheidend.

Nennen Sie die Schweregrade nach GOLD.

❷ Was beurteilt die mMRC-Klassifikation, was der CAT-Test?

❸ Wie unterscheiden sich die bisherigen Referenzwerte für die Spirometrie von den seit 2021 empfohlenen der GLI (Global Lung Assosiation)?

Therapie

❶

Stufe	Definition
1	FEV_1 > 80 % des Sollwerts
2	FEV_1 50–79 % des Sollwerts
3	FEV_1 30–49 % des Sollwerts
4	FEV_1 < 30 % des Sollwerts

Tab. 4.2 Atemwegsobstruktion nach GOLD

❷ mMRC-Grad und CAT-Test

Der mMRC-Grad (**m**odified british **M**edical **R**esearch **C**ounsil) gradiert die Schwere der Atemnot von COPD-Patienten:

- mMRC 0 = Atemnot bei schwerer Anstrengung
- mMRC 4 = Atemnot beim An- und Ausziehen

Der CAT-Test (**C**OPD-**A**ssessment-**T**est) beurteilt **subjektiv** Einschränkungen im Alltag der COPD-Patienten. Gefragt wird z. B. nach Husten, Dyspnoe oder Einschränkungen im Alltag.

❸ Die GLI-Referenzwerte berücksichtigen individuelle Faktoren, wie Alter, Gewicht, Ethnie, Geschlecht, und reduzieren somit Fehldiagnosen.

4 Pulmologie

4.3 COPD

Therapie

❶ **Patienten der Gruppe A können, falls asymptomatisch, initial nur beobachtet werden. Wie ist die Startmedikation bei ersten Symptomen für sie?**

❷ **Wie werden Patienten der Gruppe B therapiert?**

❸ **Patienten der Gruppe E sollten schon von Beginn an eine 2er- oder 3er-Kombinationstherapie erhalten. Aus welchen Bestandteilen besteht diese üblicherweise?**

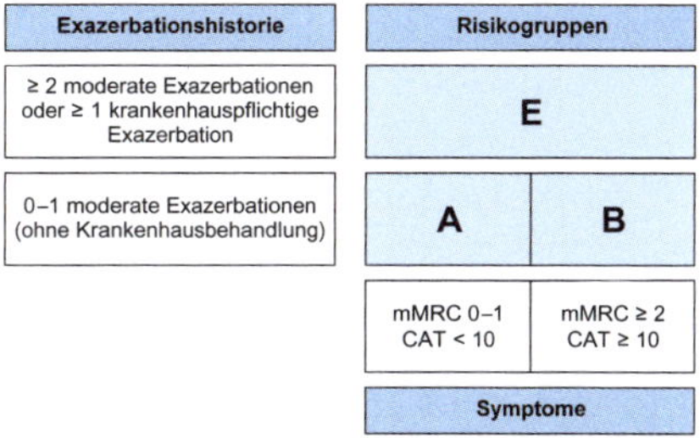

Abb. 4.1 Einteilung in die Gruppen A, B, E (nach dem Vorschlag aus dem GOLD-Report 2023) [L232/W1137-002]

Therapie

❶ COPD Gruppe A

Man beginnt in Gruppe A üblicherweise mit kurz- oder langwirksamen β_2-Adrenozeptor-Agonisten als Einzeltherapie.

❷ COPD Gruppe B

Je nach Komorbidität entweder Beginn mit lang wirksamem β_2-Adrenozeptor-Agonisten oder muskarinischem M_3-Acetylcholinrezeptor-Antagonisten. Falls hierunter keine Besserung, Versuch mit zwei Bronchodilatatoren (kurz- und langwirksame β_2-Adrenozeptor-Agonisten). Behandlung der in dieser Gruppe oft ausgeprägten Komorbiditäten.

❸ COPD Gruppe E

Patienten der 2023 von der GOLD neu vorgeschlagenen Gruppe E (bisher Gruppe C und D) bekommen gleich von Beginn an eine Kombination aus zumindest einem Lang-wirksamen β_2-Adrenozeptor-Agonisten und einem muskarinischem M_3-Acetylcholinrezeptor-Antagonisten. Bei Exacerbation mit stark erhöhten Eosinophilen (> 300 cells/µl) im Blut kommt ein inhalatives Glukokortikoid hinzu, bei niedrigen Eosinophilen entweder Roflumilast oder Azithromycin.

4 Pulmologie

4.4 Check-up

Ein Patient mit einer bekannten COPD kommt mit seit 3 Tagen bestehendem Fieber, Husten und deutlicher Dyspnoe auch in Ruhe in die Ambulanz.

❶ Welche Maßnahme ist neben einer antiinfektiösen Therapie bei der (schweren) Exazerbation der COPD am ehesten indiziert?

❷ Allergisches Asthma bronchiale zählt zu den atopischen Krankheitsbildern. Welche weiteren Krankheiten zählen dazu?

Check-up

❶ Kurz wirksamer β_2-Adrenozeptor-Agonist, systemische Gabe von Glukokortikoiden für 5–7 Tage, bei Hypoxämie ggf. O_2-Gabe.

CAVE!

Cave vor Unterdrückung des Atemantriebs! Ziel-O_2-Sättigung 91–92%.

Bei lebensbedrohlicher repiratorischer Insuffizienz Beginn NIV (non-invasive ventilation). Invasive Beatmung nur im absoluten Ausnahmefall!

❷ Neurodermitis, allergische Rhinokonjunktivitis.

4 Pulmologie

4.5 Pulmologie für die Kitteltasche

Asthma: Einteilung und Therapie

Kriterium	Kontrolliertes Asthma	Teilweise kontrolliertes Asthma (1–2 Kriterien in 1 Woche erfüllt)	Unkontrolliertes Asthma
Symptome tagsüber	≤ 2×/Woche	≥ 2×/Woche	3 oder mehr Kriterien des teilweise kontrollierten Asthmas
	Nein	Ja	
Symptome nachts	Nein	Ja	
Einsatz der Bedarfsmedikation	≤ 2×/Woche	≥ 2×/Woche	
Aktivitätseinschränkung	Nein	Ja	
Lungenfunktion (FEV_1)	Normal	< 80 % des Sollwerts	
Exazerbation	Nein	Mindestens 1 pro Jahr	1 in der aktuellen Woche

Tab. 4.3 Asthma: Einteilung

Asthma: Einteilung und Therapie

Bei Therapiebeginn startet man auf Stufe 1. Ziel ist immer, ein kontrolliertes Asthma herbeizuführen. Wenn dies nicht gelingt → Stufe 2 etc.

Asthma-Therapiestufen nach GINA:

1	2	3	4	5
niedrige Dosis ICS erwägen	niedrige Dosis ICS	ICS (gering) + LABA	ICS (mittlere/hohe Dosis) + LABA	additiv Tiotropium, Anti-IgE oder Anti-IL-5
	Leukotrien-Antagonist	ICS (mittlere/ hohe Dosis)	+ Tiotropium	orales Kortikosteroid
		ICS (gering) + LT-Antagonist	ICS (hoch) ± LABA/LT-Antagonist	
bei Bedarf: SABA		bei Bedarf: SABA oder ICS/Formoterol		

Empfehlung (1. Zeile) — Alternativ (2. Zeile) — Add-On (3. Zeile)

Abb. 4.2 Asthma-Stufentherapieschema [L253]

5 Gastroenterologie

5.1 Magen- und Duodenalulzera

Übersicht

1 Welche Pharmaka kommen zur Ulkustherapie infrage? Ergänzen Sie die Tabelle mit folgenden Begriffen: Misoprostol, Hemmung der Säureproduktion, Histamin-H_1-Rezeptor-Antagonist, Omeprazol/Pantoprazol etc., Hemmung der vagusinduzierten Säureproduktion, Mukoprotektiva, Antazida.

Wirkstoffgruppe	Wirkstoff	Wirkungsweise
________	Cimetidin, Ranitidin etc.	Hemmung der histaminvermittelten Säureproduktion
Protonenpumpeninhibitoren (PPI)	________	________
Muskarinische M_x-Acetylcholin-rezeptor-Antagonisten	Pirenzepin	________
________	Natriumcarbonat, Magnesiumhydroxid, Silikate etc.	Neutralisation der Magensäure
Prostaglandinderivate	________	Mukoprotektiva
–	Sucralfat	Mukoprotektiva
–	Bismut	________

Übersicht

Wirkstoffgruppe	Wirkstoff	Wirkungsweise
Histamin-H_1-Rezeptor-Antagonist	Cimetidin, Ranitidin etc.	Hemmung der histaminvermittelten Säureproduktion
Protonenpumpeninhibitoren (PPI)	Omeprazol/Pantoprazol etc.	Hemmung der Säureproduktion
Muskarinische M_x-Acetylcholinrezeptor-Antagonisten	Pirenzepin	Hemmung der vagusinduzierten Säureproduktion
Antazida	Natriumcarbonat, Magnesiumhydroxid, Silikate etc.	Neutralisation der Magensäure
Prostaglandinderivate	Misoprostol	Mukoprotektiva
–	Sucralfat	Mukoprotektiva
–	Bismut	Mukoprotektiva

Tab. 5.1 Ulkustherapie

5 Gastroenterologie

5.1 Magen- und Duodenalulzera

Wirkmechanismus

❶ → Abb. 5.1 zeigt die physiologische Beeinflussung der Magensäuresekretion. Drei Medikamente hemmen die Säureproduktion. Zeichnen Sie diese an der richtigen Stelle ein.

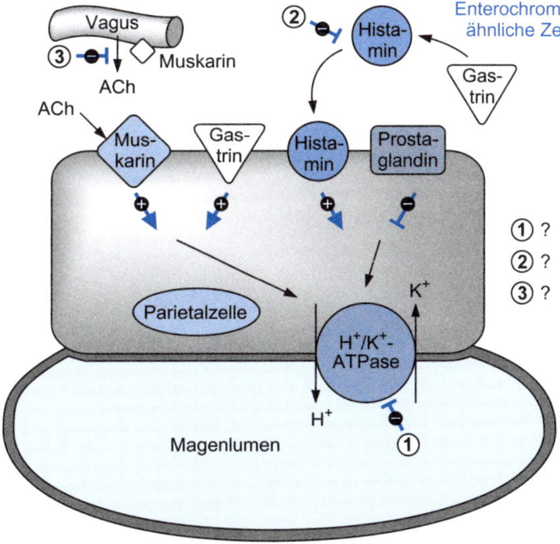

Abb. 5.1 Übersicht Magensäuresekretion (ACh = Acetylcholin, M = Muskarin) [L253]

Wirkmechanismus

❶

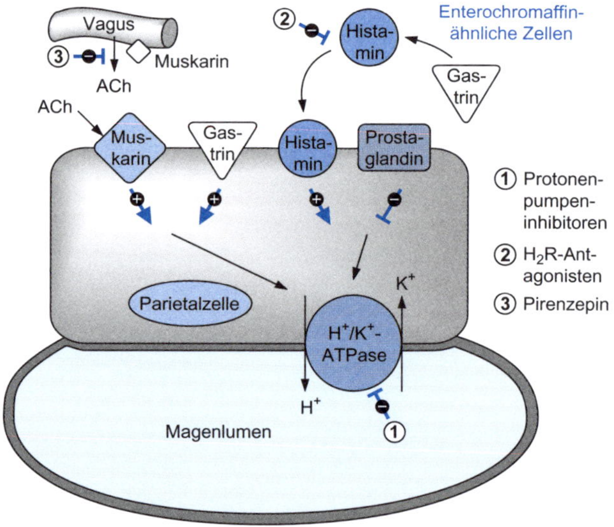

Abb. 5.2 Übersicht Magensäuresekretion (ACh = Acetylcholin, M = Muskarin) [L253]

5 Gastroenterologie

5.1 Magen- und Duodenalulzera

Protonenpumpeninhibitoren (PPI)

❶ Wie wirken PPI?

❷ PPI sind Prodrugs. Was bedeutet das? Erklären Sie kurz die Pharmakokinetik.

❸ Nennen Sie die Indikationen von PPI.

❹ Nennen Sie vier UAW.

Protonenpumpeninhibitoren (PPI)

❶ Wirkmechanismus

Protonenpumpeninhibitoren hemmen die **H^+-K^+-ATPase irreversibel** und vollständig in den Belegzellen des Magens. Wirkungsende erst bei Neusynthese des Enzyms. **Höchste antisekretorische Potenz aller Pharmaka.**

❷ Pharmakokinetik

PPI sind **Prodrugs** und säurelabil. Sie werden erst im Milieu mit niedrigem pH in Belegzellen aktiviert und müssen von magensaftresistenten Kapseln umhüllt sein.

❸ Indikationen

Refluxösophagitis, Ulcus duodeni et ventriculi, Helicobacter-Eradikation, NSAID-Gastropathie.

❹ Unerwünschte Arzneimittelwirkungen

Gastrointestinale UAW, Müdigkeit, Schwindel, Sehstörung, Hautreaktion.
Durch bakterielle Besiedelung der Magenschleimhaut aufgrund der Säurereduktion kann es zu Atemwegsinfekten kommen. Achtung v. a. beim Einsatz bei Intensivpatienten.

CAVE!

Hepatische Metabolisierung → Transaminasenanstieg.

MERKE

Omeprazol = Enzyminhibitor.

5 Gastroenterologie

5.1 Magen- und Duodenalulzera

Pirenzepin und Histamin-H_1-Rezeptor-Antagonisten

Das einzige Medikament aus der Gruppe muskarinischen M_x-Acetylcholinrezeptor-Antagonisten zur Hemmung der Magensäureproduktion ist **Pirenzepin.**

❶ **Warum ist es kaum noch indiziert?**

❷ **Medikamente der 2. Wahl zur Säureproduktionshemmung im Magen sind Histamin-H_1-Rezeptor-Antagonisten. Warum?**

❸ **Welche Besonderheit gibt es bei Cimetidin?**

Pirenzepin und Histamin-H_1-Rezeptor-Antagonisten

❶ Pirenzepin
Pirenzepin wird schlecht resorbiert und hat viele UAW. Deshalb ist es den PPI unterlegen.

❷ Histamin-H_1-Rezeptor-Antagonisten
Histamin-H_1-Rezeptor-Antagonisten sind kompetitive Antagonisten am H_2-Rezeptor der Belegzellen. Die Wirkstärke beträgt nur ca. 50 %. Damit sind sie den PPI unterlegen.

❸ Cimetidin
war der erste Säureblocker. Er ist mittlerweile aufgrund massiver UAW (z. B. antiandrogener Wirkung durch Steigerung der Prolaktinausschüttung) als **obsolet** anzusehen.

5 Gastroenterologie

5.1 Magen- und Duodenalulzera

Antazida

Antazida werden zur Therapie bei Sodbrennen, Reizmagen und Refluxbeschwerden genutzt. Sie sind **rezeptfrei** erhältlich.
„Rennie® räumt den Magen auf (Calciumcarbonat plus Magnesiumcarbonat)."

❶ Wie wirken sie und wann müssen sie demnach eingenommen werden?

❷ Welche Medikamente gehören in diese Gruppe?

❸ Kennen Sie Wechselwirkungen?

Antazida

❶ Antazida **neutralisieren die Magensäure,** senken die Produktion aber nicht. Demnach müssen sie ca. 1 h **nach** dem Essen eingenommen werden.

❷

	Natriumbikarbonat	Kalziumkarbonat	Magnesiumhydroxid	Magnesiumtrisilikat	Aluminiumhydroxid
Wirkdauer	Kurz	Mittel	Lang	Lang	Lang
Stuhlgang	–	Obstipierend	**Laxierend**	**Laxierend**	Obstipierend
Indikation	Obsolet	Nicht empfohlen	Mittel der Wahl	Mittel der Wahl	Mittel der Wahl

Tab. 5.2 Ulkustherapeutika

❸ Wechselwirkungen

Hemmung der Resorption anderer Pharmaka (z. B. Tetracycline, Sulfonamide, Penicillin, β_x-Adrenozeptor-Antagonisten, Eisenpräparate).

MERKE

- Mg^{2+}: **laxierende** Wirkung
- Al^{3+}: obstipierende Wirkung

5 Gastroenterologie

5.1 Magen- und Duodenalulzera

Mukoprotektiva

❶ **Beschreiben Sie die protektiven Wirkungen von Prostaglandin E auf die Magenschleimhaut.**

❷ **Wie heißt das PGE_1-Derivat, das zur Ulkusprophylaxe bei NSAID-Therapie indiziert ist?**

❸ **Was ist Sucralfat? Welche UAW können Sie herleiten?**

Mukoprotektiva

❶, ❷ Prostaglandin E

- Protektive Wirkung durch **Hemmung der Säuresekretion (über Prostaglandin-E-Rezeptoren vermittelte Hemmung der Adenylatcyclase)** und vermehrte Mukussekretion
- Das PGE_1-Derivat **Misoprostol** wird zur **NSAID-induzierten Gastropathie** eingesetzt.

❸ Sucralfat

Sucralfat ist ein aluminiumhaltiges, wasserunlösliches Saccharosesulfat. Da es Aluminium enthält, wirkt es obstipierend.

5 Gastroenterologie

5.2 Ulkus für die Kitteltasche

Therapie I

Ein Ulkus ist eine die **Muscularis mucosae überschreitende** Läsion (Unterschied zur Erosion, die auf die Mukosa beschränkt ist).
In der Ulkustherapie unterscheidet man **Helicobacter-pylori (H. p.)-positives und -negatives Ulkus.**

MERKE
Ulkus durch pH und H. p.!

❶ **Beschreiben Sie die Indikationen zur Eradikation von H. p. und erklären Sie die zwei verschiedenen Arten der Triple-Therapie bei H. p.-positivem Ulkus.**

❷ **Benennen Sie die Therapie des H. p.-negativen Ulkus.**

Therapie I (aktualisierte Leitlinie 2022)

❶ H. p.-positives Ulkus

Indikationen

H. p.-Eradikation bei H. p.-Nachweis (Maastricht Consensus Report 2012) bei:

- Atrophische Helicobacter-pylori-Gastritis, Riesenfaltengastritis
- Gastroduodenale Ulkuskrankheit mit Helicobacter-pylori-Nachweis
- Positive Familienanamnese eines Magenkarzinoms
- MALT-Lymphom: nach Resektion eines Magenfrühkarzinoms/nach Magenteilresektion
- Vor Dauertherapie mit NSAID

Tripletherapie über 7–14 Tage (seit 2022 Zweitlinien-Therapie nach Resistenztestung)

- **French triple (PCA):** PPI (z. B. Omeprazol 20 mg 1–0–1) + Clarithromycin (250–500 mg 1–0–1) + Amoxicillin (1000 mg 1–0–1)
- **Italian triple (PCM):** PPI + Clarithromycin + Metronidazol (400–500 mg 1–0–1); bei Penicillinallergie

❷ H. p.-negatives Ulkus

- 1. Wahl: PPI, 2. Wahl: H_2-Rezeptorantagonisten
- Therapie/Prophylaxe: NSAID-assoziiertes Ulkus: PPI; Refluxösophagitis: PPI

MERKE

Bei peptischem Ulkus **kein Nikotin/Alkohol** oder ulzerogene Pharmaka (NSAID, Glukokortikoide).

5 Gastroenterologie

5.2 Ulkus für die Kitteltasche

Therapie II

❶ Immer häufiger kommt es zur Clarithromycinresistenz (DGVS 2016), die für das Therapieversagen der Behandlung von H.p.-positivem Ulkus entscheidend ist. Deshalb wurde die awmf Leitlinie 2022 angepasst. Beschreiben Sie die neu empfohlenen Erstlinientherapie (bismuthaltige Quadrupeltherapie). Wie lange dauert sie?

❷ Benennen Sie Risikofaktoren für die Clarithromycinresistenz.

Therapie II (DGVS 2016)

❶ Bismuthaltige Quadrupeltherapie

- PPI (1–0–1)
- Bismutkaliumsalz (140 mg 3–3–3–3)
- Tetrazyklin (125 mg 3–3–3–3)
- Metronidazol (125 mg 3–3–3–3) für 10 Tage

❷ Risikofaktoren für die Clarithromycinresistenz

- Herkunftsland Süd-/Osteuropa
- Resistenzrate › 20 % je nach Region. Resistenzlage steigend.
- Frühere Makrolidbehandlung

5 Gastroenterologie

5.3 PPI für die Kitteltasche

Eine der häufigsten verordneten Medikamente weltweit sind PPI (KVB Report 2016). Ihr Einsatz sollte aber nur indikationsgerecht geschehen. Bei 70% aller Verordnungen gibt es **keine** konkrete Indikation.

❶ **Nennen Sie die Indikationen für den Einsatz von Protonenpumpeninhibitoren.**

❷ **Welche Risiken sollte man beachten?**

PPI für die Kitteltasche

❶ Indikationen PPI

- NSAID Gastropathie
- Refluxösophagitis
- Eradikation H.p.
- Ulcus ventriculi, duodeni, Ulkusblutung, Ulkusprophylaxe
- Zollinger Ellison

❷ Risiken

Durch Magen-pH-Wert-Erhöhung kommt es zu:

- Vitamin-B_{12}-Mangel
- Clostridioides-diff.-Infektion
- Hüftfraktur: gestörte Kalziumabsorption
- Akute interstitielle Nephritis
- Myokardinfarkt
- Pneumonien
- Abhängigkeit: **ausschleichen,** sonst kommt es zu einer überschießenden Säureproduktion!
- Demenz

5 Gastroenterologie

5.4 Antiemetika I

Cannabinoide

Dronabinol (Tetrahydrocannabinol = THC) ist der Wirkstoff, der in der indischen Hanfpflanze vorkommt. Er gehört zur Gruppe der Cannabinoide und wirkt als Agonist an CB1-Rezeptoren.

❶ Wie heißen zwei der verfügbaren Medikamente? Welche Indikationen zur Behandlung mit Dronabinol kennen Sie?

❷ Welche Besonderheit muss man bei der Verordnung von Dronabinol beachten?

❸ Nennen Sie Akutwirkungen nach Cannabiskonsum.

❹ Erläutern Sie im Unterschied die Substanz Cannabidiol.

Cannabinoide

❶

Canemes® (Nabilon)
Synthetisch hergestelltes Cannabinoid. Ind.: zytostatikainduziertes Erbrechen, Appetitlosigkeit/Gewichtsverlust bei Tumoren.

Sativex® (Nabiximols)
Arzneimischung aus Cannabispflanzenextrakt, als Mundspray erhältlich. Ind.: zugelassen für die Behandlung der mittelschweren bis schweren Spastik bei Multipler Sklerose.
❷ Das Medikament ist nach §9 Betäubungsmittel-Verschreibungsverordnung (BtMVV) ein Betäubungsmittel und auf dem entsprechenden Rezept zu rezeptieren. Patienten müssen über den Einsatz im Off-Label-Use aufgeklärt werden. Die Kosten der Therapie werden in diesem Fall nicht von der Gesetzlichen Krankenkasse (GKV) übernommen. Allein als Spasmolytikum bei MS (s. o.) ist es zugelassen.
❸ Akutwirkungen: milde Euphorie, Entspannung, intensivere Sinneswahrnehmungen, Anstieg der Herzfrequenz, verstärkte Durchblutung der Konjunktiva, orthostatische Hypotonie.
❹ **Cannabidiol (CBD)** ist ein Phytocannabinoid. Im Unterschied zu Tetrahydrocannabinol (THC) ist Cannabidiol nicht psychoaktiv und kein Betäubungsmittel. CBD wird als Nahrungsergänzungsmittel verkauft. Epidyolex® (CBD) kann bei kindlichen Epilepsieformen (Lennox-Gastraut- oder Dravet-Syndrom) angewendet werden.

5 Gastroenterologie

5.4 Antiemetika II

❶ **Ergänzen Sie die Tabelle mit folgenden Begriffen: Aprepitant; Müdigkeit, Mundtrockenheit, Mydriasis; NK_1R-Antagonisten; Dolasetron, Ondansetron, ...-setron; H_1R-Antagonisten.**

Wirkstoffgruppe	Wirkstoff	Wirkmechanismus	UAW
Dopamin-D_2-Rezeptor-Antagonisten (D_2R-Antagonisten): • Zentral • Peripher	• Metoclopramid (MCP) • Domperidon	Blockade der D_2-Rezeptoren in der Area postrema Agonisten am 5-HT_4-Rezeptor: Motilitätssteigerung	EPMS
5-HT_3R-Antagonisten	________	Blockade von zentralen 5-HT_3-Rezeptoren in Area postrema und peripheren afferenten Vagusfasern	Kopfschmerzen, Obstipation
M_xR-Antagonisten	Scopolamin*	Blockade der Muskarinrezeptoren im Vestibulariskern und Area postrema	________
________	Promethazin, Dimenhydrinat, Diphenhydramin	Blockade der Histaminrezeptoren und Muskarinrezeptoren	Anticholinerg, Halluzinationen, Krämpfe. Kinder < 3 LJ!
________	________	Selektiver hoch affiner Antagonist am Substanz-P-Rezeptor	Gastrointestinal, Müdigkeit, Transaminasenanstieg

5.4 Antiemetika II

❶

Wirkstoffgruppe	Wirkstoff	Wirkmechanismus	UAW
Dopamin-D_2-Rezeptor-Antagonisten (D_2R-Antagonisten): • Zentral • Peripher	• Metoclopramid (MCP) • Domperidon	Blockade der D_2-Rezeptoren in der Area postrema Agonisten am 5-HT_4-Rezeptor: Motilitätssteigerung	EPMS
5-HT_3R-Antagonisten	Dolasetron, Ondansetron, ...-setron	Blockade von zentralen 5-HT_3-Rezeptoren in Area postrema und peripheren afferenten Vagusfasern	Kopfschmerzen, Obstipation
M_xR-Antagonisten	Scopolamin*	Blockade der Muskarinrezeptoren im Vestibulariskern und Area postrema	Müdigkeit, Mundtrockenheit, Mydriasis
H_1R-Antagonisten	Promethazin, Dimenhydrinat, Diphenhydramin	Blockade der Histaminrezeptoren und Muskarinrezeptoren	Anticholinerg, Halluzinationen, Krämpfe. Kinder < 3 LJ!
NK_1R-Antagonisten	Aprepitant	Selektiver hoch affiner Antagonist am Substanz-P-Rezeptor	Gastrointestinal, Müdigkeit, Transaminasenanstieg

Tab. 5.3 Antiemetika

5 Gastroenterologie

5.5 Emesis für die Kitteltasche

Therapie

❶ **Es gibt diverse Ätiologien des Symptoms Erbrechen. Ordnen Sie folgenden Wirkstoffen die passenden Ätiologien zu:**

Medikament	Kinetose	Infektbedingt	Zytostatika-induziert	Zentral	Hyperemesis gravidarum
Dimenhydrinat					
MCP/Domperidon					
Ondansetron					
Phenothiazin					–

❷ **Nennen Sie die häufigste UAW von MCP-Tropfen, die v.a. bei Kindern auftritt. Wie wird sie behandelt?**

Therapie

❶

Medikament	Kinetose	Infektbedingt	Zytostatika-induziert	Zentral	Hyperemesis gravidarum
Dimenhydrinat	x				Bei Bedarf
MCP Domperidon		x		x (nur MCP)	Bei Bedarf
Ondansetron			x		Bei Bedarf
Phenothiazin				x	–

Tab. 5.4 Therapie der Emesis

❷ UAW von MCP-Tropfen

- Reversible Dyskinesien, v.a. Gesicht, Hals, Schulter bei Kindern < 14 LJ!
- Mittel der Wahl: Biperiden (Akineton®) i.m. oder i.v.
- 2014 wurden höher dosierte Präparate wegen neurologischen UAW vom Markt genommen.

5 Gastroenterologie

5.6 Laxanzien

Übersicht

Obstipation ist ein sehr häufiges Symptom. Mehr als 30 % der deutschen Bevölkerung leiden darunter. Wer weniger als 3-mal wöchentlich seinen Darm entleert, ist **obstipiert**.

❶ Nennen Sie die zugehörigen Wirkstoffe zu folgenden Hauptkategorien:

- Füll- und Quellmittel
- Osmotische Laxanzien
- Stuhlaufweichende Mittel
- Hydragoge Laxanzien

❷ Welche Indikation hat Laktulose neben der Therapie von Obstipation?

❸ Was wissen Sie über Bisacodyl?

❹ Nennen Sie die Symptome eines Laxanzienabusus.

Übersicht

❶ Wirkstoffe

- **Füll- und Quellmittel:** Flohsamen, Leinsamen
- **Osmotische Laxanzien:** Salinische Laxanzien: Natriumsulfat (Glaubersalz), Bittersalz (Sulfationen halten Flüssigkeit im Darmlumen). Laktulose, Sorbit: Bindung von intraluminaler Flüssigkeit. Macrogole.
- **Stuhlaufweichende Mittel:** Paraffinöl (obsolet)
- **Hydragoge Laxanzien:** natürliche Antrachinone, Rizinusöl (keine Empfehlung aufgrund der UAW), Diphenylmethanderivate: Bisacodyl, Natriumpicosulfat

❷ Laktulose

Indikationen: Laktulose wird bei **hepatischen Enzephalopathien** eingesetzt zur Reduktion der intestinalen Aufnahme der vermehrten Ammoniakionen.

❸ Bisacodyl

Bisacodyl ist ein Prodrug. Es unterliegt dem enterohepatischen Kreislauf und wirkt erst nach Glukuronidierung im Dickdarm. Wirkeintritt: orale Gabe: nach 6–8 h. Rektale Gabe: nach 30 min.

❹ Laxanzienabusus

Laxanzienabusus führt zu Verschiebungen des Elektrolyt- und Wasserhaushalts: Hyponatriämie, Hyperaldosteronismus, Hypokaliämie, Hypokalzämie, Darmträgheit, Nierenschädigung, **Pseudomelanosis coli.**

5 Gastroenterologie

5.6 Laxanzien

Neue Laxanzien

❶ Prucaloprid (Resolor®) ist seit 2010 nur für Frauen zugelassen. Erklären Sie, warum. Erklären Sie die Wirkungsweise.

❷ Die opiatinduzierte Obstipation ist ein großes Thema in der heutigen Medizin. Wie heißt das neue Medikament, das ausschließlich peripher den Opiatrezeptor am Darm antagonisiert? Wie wird es appliziert? Welche UAW wurden beobachtet?

❸ Welches Laxans sollte von Anfang an zur Opiattherapie verschrieben werden?

Neue Laxanzien

❶ Prucaloprid

Prucaloprid ist nur für Frauen zugelassen, weil die Studien zu wenige Männer enthielten.
Wirkung: $5HT_4$-Agonist, wirkt prokinetisch.

❷ Methylnaltrexon (Relistor®)

- Zugelassen in Palliativsituationen bei schwerer opiatinduzierter Obstipation
- **Applikation:** subkutan
- **UAW:** unter Chemo vereinzelt Darmperforationen, Übelkeit, Durchfall, Flatulenz, Vertigo, Beschwerden an der Injektionsstelle

❸

MERKE

Immer Laktulose zu Opiaten!

5 Gastroenterologie

5.7 Obstipation für die Kitteltasche

Therapie

Chronische Obstipation zählt mit einer Prävalenz von 5–15% zu den häufigsten Gesundheitsstörungen in Deutschland.

❶ Welche konservativen Therapieoptionen sollten Sie zuerst empfehlen?

❷ Können Sie das aktuelle Stufenschema (Leitlinie 2013) kurz skizzieren?

❸ Wie oft darf in der Akuttherapie ein Klysma verabreicht werden?

Therapie

❶ Konservativ

Bei Obstipation sollte auf ausreichend Bewegung, Ballaststoffe, faserreiche Kost, getrocknete Feigen, Pflaumen und Datteln, abführende Fruchtsäfte, erhöhte Trinkmenge etc. geachtet werden.

❷ Stufentherapie, wenn keine Entleerungsstörung vorliegt

- **1. Stufe:** Allgemeinmaßnahmen: ausreichend Flüssigkeit, Bewegung, ballaststoffreiche Ernährung plus Füll- und Quellstoff (Flohsamenschalen, Weizenkleie etc.)
- **2. Stufe:**
  - 1. Wahl: Makrogol, Bisacodyl, Natriumpicosulfat
  - 2.Wahl: Laktulose, Antrachinone
  - Ggf. Kombination aus Flohsamenschalen plus Medikamente aus Stufe 2
- **3. Stufe:** Prucaloprid
- **4. Stufe:** Kombi aus Stufen 1–3, Klysmen, Lavage, Opiatantagonisten bei opiatinduzierter Obstipation
- **5. Stufe:** Spezialdiagnostik, Sakralnervenstimulation, Ultima Ratio: subtotale Kolektomie

❸ Klysma

In der Akuttherapie darf alle 3 Tage ein **Klysma** verabreicht werden.

5 Gastroenterologie

5.8 Entzündliche Erkrankungen des Gastrointestinaltrakts

Morbus Crohn und Colitis ulcerosa

Zu den entzündlichen Darmerkrankungen gehören: Morbus Crohn und Colitis ulcerosa.
Zur Pharmakotherapie nutzt man im Bereich der chronisch-entzündlichen Darmerkrankungen:

- **5-ASA = Mesalazin**
- **Immunsuppressiva:** Azathioprin, Ciclosporin, Tacrolimus
- **Biologika:** Tumornekrosefaktor-Inhibitoren (Infliximab, Adalimumab), Vedolizumab
- **Glukokortikoide:** Budesonid (lokal wirksam), Prednisolon p. o./i. v.

❶ Ordnen Sie die aufgeführten Medikamente den beiden Erkrankungen zu.

❷ Was wissen Sie über 5-ASA?

Morbus Crohn und Colitis ulcerosa

❶

	Morbus Crohn akut	Morbus Crohn chronisch	Morbus Crohn Remission	Colitis ulcerosa akut leicht	Colitis ulcerosa akut schwer	Colitis ulcerosa chronisch	Colitis ulcerosa Remission
Glukokortikoid-rezeptor-Agonisten	x (x)	x	(x)	(x)	x	(x)	
Azathioprin		x	x			x	
Biologika: TNF-Inhibitoren, Vedolizumab	x	(x)					
5-ASA				x	x		x
Ciclosporin					(x)		
Bei Morbus Crohn plus Fisteln: Metronidazol, Ciprofloxacin, Azathioprin, Infliximab							

Tab. 5.5 Therapie chronisch-entzündlicher Darmerkrankungen

❷ 5-ASA

5-ASA wird im Dünndarm resorbiert. Damit es den distalen Wirkort erreicht, wird eine spezielle Galenik oder ein Derivat genutzt (Sulfasalazin). 5-ASA hemmt die Prostaglandin- und Leukotriensynthese.

5 Gastroenterologie

5.9 Check-up

❶ PPI gelten als 1. Wahl in der Ulkustherapie. Nennen Sie die Wechselwirkungen.

❷ Warum leiden Patienten im Rahmen der Behandlung mit PPI an einer nosokomialen Pneumonie?

❸ Warum ist Pirenzepin obsolet?

❹ Warum ist Loperamid bei Kindern unter 2 Jahren obsolet?

❺ Nennen Sie den Unterschied zwischen 5-ASA und Sulfasalazin.

❻ Rekapitulieren Sie die UAW bei chronischem Laxanziengebrauch.

Check-up

❶ **Protonenpumpeninhibitoren** sind die Medikamente der 1. Wahl bei der Ulkustherapie.

- **WW:** Hemmung CYP_{450} → erhöhte HWZ von Diazepam, Phenytoin, Clarithromycin, Warfarin, Phenoprocoumon (vermehrte Blutungen).

❷ Im Rahmen der Therapie mit PPI kann es durch bakterielle Besiedelung der Magenschleimhaut aufgrund der Säurereduktion zu **Atemwegsinfekten bis hin zur Pneumonie** kommen.

❸ Pirenzepin hat eine dreifach erhöhte Affinität zu M_1-Muskarinrezeptoren → bei Ulkus notwendige hohe Dosen machen eine unselektive Blockade der Muskarinrezeptoren → anticholinerge Wirkung!

❹ Loperamid ist ein Opioid, aber **nicht ZNS-gängig außer bei Kindern unter 2 Jahren**, da hier die Blut-Hirn-Schranke noch nicht voll entwickelt ist.

❺ **5-ASA** wird bereits im Magen/Jejunum resorbiert. **Sulfasalazin** ist ein Derivat aus 5-ASA und Sulfapyridin, das erst im Kolon resorbiert wird. Je nach Befall der Darmentzündung ist ein anderes Medikament vonnöten.

❻ Enterale Elektrolytverluste, Darmträgheit, Osteoporose/Osteomalazie, sekundärer Hyperaldosteronismus → renale Kaliumverluste, Melanosis coli.

5 Gastroenterologie

5.10 Gastrologie für die Kitteltasche: Gallenkolik, Divertikulose, Divertikulitis

Therapie

Gallenkolik

- Spasmolytika wie Buscopan®
- Bei leichten kolikartigen Schmerzen: Analgetika wie Metamizol
- Bei schweren kolikartigen Schmerzen: Opioide wie Pethidin
- Bei zusätzlicher Gallenwegsinfektion: Amoxicillin, Ampicillin + Clavulansäure oder Cephalosporin

Divertikulose

- Konservative Therapie: ballaststoffreiche Kost und Quell- und Füllmittel

Divertikulitis

- Mild: Ciprofloxacin p. o. + Metronidazol p. o. oder Amoxicillin + Clavulansäure
- Mittelschwer: Piperacillin + Tazobactam i. v. oder Ampicillin + Sulbactam i. v. oder Ciprofloxacin + Metronidazol i. v.
- Schwer/lebensbedrohlich: Imipenem i. v., Meropenem i. v.

Therapie

Akute Pankreatitis

- Säuresekretionshemmer: PPI, H_2R-Antagonisten
- Analgetika: Pethidin oder Pentazocin
- Antibiotika:
  - Bei nekrotisierendem Verlauf: Cephalosporin 3. Generation, Gyrasehemmer
  - Bei Abszessen: Metronidazol

MERKE

Nutze keine anderen Analgetika außer Pethidin, da diese gastrointestinale Spasmen (Papillospasmus) verursachen.

6 Nephrologie: Wasser-, Elektrolyt- und Säure-Basen-Haushalt

6.1 Diuretika und Antidiuretika

Übersicht

Als Diuretika bezeichnet man Wirkstoffe, die zur Steigerung der Ausscheidung von Wasser und/oder Elektrolyten in der Niere führen. Sie greifen an verschiedenen Orten des Nephrons an.

❶ Ergänzen Sie die Wirkstoffklassen in → Abb. 6.1.

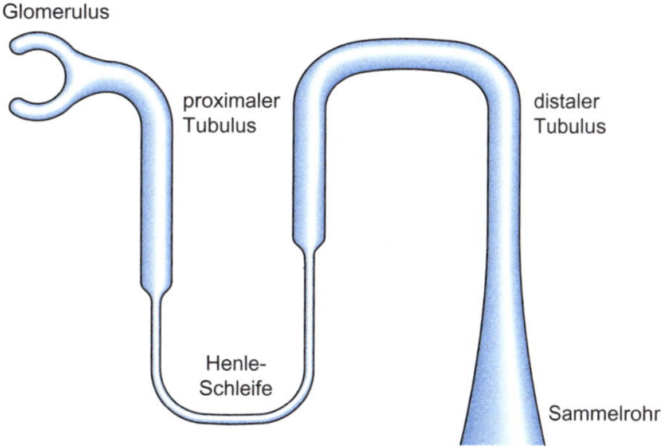

Abb. 6.1 Angriffspunkte der verschiedenen Diuretika [L253]

Übersicht

❶

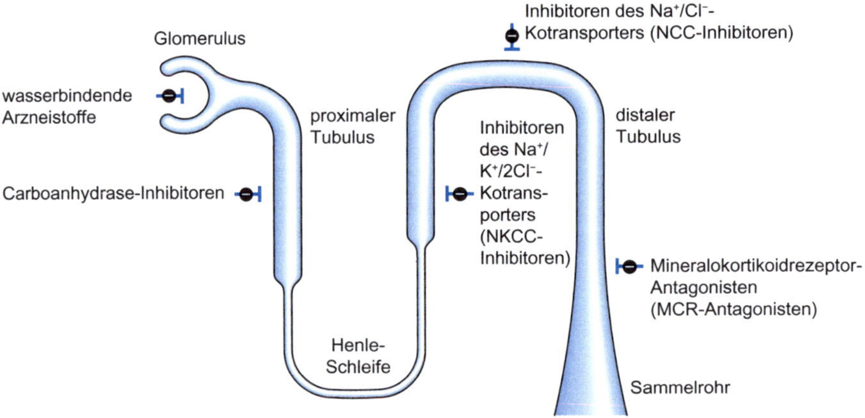

Abb. 6.2 Angriffspunkte der verschiedenen Diuretika [L253]

6 Nephrologie: Wasser-, Elektrolyt- und Säure-Basen-Haushalt

6.1 Diuretika und Antidiuretika

Osmotische Diuretika/wasserbindende Arzneistoffe: Mannitol

❶ Ergänzen Sie den Text mit folgenden Begriffen: prärenalen, Anurie, Lungenödem, metabolisiert, Vergiftungen, glomerulär.

Mannitol kann im Körper nicht __________ werden. Es erhöht den osmotischen Druck im Tubuluslumen, da es zwar __________ filtriert, jedoch nicht tubulär rückresorbiert werden kann. Mannitol ist zur Prophylaxe des __________ Nierenversagens indiziert (**Cave:** Probeinfusion zum Test, ob die Diurese gesteigert wird! Falls nein → kontraindiziert, da Kumulation im Körper möglich). Auch beim akuten Hirnödem, bei __________ (zur forcierten Diurese) und zur Senkung des Augeninnendrucks beim Glaukomanfall wird Mannitol eingesetzt.
Zu den Kontraindikationen gehören die __________ (Kumulation im Intravasalraum mit konsekutiver Volumenverschiebung) und die Herzinsuffizienz sowie das akute __________.

Osmotische Diuretika/wasserbindende Arzneistoffe: Mannitol

❶ Mannitol kann im Körper nicht metabolisiert werden. Es erhöht den osmotischen Druck im Tubuluslumen, da es zwar glomerulär filtriert, jedoch nicht tubulär rückresorbiert werden kann. Mannitol ist zur Prophylaxe des prärenalen Nierenversagens indiziert (**Cave:** Probeinfusion zum Test, ob die Diurese gesteigert wird! Falls nein → kontraindiziert, da Kumulation im Körper möglich). Auch beim akuten Hirnödem, bei Vergiftungen (zur forcierten Diurese) und zur Senkung des Augeninnendrucks beim Glaukomanfall wird Mannitol eingesetzt.

Zu den Kontraindikationen gehören die Anurie (Kumulation im Intravasalraum mit konsekutiver Volumenverschiebung) und die Herzinsuffizienz sowie das akute Lungenödem.

6 Nephrologie: Wasser-, Elektrolyt- und Säure-Basen-Haushalt

6.1 Diuretika und Antidiuretika

Carboanhydrase-Inhibitoren: Acetazolamid, Dorzolamid, Brinzolamid

❶ Entscheiden Sie, ob die folgenden Aussagen zu Carboanhydrase-Inhibitoren richtig oder falsch sind:

Carboanhydrase-Inhibitoren hemmen die Carboanhydrase im distalen Tubulus.	________
Sie steigern die Ausscheidung von Na^+, HCO_3^-, und K^+, im Gegenzug wird die Cl^--Ausscheidung gehemmt.	________
Als Diuretika sind Carboanhydrase-Inhibitoren von übergeordneter Bedeutung.	________
Vor allem in der Therapie des Glaukomanfalls wird Acetazolamid i. v. eingesetzt.	________
In der Langzeittherapie entsteht schnell eine metabolische Alkalose, es kommt zu einem Wirkverlust.	________
Dorzolamid wird nur lokal als Augentropfen zur Glaukomprophylaxe eingesetzt.	________

Carboanhydrase-Inhibitoren: Acetazolamid, Dorzolamid, Brinzolamid

1

Carboanhydrase-Inhibitoren hemmen die Carboanhydrase im proximalen Tubulus.	Falsch
Sie steigern die Ausscheidung von Na^+, HCO_3^-, und K^+, im Gegenzug wird die Cl^--Ausscheidung gehemmt.	Richtig
Als Diuretika sind Carboanhydrase-Inhibitoren von untergeordneter Bedeutung.	Falsch
Vor allem in der Therapie des Glaukomanfalls wird Acetazolamid i. v. eingesetzt.	Richtig
In der Langzeittherapie entsteht schnell eine metabolische Azidose, es kommt zu einem Wirkverlust.	Falsch
Dorzolamid wird nur lokal als Augentropfen zur Glaukomprophylaxe eingesetzt.	Richtig

6 Nephrologie: Wasser-, Elektrolyt- und Säure-Basen-Haushalt

6.1 Diuretika und Antidiuretika

Inhibitoren des $Na^+/K^+/2Cl^-$-Kotransporters (NKCC-Inhibitoren): Furosemid, Torasemid, Piretanid

NKCC-Inhibitoren hemmen den $Na^+/K^+/2Cl^-$-Symporter im dicken aufsteigenden Ast der Henle-Schleife. Sie sind die am stärksten wirksamen Diuretika.

❶ **Nennen Sie drei wichtige Indikationen für NKCC-Inhibitoren.**

❷ **Welche UAW von NKCC-Inhibitoren kennen Sie?**

❸ **Eine 70-jährige Patientin mit chronischer Rechtsherzinsuffizienz und ausgeprägten peripheren Ödemen braucht eine langfristige diuretische Therapie. Verschreiben Sie hier einen NKCC-Inhibitor?**

Inhibitoren des $Na^+/K^+/2Cl^-$-Kotransporters (NKCC-Inhibitoren): Furosemid, Torasemid, Piretanid

Haben eine schnelle, kurze, starke Wirkung.

❶ Indikationen

Akute Herzinsuffizienz, Niereninsuffizienz, akute Ödeme (kardial, renal, hepatogen), forcierte Diurese (bei Intoxikationen), Hyperkalzämie und -kaliämie.

❷ Unerwünschte Arzneimittelwirkungen

Hypovolämie, Hypokaliämie, ototoxisch (keine Kombi mit Aminoglykosid-Antibiotika!), Hyperurikämie (Harnsäure und Furosemid konkurrieren um die tubuläre Ausscheidung), Reduktion der Glukosetoleranz.

❸ Kontraindikationen

In diesem Fall (auch ohne Kenntnis der wahrscheinlich vorliegenden Begleiterkrankungen) würde man eher einen Inhibitor des Na^+/Cl^--Kotransporters wählen. Die UAW sind hier deutlich geringer ausgeprägt. Erst bei Versagen dieser Therapie oder zur Ausschwemmung akut aufgetretener Ödeme ist ein NKCC-Inhibitor indiziert.

6 Nephrologie: Wasser-, Elektrolyt- und Säure-Basen-Haushalt

6.1 Diuretika und Antidiuretika

Inhibitoren des Na^+/Cl^--Kotransporters (NCC-Inhibitoren): Hydrochlorothiazid, Chlortalidon, Xipamid

❶ Finden Sie sechs Fehler im folgenden Text:

NCC-Inhibitoren fördern den Na^+/Cl^--Symporter im frühdistalen Tubulus. Sie steigern die Sekretion von Na^+, Cl^-, K^+, HCO_3^- und Mg^{2+} und hemmen die Ca^{2+}-Ausscheidung.
Die Diurese wird nur mäßig gesteigert, die GFR gesenkt. Somit sollten NCC-Inhibitoren besonders bei schwerer Niereninsuffizienz angewendet werden. Indiziert sind sie v. a. bei chronischen Ödemen, bei arterieller Hypertonie, Diabetes mellitus und Hyperkalziurie (Nierensteine). Zu beachten sind die UAW. Gerade die Hypovolämie und die Hyperkaliämie sind von klinischer Bedeutung. Außerdem kommt es zu einer Hyperurikämie durch konkurrierende tubuläre Sekretion, zum sekundären Hyperaldosteronismus und zu allergischen Reaktionen auf die Sulfonamidkomponente.
NCC-Inhibitoren dürfen auch bei stark eingeschränkter Nierenfuktion (GFR ‹ 30 ml/h) eingesetzt werden.

Inhibitoren des Na^+/Cl^--Kotransporters (NCC-Inhibitoren): Hydrochlorothiazid, Chlortalidon, Xipamid

❶ NCC-Inhibitoren hemmen den Na^+/Cl^--Symporter im frühdistalen Tubulus. Sie steigern die Sekretion von Na^+, Cl^-, K^+, HCO_3^- und Mg^{2+} und hemmen die Ca^{2+}-Ausscheidung.
Die Diurese wird nur mäßig gesteigert, die GFR gesenkt. Somit sollten NCC-Inhibitoren nicht bei schwerer Niereninsuffizienz angewendet werden. Indiziert sind sie v. a. bei chronischen Ödemen, bei arterieller Hypertonie, nephrogenem Diabetes insipidus und Hyperkalziurie (Nierensteine).
Zu beachten sind die UAW. Gerade die Hypovolämie und die Hypokaliämie sind von klinischer Bedeutung. Außerdem kommt es zu einer Hyperurikämie durch konkurrierende tubuläre Sekretion, zum sekundären Hyperaldosteronismus und zu allergischen Reaktionen auf die Sulfonamidkomponente.
NCC-Inhibitoren dürfen nicht bei stark eingeschränkter Nierenfuktion (GFR < 30 ml/h) eingesetzt werden, da sie dann diuretisch unwirksam sind und eine weitere Senkung der Nierenfunktion bewirken.

6 Nephrologie: Wasser-, Elektrolyt- und Säure-Basen-Haushalt

6.1 Diuretika und Antidiuretika

Kaliumsparende Diuretika: Mineralokortikoidrezeptor-Antagonisten (MCR-Antagonisten), Amilorid, Triamteren

❶ **Bewerten Sie folgende Aussagen bezüglich ihres Zutreffens auf Amilorid/Triamteren und/oder Aldosteronantagonisten (Spironolacton, Kaliumcanreonat):**

______	Sie hemmen die Bindung von Aldosteron an Mineralokortikoidrezeptoren im spätdistalen Tubulus und im Sammelrohr.
______	Sie steigern die Na^+-Ausscheidung und hemmen der K^+-Ausscheidung, schwache Diurese.
______	Sie sind indiziert bei Conn-Syndrom, Aszites bei Leberinsuffizienz und Herzinsuffizienz ab NYHA III (nur in der Kombinationstherapie).
______	Gynäkomastie, Impotenz, Amenorrhö und Hirsutismus zählen zu den UAW.
______	Sie sind indiziert in Kombination mit NKCC-/NCC-Inhibitoren zur Vermeidung einer Hypokaliämie.

❷ **Welches Diuretikum würden Sie bei Leberzirrhose-bedingtem Aszites anwenden?**

Kaliumsparende Diuretika: Mineralokortikoidrezeptor-Antagonisten (MCR-Antagonisten), Amilorid, Triamteren

❶

MCR-Antagonisten	Sie hemmen die Bindung von Aldosteron an Mineralokortikoidrezeptoren im spätdistalen Tubulus und im Sammelrohr.
Alle kaliumsparenden Diuretika	Sie steigern die Na^+-Ausscheidung und hemmen der K^+-Ausscheidung, schwache Diurese.
MCR-Antagonisten	Sie sind indiziert bei Conn-Syndrom, Aszites bei Leberinsuffizienz und Herzinsuffizienz ab NYHA III (nur in der Kombinationstherapie).
MCR-Antagonisten	Gynäkomastie, Impotenz, Amenorrhö und Hirsutismus zählen zu den UAW.
Amilorid/Triamteren	Sie sind indiziert in Kombination mit Schleifen-/Thiaziddiuretika zur Vermeidung einer Hypokaliämie.

❷

Bei Leberzirrhose-bedingtem Aszites wird Spironolacton eingesetzt, da laborchemisch ein erhöhtes Aldosteron zu erwarten ist. Außerdem ist die Pharmakokinetik unabhängig von der Leberfunktion.

6 Nephrologie: Wasser-, Elektrolyt- und Säure-Basen-Haushalt

6.2 Volumensubstitution

Elektrolytlösungen

Im klinischen Alltag werden verschiedene Infusionslösungen entsprechend unterschiedlichen Indikationen eingesetzt.
Elektrolytlösungen kommen am häufigsten zum Einsatz. Hierzu gehören NaCl, ebenso wie Vollelektrolytlösungen (z. B. Ringer[-Lactat]-Lösung, Sterofundin).

❶ Was unterscheidet NaCl 0,9 % von Vollelektrolytlösungen? Hat dieser Unterschied Auswirkungen auf die Indikationsstellung?

❷ Nennen Sie eine Indikation für eine Infusionstherapie mit NaCl.

❸ Nennen Sie eine Indikation für den Einsatz von kolloidalen Lösungen und eine wichtige UAW.

Elektrolytlösungen

❶ NaCl und Vollelektrolytlösungen

Vollelektrolytlösungen umfassen alle im Plasma vorhandenen Ionen in annähernd physiologischer Konzentration: Sterofundin z. B. enthält Na^{+}, K^{+}, Mg^{2+}, Ca^{2+}, Cl^{-}, Acetat und Malat.

❷ Indikationen

NaCl wird zunehmend durch die Vollelektrolytlösungen verdrängt. Hauptsächlich wird es noch als Trägerlösung für Medikamente eingesetzt. Bei einer Hyponatriämie oder Hypochlorämie (z. B. bei intestinalem Chloridverlust durch Diarrhö) kann NaCl auch in größerer Menge eine sinnvolle Infusionslösung sein.

❸ Kolloidale Lösungen

Kolloidale Lösungen enthalten Makromoleküle (z. B. Hydroxyethylstärke, Albumin), die (bis zu ihrem enzymatischen Abbau) den kolloidosmotischen Druck im Intravasalraum erhöhen und so Flüssigkeit aus dem Extravasalraum mobilisieren können.

Indikation: Eingesetzt werden sie bei großem Volumenverlust, wenn kristalline Lösungen nicht ausreichen.

Unerwünschte Arzneimittelwirkungen: Zu beachten sind die UAW: Es kommt zu auftretenden Gerinnungsstörungen bei hohen Dosen sowie zu akutem Nierenversagen. Auch der Rebound-Effekt (nach Abbau der Makromoleküle kommt es zu starker Diffusion von Flüssigkeit in den Extravasalraum) ist nicht zu vernachlässigen. Juckreiz ist eine weitere mögliche Folge.

6 Nephrologie: Wasser-, Elektrolyt- und Säure-Basen-Haushalt

6.3 Störungen des Säure-Basen-Haushalts

Hypokaliämie und Hyperkaliämie

Eine 76-jährige Patientin ist aufgrund einer ausgeprägten Gastroenteritis stationär. Im Verlauf klagt sie über zunehmende Schwäche und Müdigkeit, sie setzt nach initialer Diarrhö über mehrere Tage keinen Stuhlgang mehr ab. Im bei „Herzstolpern" durchgeführten EKG zeigen sich abgeflachte T-Wellen und ein unregelmäßiger Sinusrhythmus.

❶ **Wie lautet Ihre Verdachtsdiagnose?**

❷ **Wie therapieren Sie die Patientin?**

❸ **Welche Maßnahmen ergreifen Sie bei einem Kaliumwert von 6,8 mmol/l?**

Hypokaliämie und Hyperkaliämie

❶ Klinischer Verdacht einer Hypokaliämie

- **Hypokaliämie:** Adynamie, Obstipation, v. a. EKG-Veränderungen (Herzrhythmusstörungen, Extrasystolen, Kammerflimmern)
- **Hyperkaliämie:** unspezifische Symptome, Herzstillstand oft als erstes und einziges Anzeichen. (In der Herzchirurgie wird eine **kardioplege Lösung mit einer Konzentration von 15 mmol/l Kalium** benutzt, um intraoperativ den Herzstillstand zu erreichen.)

❷, ❸ Therapie

- **Hypokaliämie:** Bei geringgradiger Hypokaliämie nur enterale Substitution. Bei relevantem Kaliummangel mit ggf. auftretenden Herzrhythmusstörungen langsame intravenöse Kaliumsubstitution (gelöst in NaCl/Ringer) über zentralvenösen Zugang.
- **Hyperkaliämie:** Therapieziel ist, Kalium aus dem Extrazellularraum in den Intrazellularraum zu verschieben und Kalium auszuschwemmen. Primär Gabe von Kalzium i.v., dann ggf. Inhalation von β_2-Adrenozeptor-Agonisten, durch Gabe von Glukose und Alt-Insulin **(induziert Shift von Glukose/Kalium nach intrazellulär).** Hämodialyse nur noch im Ausnahmefall.

6 Nephrologie: Wasser-, Elektrolyt- und Säure-Basen-Haushalt

6.3 Störungen des Säure-Basen-Haushalts

Hypernatriämie, Hyponatriämie und SIADH-Syndrom

❶ Nennen Sie eine Erkrankung, die mit einer Hypernatriämie einhergeht und eine, bei der es zu einer Hyponatriämie kommt.

❷ Erklären Sie die Pathophysiologie des SIADH-Syndroms.

Hypernatriämie, Hyponatriämie und SIADH-Syndrom

❶ Hypernatriämie
Bei einem Überschuss an Mineralokortikoiden, z. B. im Rahmen des Conn- oder Cushing-Syndroms, und der dadurch gesteigerten Rückresorption von Natrium im distalen Tubulus kann es zur Hypernatriämie kommen.

Hyponatriämie
Eine Hyponatriämie kann bei Nebenniereninsuffizienz, bei Hypothyreose und v. a. beim Syndrom der **inadäquaten ADH-Sekretion (SIADH)** auftreten.

❷ SIADH-Syndrom
Das SIADH (auch: Schwartz-Bartter-Syndrom) tritt z. B. nach Schädel-Hirn-Trauma, im Rahmen einer Meningitis oder paraneoplastisch auf. Es kommt zur gesteigerten ADH-Ausschüttung, in der Folge zur Wasserretention und Verdünnungshyponatriämie, oft auch zur Hypokaliämie und Hypophosphatämie. Symptome sind Kopfschmerzen, zunehmende Verwirrtheit und evtl. sogar Bewusstseinsstörungen. In der Therapie infundiert man langsam isotone und hypertone (10 %) Kochsalzlösung, gleichzeitig sollte eine Hypokaliämie ausgeglichen werden. Neu in Deutschland zugelassen sind die **Vaptane** (orale ADH-Antagonisten).

6 Nephrologie: Wasser-, Elektrolyt- und Säure-Basen-Haushalt

6.3 Störungen des Säure-Basen-Haushalts

Alkalose und Azidose

Sie sind als Notarzt auf einem Open-Air-Konzert im Einsatz. Während Sie sich um kleinere Verletzungen kümmern, steigt die Aufregung der Fans. Fünf Minuten, nachdem der Sänger die Bühne betreten hat, wird ein 14-jähriges Mädchen von den Sanitätern gebracht. Sie liegt mit angezogenen Beinen und Armen auf der Trage und keucht aufgeregt, dass sie zurück zum Konzert möchte. Die Sanitäter berichten, dass sie vor der Bühne zusammengebrochen sei. Während Sie sie untersuchen (RR 100/60 mmHg, Puls 110/min, AF 40/min), verliert sie zunehmend das Bewusstsein.

❶ Was ist Ihre Verdachtsdiagnose und wie gehen Sie weiter vor?

❷ Wie therapieren Sie das Mädchen?

Zehn Minuten später wird ein ebenfalls 14-jähriges Mädchen eingeliefert. Sie ist bewusstlos und riecht stark nach Alkohol. Sie machen eine Blutgasanalyse, der pH ist 7,29. Das Mädchen reagiert weder auf Ansprache noch auf starke Schmerzreize.

❸ Wie behandeln Sie dieses Mädchen?

Alkalose und Azidose

❶ Alkalose

Die Verdachtsdiagnose lautet respiratorische Alkalose durch Hyperventilation. Vermutlich haben Sie ein Gerät zur Blutgasanalyse vor Ort, um den pH-Wert zu messen (> 7,45) und die Diagnose zu verifizieren.

❷ Therapie

Sie sollten zunächst versuchen das Mädchen zu beruhigen und ggf. zu sedieren (z. B. mit Diazepam). Auch die Atmung in eine Plastiktüte (Rückatmung von CO_2 → pH-Wert ↓) hilft. Bei einer schweren Alkalose kann man den pH-Wert durch eine Infusion mit NaCl senken.

Metabolische Azidose

Bei einer Alkoholintoxikation kommt es häufig zu einer metabolischen Azidose.

❸ Therapie

Zunächst sollten Sie dieses Mädchen intubieren und beatmen. Die Azidose therapieren Sie durch Infusion mit 8,4-prozentiger $NaHCO_3$-Lösung.

6 Nephrologie: Wasser-, Elektrolyt- und Säure-Basen-Haushalt

6.4 Check-up

Bei einem Patienten mit Leberzirrhose Child C waren mehrfach Aszitesentlastungspunktionen notwendig.

❶ Welche begleitende Infusionstherapie ist hierbei vorrangig durchzuführen?

Ein 67-jähriger Rentner wird wegen einer Hypertonie seit Jahren mit Enalapril behandelt. Die GFR beträgt ca. 70 ml/min/1,73 m^2 KOF. Da bei einer Kontrolluntersuchung nun ein Blutdruck von 160/100 mmHg gemessen wird, erwägt der Hausarzt die zusätzliche Verordnung des Reninantagonisten Aliskiren.

❷ Welcher Laborparameter wäre bei dieser Kombinationstherapie vorrangig zu beachten?

Check-up

❶ Intravenöse Infusion von Humanalbuminlösung.
❷ Kaliumkonzentration im Serum.

6 Nephrologie: Wasser-, Elektrolyt- und Säure-Basen-Haushalt

6.5 Nephrologie für die Kitteltasche

Dosisanpassung bei Niereninsuffizienz (DANI)

Bei niereninsuffizienten Patienten muss die Dosierung vieler Medikamente entsprechend angepasst werden. Eine gute Hilfe bietet hier die Website www.dosing.de, auf der für die allermeisten Medikamente die Dosisanpassung berechnet werden kann.
Man kann entweder die Einzeldosis entsprechend reduzieren oder die Abstände der Applikation verlängern. Die Einteilung der Niereninsuffizienz nach KDIGO-Kriterien erfolgt nach der GFR und der Albuminurie. Hierbei gibt es 5 GFR-Kategorien (G1–G5) und drei Albuminkategorien (A1–A3).

GFR	GFR-Kategorie
› 90 ml/min	I
60–89 ml/min	II
30–59 ml/min	III
15–30 ml/min	IV
‹ 15 ml/min	V

Tab. 6.1 Stadien der Niereninsuffizienz

Dosisanpassung bei Niereninsuffizienz (DANI)

Berechnung der GFR aus dem Serum-Kreatinin (erst ab GFR < 60 und nicht bei übergewichtigen Personen aussagefähig):

Formel nach Cockcroft-Gault:

$$GFR = \frac{140 - \text{Alter (in Jahren)}}{\text{Serum-Kreatinin (mg/dl)} \times 72} \times \text{Körpergewicht (kg)} (\times 0{,}85 \text{ bei Frauen})$$

Q_0 = extrarenal eliminierter Arzneimittelanteil bei normaler Nierenfunktion. Wenn $Q_0 = 1$ wird ein Arzneimittel komplett nierenunabhängig eliminiert.
Beispiele für Medikamente, die bei Niereninsuffizienz in ihrer Dosis angepasst werden müssen: Ramipril, Cetirizin, Omeprazol, Metamizol, ASS, Allopurinol, viele **Antibiotika** (z. B. Amoxicillin, Cefuroxim, Clarithromycin) etc.

7 Stoffwechselstörungen und Endokrinologie

7.1 Diabetes mellitus

Orale Antidiabetika: Übersicht

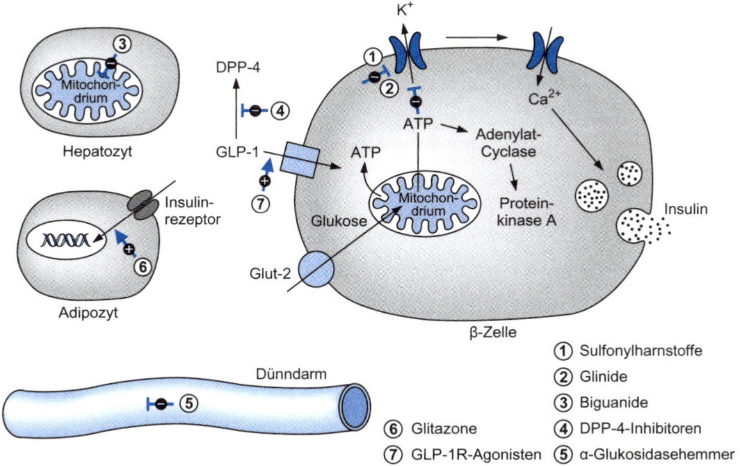

Abb. 7.1 Orale Antidiabetika [L253]

Orale Antidiabetika: Übersicht

Gruppe	Wirkstoff	Wirkmechanismus
Biguanide	Metformin	Hemmung Glukosefreisetzung in Leber
Sulfonylharnstoffe	Tolbutamid, Glipizid, Glibenclamid, Glimepirid	Hemmung des ATP-abhängigen K^+-Kanals in der Betazelle, Depolarisation, Ca^{2+}-Einstrom, Insulinausschüttung
Glinide	Repaglinid, Nateglinid	Wirkung wie Sulfonylharnstoff, nur andere Bindungsstelle am K^+-Kanal
Glitazone (Insulinsensitizer)	Pioglitazon, Rosiglitazon*	Veränderung der Proteinsynthese (Regulation der Genexpression) im Adipozyt, verbesserte Insulinwirkung
α-Glukosidasehemmer	Acarbose, Miglitol	Verzögerung Glukoseresorption (Dünndarm)
GLP-1R-Agonisten (Inkretin-Mimetika)	Exenatide, Liraglutid, Albiglutid, Dulaglutid (neu 2014)	Stimulation des GLP-1-Rezeptors, Hemmung des K^+-Kanals, Depolarisation, Ca^{2+}-Einstrom, Insulinausschüttung
DPP-4-Inhibitoren (Gliptine)	Sitagliptin, Saxagliptin, Vildagliptin*	Hemmung des DPP-4, gesteigerte glukoseabhängige Insulinfreisetzung
SGLT-2-Inhibitoren	Dapagliflozin, Empagliflozin, Ertugliflozin	Renale Glukoseausscheidung ↑ durch Hemmung des SGLT-2-Rezeptors (proximaler Tubulus)

Tab. 7.1 Orale Antidiabetika

7 Stoffwechselstörungen und Endokrinologie

7.1 Diabetes mellitus

Orale Antidiabetika: Biguanide

Metformin ist eines der am häufigsten verordneten Medikamente Deutschlands und Mittel der Wahl zur Einstellung eines nicht insulinpflichtigen Diabetes mellitus Typ 2.

❶ Erklären Sie die Wirkungsweise.

❷ Warum macht Metformin keine Hypoglykämie?

❸ Nennen Sie drei UAW und vier Kontraindikationen.

❹ Metformin wird bei PCOS (polyzystisches Ovarialsyndrom) ohne Diabetes mellitus Typ 2 off-label verabreicht. Was zeigt sich neben einer Reduktion des BMI im Labor?

Orale Antidiabetika: Biguanide

Metformin

❶, ❷ Wirkmechanismus

- Optimierung des Kohlenhydratumsatzes durch Verbesserung der Glukoseaufnahme in Muskulatur, Hemmung der Glukoseresorption im Darm, Hemmung der Glukoneogenese
- Lipidsenkung
- **Gewichtsreduktion**
- Bei Metformin besteht **keine Hypoglykämiegefahr,** da es den Insulinspiegel nicht beeinflusst, sondern nur die Insulin**wirkung** verbessert.

❸ Unerwünschte Arzneimittelwirkungen

Laktatazidose, gastrointestinale Beschwerden, Metallgeschmack → Einschleichen!

Kontraindikationen

- **Nierenfunktionsstörungen** (Metformin wird renal eliminiert), regelmäßige Kreatinin-Kontrolle
- i. v. Kontrastmittelgabe (Iod!) → Absetzen 48 h prä- und postoperativ
- Stoffwechselentgleisungen
- Lebererkrankungen/Alkoholabusus
- Schwangerschaft und Stillzeit

❹ Es zeigt sich eine Erniedrigung der Androgenkonzentration im Serum.

7 Stoffwechselstörungen und Endokrinologie

7.1 Diabetes mellitus

Orale Antidiabetika: Sulfonylharnstoffe (SFH) und Glinide

Sulfonylharnstoffe und Glinide haben denselben Wirkmechanismus und werden hier gemeinsam behandelt, um das Lernen zu erleichtern.

❶ **Die am häufigsten eingesetzte Substanz der Sulfonylharnstoffe ist Glibenclamid. Warum?**

❷ **Kennen Sie die Indikationen von Sulfonylharnstoffen und Glinide?**

❸ **SFH haben eine hohe Plasmaeiweißbindung, nennen Sie Wechselwirkungen.**

❹ **Nennen Sie fünf UAW und fünf Kontraindikationen der beiden Medikamente.**

Orale Antidiabetika: Sulfonylharnstoffe (SFH) und Glinide

❶ Glibenclamid
Es hat den **stärksten blutzuckersenkenden** Effekt. SFH und Glinide wirken zudem extrapankreatisch (Hemmung der Glukoseproduktion, Erhöhung der Sensibilität der Insulinrezeptoren).

❷ Indikationen
Diabetes mellitus Typ 2, wenn Metformin kontraindiziert ist und bei Kombinationstherapie mit Metformin.

❸ Wechselwirkungen von Sulfonylharnstoffen
Die hohe **Plasmaeiweißbindung** führt zu diversen Wechselwirkungen:
- **Verstärkung der Wirkung** der SFH durch: Alkohol, Insulin, ASS, Vitamin-K-Antagonisten, Sulfonamide, (β_x-Adrenozeptor-Antagonisten) etc.
- **Verminderung der Wirkung** von SFH durch Diuretika, Phenytoin, Kontrazeptiva, Kortikoide etc.

❹ Unerwünschte Arzneimittelwirkungen
Hypoglykämie, **Antabuseffekt** (Alkoholunverträglichkeit durch Hemmung der Alkoholdehydrogenasen), **Gewichtszunahme**, gastrointestinale Beschwerden, allergische Reaktionen.

Kontraindikationen
Stoffwechselentgleisungen bei Infektionen und Operationen, Schwangerschaft und Stillzeit, Diabetes mellitus Typ 1, Sulfonamidallergie, Ketoazidose, GFR < 30 ml/min

7 Stoffwechselstörungen und Endokrinologie

7.1 Diabetes mellitus

Orale Antidiabetika: Glitazone, Glukosidasehemmer

❶ Warum werden Glitazone auch als Insulinsensitizer bezeichnet?

Die Indikationen der Glitazone sind identisch mit denen der SFH und Glinide.

❷ Nennen Sie drei UAW und erläutern Sie, warum Rosiglitazon* im Jahre 2010 vom Markt genommen wurde.

❸ Acarbose ist ein Glukosidasehemmer. Er verzögert die Glukoseresorption im Darm, sodass kaum Glukose aufgenommen wird. Welche Körperregion muss demnach maßgeblich von evtl. UAW beeinträchtigt sein? Wie kann man sich behelfen?

Orale Antidiabetika: Glitazone, Glukosidasehemmer

❶ Glitazone

Glitazone werden als Insulinsensitizer bezeichnet, da sie die periphere Insulinresistenz vermindern und die Glukoseverwertung verbessern.

❷ Unerwünschte Arzneimittelwirkungen

Dazu gehören: Ödemneigung (insulinabhängige Na^+-Rückresorption), Gewichtszunahme (Verstärkung der Insulinwirkung).

MERKE

Körpergewichtskontrolle unter Glitazone-Therapie wegen Flüssigkeitsretention!

Rosiglitazon* wurde 2010 wegen gehäufter kardiovaskulärer Risiken (z. B. Herzinfarkt) vom Markt genommen: www.akdae.de/Arzneimittelsicherheit/RHB/Archiv/2010/20100923.pdf.

❸ Glukosidasehemmer

Unerwünschte Arzneimittelwirkungen

Die UAW der Glukosidasehemmer beschränken sich auf gastrointestinale Beschwerden. Es kann zu Meteorismus, Diarrhö und Bauchschmerzen kommen, da Kohlenhydrate nicht resorbiert werden und vergären. Diese UAW sind oft therapielimitierend. Man sollte einschleichend und gering dosieren.

7 Stoffwechselstörungen und Endokrinologie

7.1 Diabetes mellitus

Orale Antidiabetika: GLP-1R-Agonisten, DPP4-Inhibitoren

GLP-1R-Agonisten (Inkretin-Mimetika) und DPP4-Inhibitoren (Gliptine) sind neuere Medikamente. Sie wirken über den Inkretin-Effekt (→ Abb. 7.2).

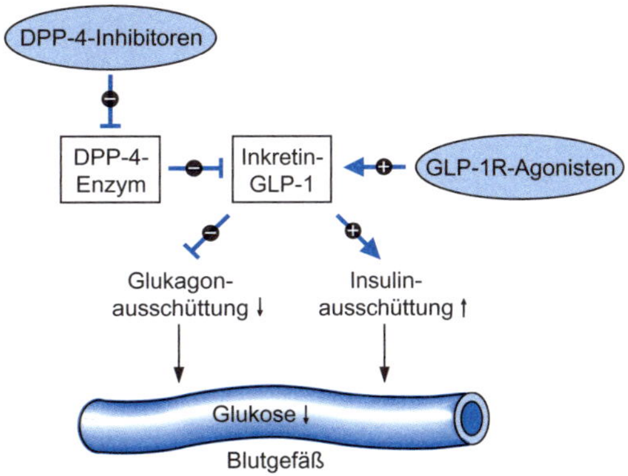

Abb. 7.2 Inkretin-Effekt [L253]

❶ **Beschreiben Sie den Wirkmechanismus.**

❷ **Welche Indikationen kennen Sie für beide Medikamente?**

❸ **Nennen Sie je zwei UAW. Warum muss man Gliptine einschleichen?**

Orale Antidiabetika: GLP-1R-Agonisten, DPP4-Inhibitoren

❶ Wirkmechanismus

GLP-1R-Agonisten und DPP4-Inhibitoren stimulieren den **GLP-1-Rezeptor** und haben somit die identische Wirkung wie das Glucagon-like-petide-1. DPP4-Inhibitoren hemmen das Schlüsselenzym, das Inkretine abbaut und bewirken somit die indirekte glukoseabhängige Stimulation der Insulinfreisetzung.

❷ Indikationen

Kombinationstherapie bei Diabetes mellitus Typ 2, Sitagliptin auch bei Metforminunverträglichkeit zugelassen.

❸ Unerwünschte Arzneimittelwirkungen

- GLP-1R-Agonisten: Übelkeit, Erbrechen, Diarrhö
- DPP4-Inhibitoren: Kopfschmerzen, Schwindel, Tremor

MERKE

Unter einer Diarrhö leiden bis zu 50% der Patienten. Deshalb sollte man einschleichend dosieren, sonst ist die Diarrhö therapielimitierend.

7 Stoffwechselstörungen und Endokrinologie

7.1 Diabetes mellitus

Orale Antidiabetika: SGLT-2-Inhibitoren

Da laut WHO Diabetes mellitus 2030 die siebthäufigste Todesursache sein könnte und 10% der deutschen Bevölkerung erkrankt sein könnten, ist dieses pharmakologische Gebiet im stetigen Wandel und wird intensiv beforscht.

❶ **Erklären Sie die Wirkungsweise anhand → Abb. 7.3.**

❷ **Wie heißen die drei zugelassenen Präparate?**

❸ **Nennen Sie die UAW.**

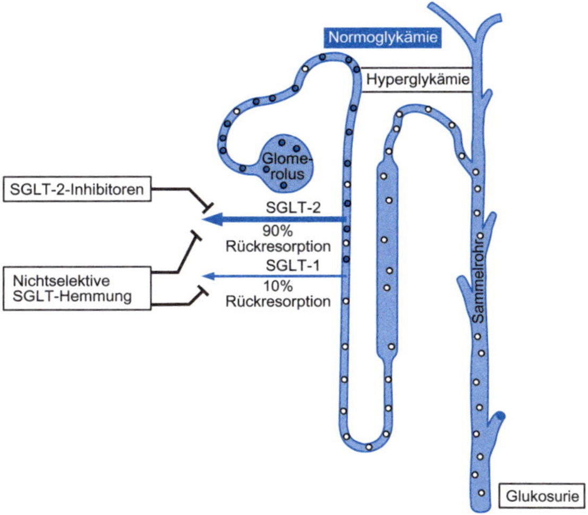

Abb. 7.3 SGLT-2-Inhibitoren [L253]

Orale Antidiabetika: SGLT-2-Inhibitoren

❶ Wirkmechanismus

- Hemmung des SGLT-2-Rezeptors im proximalen Tubulus der Nieren, der Natrium und Glukose kotransportiert → dadurch gesteigerte renale Glukoseausscheidung und leichte Diurese.
- Keine Hypoglykämie und leichte Gewichtsreduktion!
- Empagliflozin senkt das kardiovaskuläre Risiko.

MERKE

Wirkung ist abhängig von der Nierenfunktion → bei Niereninsuffizienz und Volumenmangel → abgeschwächte Wirkung!

❷ Präparate

- Dapagliflozin (2012), Empagliflozin (2014), Ertugliflozin (2018)

❸ Unerwünschte Arzneimittelwirkungen

- Vulvovaginale Candidosen, Dehydratation, **HWI** (wegen Glukosurie).
  Rote-Hand-Brief von 2019: Risiko einer Fournier-Gangrän (nekrotisierende Fasziitis des Perineums).

7 Stoffwechselstörungen und Endokrinologie

7.1 Diabetes mellitus

Insulin I

Insulin ist ein körpereigenes Hormon, das in den Betazellen des Pankreas aus Proinsulin unter Abspaltung des C-Peptids produziert wird. Hauptwirkorte sind die Leber, der Muskel und das Fettgewebe.

MERKE
Insulin treibt den Zucker **ins Fett.**

❶ **Welche Insulinpräparate kennen Sie? Definieren Sie die ungefähre Wirkdauer und den Wirkeintritt.**

❷ **Nennen Sie therapeutische Indikationen für die Insulingabe. Warum wird Insulin bei einer Hyperkaliämie verabreicht?**

Insulin I

❶ Insulinpräparate

Insulinart	Wirkdauer (h)	Wirkeintritt
Normalinsulin	5–8	15–30 min
Kurzwirkende Insulinanaloga: Insulin aspart Insulin lispro Insulin glulisin	2–5	Bis 15 min
Intermediärinsulin NPH	10–20	1–2 h
Langwirkende Insulinanaloga: Insulin glargin Insulin detemir	 > 24 20–24	 2–4 h 2–4 h

Tab. 7.2 Insulinpräparate

❷ Indikationen

- **Absoluter Insulinmangel:** Diabetes mellitus Typ 1, fortgeschrittener Diabetes mellitus Typ 2, ausgeprägter Gestationsdiabetes, hyperglykämische Stoffwechselentgleisung, Hyperkaliämie.
- Bei der **Hyperkaliämie** nutzt man folgenden Effekt von Insulin: Durch die Insulingabe wird **Glukose in die Zelle transportiert und gleichzeitig auch K^+.**

7 Stoffwechselstörungen und Endokrinologie

7.1 Diabetes mellitus

Insulin II

❶ Wie viel Insulin braucht ein Mensch mit Typ-1-Diabetes pro Tag?

❷ Wie wird Insulin metabolisiert?

❸ Nennen Sie UAW der Insulinpräparate. Beschreiben Sie das Dawn-Phänomen. Was ist der Somogyi-Effekt?

Insulin II

❶ Insulinbedarf

0,5–1 IE/kg KG/d.

❷ Metabolisierung

Leber und Niere (30 % in Tubuluszellen, darum Achtung bei Niereninsuffizienz).

❸ Unerwünschte Arzneimittelwirkungen

- Lipodystrophie an der Einspritzstelle
- Gewichtszunahme (Merke: **„Insulinmast“:** wird leider in der Tierhaltung genutzt)
- Allergische Reaktionen
- Insulinresistenz
- Hypoglykämie: Alkoholkonsum, Infektionserkrankungen, vermehrte Bewegung, Stress, Leber- und Niereninsuffizienz, Ende der Schwangerschaft und Hypothyreose
- **Morgendliche Hyperglykämie:**
  - Insulinmangel: Dosiserhöhung
  - **Dawn-Phänomen: nächtlicher Anstieg der Blutzuckerkonzentration,** v. a. in der Pubertät durch zirkadianen Anstieg der kontrainsulinären Hormone (wie Cortisol, Glukagon, Katecholamine). Erhöhung der Abenddosis des Verzögerungsinsulins.
  - **Somogyi-Effekt: Rebound-Hyperglykämie,** meist morgens nach einer nächtlichen unbemerkten Hypoglykämie → Reduzierung der Abenddosis des Verzögerungsinsulins.

7 Stoffwechselstörungen und Endokrinologie

7.1 Diabetes mellitus

Insulin III

❶ Herr Schmidbauer ist ein adipöser 78-jähriger Typ-2-Diabetiker, der nach Versagen der medikamentösen Therapie mit Metformin nun seit einigen Wochen zusätzlich Insulin spritzt. Auf einer Geburtstagsfeier hält er sich absichtlich mit Kuchen zurück, wird aber zunehmend verwirrt, unruhig, kaltschweißig und leidet unter Sehstörungen. Daraufhin wird Herr Schmidbauer mit dem Notarzt ins nächstgelegene Krankenhaus gebracht. Wie lautet die Diagnose? Welche Ursache besteht?

❷ Nennen Sie jeweils sechs Medikamente, bei denen ein erhöhter Insulinbedarf und sechs, bei denen ein verminderter Insulinbedarf besteht.

Insulin III

❶ Diagnose Herr Schmidbauer

Er hat einen BZ von < 50 mg/dl. Aufgrund des Alkoholkonsums im Rahmen der Geburtstagsfeier ist er hypoglykämisch geworden.

❷ Medikamente mit Wechselwirkungen mit Insulin

Verminderter Insulinbedarf	Erhöhter Insulinbedarf
β_x-Adrenozeptor-Antagonisten	β_x-Adrenozeptor-Agonisten
Reserpin	Glukokortikoide
Guanethidin	Schilddrüsenhormone
MAO-Inhibitoren	Östrogene
ASS	Diuretika (NCC-Inhibitoren und NKCC-Inhibitoren)
Phenylbutazon	Phenothiazine

Tab. 7.3 Veränderter Insulinbedarf

7 Stoffwechselstörungen und Endokrinologie

7.2 Diabetes mellitus für die Kitteltasche

Therapieprinzipien

Typ-1-Diabetes

Konventionelle Insulintherapie

- Starre Insulingaben erfordern starres Essverhalten.
- Insulin: ⅓ Normalinsulin und ⅔ Intermediärinsulin; ⅔ morgens, ⅓ abends, aus 20–50% Normalinsulin und 50–80% Intermediärinsulin (z.B. NPH Insulin)

Intensivierte konventionelle Insulingabe

- Basis-Bolus-Prinzip: Als Basis nutzt man Langzeitinsulin (z. B. Insulin glargin) 1×/d, als Bolus zu den Mahlzeiten kurzwirksames Insulin (z. B. Normalinsulin).
- **Vorteil:** bessere Flexibilität, weniger Spätschäden

MERKE

Berechnung des Insulinbedarfs

- Basal: 40–60 % des Gesamtbedarfs (0,7–1 IE/kg KG/d)
- Prandial: 1–1,5 IE/10 g Kohlenhydrate

Achtung: morgens mehr (1–2 IE/10 g KH), mittags weniger (0,5–1 IE/10 g KH)!

Therapieprinzipien

Typ-1-Diabetes (Forts.)

Insulinpumpe

- Kontinuierliche subkutane Infusion von Basalinsulin (nur Normalinsulin oder kurzwirksame Insuline), eigenständiges Nachdosieren über Pumpe je nach Nahrungsmenge
- Ind.: Schwangerschaft, ausgeprägtes Dawn-Phänomen, Hypoglykämieneigung, therapieresistente hohe HbA_{1c}-Werte

Typ-2-Diabetes

Algorithmus aus den neuen Versorgungsleitlinien der Deutschen Diabetesgesellschaft von 2013:

1. Schulung, Ernährungstherapie, Bewegung, Raucherentwöhnung. Ziel: HbA_{1c}-Zielkorridor von 6,5–7,5 %. Ein HbA_{1c}-Zielwert nahe 6,5 % sollte nur durch Veränderungen des Lebensstils und/oder Metformin angestrebt werden.
2. 1. Wahl Metformin; bei KI: Humaninsulin, Glibenclamid, SGLT-2-Inhibitoren, DPP-4-Inhibitor, GLP-1R-Agonist, Sulfonylharnstoff
3. Nach 3–6 Monaten Ziel-HbA_{1c} nicht erreicht:
   - Kombinationstherapie aus oralen Antidiabetika: Metformin + Pharmaka aus 2. Stufe oder Pioglitazon
4. Nach 3–6 Monaten Ziel-HbA_{1c} nicht erreicht: Insulin mit Kombinationstherapie aus oralen Antidiabetika oder Insulinmonotherapie

7 Stoffwechselstörungen und Endokrinologie

7.3 Fettstoffwechselstörungen

Adipositas

Medikamentöse Therapie

Neben der Basistherapie (Kombination von Bewegung, Ernährung und Verhaltenstherapie) kommt bei einem BMI über 30 kg/m² auch eine medikamentöse Therapie infrage.

❶ Wie heißt das einzige in der S3-Leitlinie empfohlene Medikament? Wie wirkt es? Benennen Sie drei UAW.

❷ Welche zwei weiteren Medikamente sind für die Adipositastherapie noch zugelassen, waren aber in der bisherigen Leitlinie (S3 von 2014, derzeit in Überarbeitung) noch nicht empfohlen? Warum waren sie bisher nicht empfohlen?

Chirurgische Therapie

Die Indikation für eine operative Adipositastherapie ist erst nach Ausschöpfung konservativer Maßnahmen zu stellen. Als bariatrische Operationen kommen Schlauchmagen und ein **proximaler Roux-en-Y-Magenbypass** infrage. Eine Komplikation des Magenbypasses ist das Dumping (Früh- und Spätdumping).

❸ Kennen Sie ein Medikament, das zur Behandlung des Spätdumping eingesetzt wird? Wie wirkt es und welche UAW sind zu erwarten?

Adipositas

Medikamentöse Therapie

❶ Orlistat ist ein Lipidinhibitor im Pankreas und vermindert somit die Fettresorption. Es kann per os eingenommen werden. UAW: Meteorismus, weiche Stühle und Steatorrhö.

❷

- **Liraglutid:** GLP-1-R-Agonist, verlangsamt die Magenentleerung und erhöht somit das Sättigungsgefühl (orale Antidiabetika, → Kap. 7.1).
- **Naltrexon/Bupropion:** µ-Opioidrezeptor-Antagonist (MOR-Antagonisten) und SSNRI. **Cave:** Krampfanfälle und **Suizidalität!**

Beide haben erhebliche UAW: › 10% Übelkeit, Erbrechen, Diarrhö.

Chirurgische Therapie

❸ Glucobay® (Acarbose) ist ein Inhibitor der α-Glukosidase und verzögert die Glukoseresorption aus dem Duodenum. Somit kommt es zu geringeren postprandialen Blutzuckerspitzen. Dosis: 3 × 50 mg/d, Steigerung bis 3 × 100 mg. UAW: Meteroismus, Diarrhö, Bauchschmerzen.

7 Stoffwechselstörungen und Endokrinologie

7.3 Fettstoffwechselstörungen

Übersicht

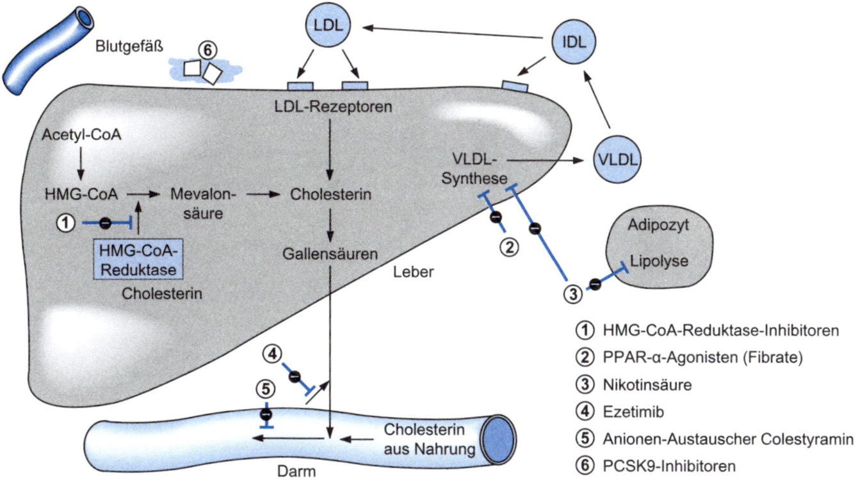

Abb. 7.4 Lipoproteinstoffwechsel und Angriffspunkte der Pharmaka [L253]

Übersicht

Wirkstoffgruppe	Wirkstoff	Wirkmechanismus
HMG-CoA-Reduktase-Inhibitoren (Statine)	Lovastatin, Simvastatin, Pravastatin, Atorvastatin etc.	Hemmung der HMG-CoA-Reduktase = Schrittmacherenzym der Cholesterinsynthese
PPAR-α-Agonisten (Fibrate)	Bezafibrat, Fenofibrat, Gemfibrozil	Vermehrter Abbau von VLDL Vermehrte Aktivität der Lipoproteinlipase
Nikotinsäure	Nikotinsäure*	Hemmung der Lipolyse im Fettgewebe, Hemmung der VLDL-Produktion
Ezetemib	Ezetimib	Selektive Hemmung der Cholesterinresorption aus dem Darm
Anionen-Austauscher	Colestyramin, Colestipol	Irreversible Bindung der Gallensäuren im Darm
PCSK9-Inhibitoren	Alirocumab (2015) Evolocumab (2015)	Hemmung der PCSK9: bindet Cholesterin an LDL-Rezeptor → Partikel werden internalisiert und abgebaut

Tab. 7.4 Übersicht Fettstoffwechsel

7 Stoffwechselstörungen und Endokrinologie

7.3 Fettstoffwechselstörungen

HMG-CoA-Reduktase-Inhibitoren, PPAR-α-Agonisten

HMG-CoA-Reduktase-Inhibitoren sind die bedeutendsten **Lipidsenker.** Sie hemmen die Cholesterinbiosynthese und fördern somit die kompensatorische Zunahme der LDL-Rezeptoren, damit vermehrt LDL aus dem Blut aufgenommen werden kann.

❶ HMG-CoA-Reduktase-Inhibitoren haben auch pleiotrope Effekte. Was versteht man darunter?

❷ HMG-CoA-Reduktase-Inhibitoren sind Prodrugs und werden in der Leber metabolisiert über Cytochrom P_{450}. Welcher HMG-CoA-Reduktase-Inhibitor ist hier die Ausnahme?

❸ Nennen Sie vier UAW.

❹ PPAR-α-Agonisten entfalten ihre Wirkung über den Agonismus am PPAR-α-Rezeptor, der Gene zur Transkription im Fettstoffwechsel reguliert. Nennen Sie die Indikation der PPAR-α-Agonisten. Kennen Sie eine Kontraindikation, die sich aus deren Pharmakokinetik erschließt?

HMG-CoA-Reduktase-Inhibitoren, PPAR-α-Agonisten

❶, ❷ HMG-CoA-Reduktase-Inhibitoren

- **Pleiotrope Effekte:** bezeichnen zusätzliche Wirkungen neben der Lipidsenkung: vermindertes Thromboserisiko, Antioxidation, Entzündungshemmung, verbesserte Plaquestabilität
- **Pravastatin** (und Rosuvastatin) ist **kein Prodrug** und **kein Substrat der Cytochrom P_{450}.**

❸ Unerwünschte Arzneimittelwirkungen

Kopfschmerzen, gastrointestinale Beschwerden, Transaminasenanstieg.

CAVE!

CK-Erhöhung: **Muskelschmerzen bis Myopathie** → HMG-CoA-Reduktase-Inhibitoren absetzen. Bis zu 5-fache Erhöhung tolerabel!
Achtung auch in Kombination mit Fibraten (Gemfibrozil) → Rhabdomyolyse!

❹ PPAR-α-Agonisten

- Ind.: Hypertriglyzeridämie
- UAW: s. HMG-CoA-Reduktase-Inhibitoren
- KI: PPAR-α-Agonisten werden metabolisiert und dann renal eliminiert. Hohe Plasmaeiweißbindung. **Kumulationsgefahr bei Niereninsuffizienz.**

MERKE

Bei akutem Koronarsyndrom führt die Gabe von HMG-CoA-Reduktase-Inhibitoren zur Plaquestabilisierung und einer Verbesserung der Prognose.

7 Stoffwechselstörungen und Endokrinologie

7.3 Fettstoffwechselstörungen

Anionen-Austauscher, Nikotinsäurederivate, Ezetimib, PCSK9-Inhibitoren

Anionen-Austauscher binden Gallensäuren im Dünndarm. Dadurch kommt es zur vermehrten Produktion von Gallensäuren aus körpereigenem Cholesterin und erhöhter LDL-Aufnahme in die Zelle durch vermehrte LDL-Rezeptoren.

❶ **Nennen Sie Indikationen für Anionen-Austauscher. Welche Wechselwirkungen gibt es?**

❷ **Nikotinsäurederivate sind aufgrund erheblicher UAW außer Handel. Es gibt neuere, sehr teure Medikamente wie PCSK9-Inhibitoren. Nennen Sie deren Indikation. Wie werden sie appliziert?**

❸ **Welches Pharmakon wird meist zur Therapie der Hypercholesterinämie mit Ezetimib kombiniert?**

Anionen-Austauscher, Nikotinsäurederivate, Ezetimib, PCSK9-Inhibitoren

❶ Anionen-Austauscher

Indikationen

Hypercholesterinämie, Hyperlipoproteinämie, Digitalisintoxikation, Pruritus und Ikterus bei partiellem Gallengangsverschluss.

Wechselwirkungen

Durch Unterbrechung des enterohepatischen Kreislaufs: verminderte Resorption oral eingenommener Pharmaka.

❷ PCSK9-Inhibitoren

- Familiäre Hypercholesterinämie: bei unzureichender Wirkung und Unverträglichkeit der HMG-CoA-Reduktase-Inhibitoren sowie deren Kontraindikationen
- **Applikation s.c.**

❸ Ezetimib

Indikation

Hypercholesterinämie als Monotherapie oder Kombinationstherapie mit HMG-CoA-Reduktase-Inhibitoren.

MERKE

Inegy R: Ezetimib + Simvastatin (Tbl. 10/10–80 mg).

7 Stoffwechselstörungen und Endokrinologie

7.4 Lipidsenker für die Kitteltasche

Verinnerlichen Sie → Tab. 7.5.

Wirkstoffgruppe	HDL	LDL	Triglyzeride
HMG-CoA-Reduktase-Inhibitoren	+	-	–
PPAR-α-Agonisten	+	–	–
Nikotinsäure	++	– v. a. VLDL	–
Ezetemib	+	–	–
Anionen-Austauscher		–	+
PCSK9-Inhibitoren		–	
+ = Steigerung, – = Verringerung (Wirkstärke wird mit mehreren Zeichen verdeutlicht)			

Tab. 7.5 Lipidsenker

❶ Bei welcher Fettstoffwechselstörung nutzt man welches Pharmakon?

Stufe 1 der Therapie der Fettstoffwechselstörungen stellt immer die konservative Therapie dar: fettarme Diät, Gewichtsnormalisierung, weniger Salz, Alkoholkarenz, Raucherentwöhnung, vermehrte körperliche Bewegung.

❶ Familiäre Hypercholesterinämie

- 1. Wahl: HMG-CoA-Reduktase-Inhibitoren
- 2. Wahl: Kombinationstherapie

Familiäre kombinierte Hyperlipidämie

- 1. Wahl bei überwiegender Hypertriglyzeridämie: PPAR-α-Agonisten
- 1. Wahl bei überwiegender Hypercholesterinämie: HMG-CoA-Reduktase-Inhibitoren

Familiäre Hypertriglyzeridämie

- 1. Wahl: Ernährungstherapie
- 2. Wahl: PPAR-α-Agonisten

❷ Einteilung der kardiovaskulären Risikokategorien der Hypercholesterinämie (ESC 2019):

- Geringes Risiko LDL-Ziel < 116 mg/dl
- Mäßiges Risiko < 100 mg/dl
- Hohes Risiko < 70 mg/dl
- Sehr hohes Risiko < 55 mg/dl
- Extremes Risiko < 40 mg/dl

7 Stoffwechselstörungen und Endokrinologie

7.5 Rheumatoide Arthritis

Biologika und JAK-Inhibitoren

❶ Unterteilen Sie die Biologika in unterschiedliche Gruppen ein und nennen Sie die UAW.

❷ Seit 2017 gibt es neue synthetische Moleküle, die JAK-Inhibitoren, zur Therapie der rA. Worin besteht der Vorteil gegenüber den Biologika? Was ist die Indikation zur Gabe von JAK-Inhibitoren?

❸ Rituximab ist ein wichtiger Antikörper in der Tumortherapie (→ Kap. 8, → Karte 142). Neben der rheumatologischen Indikation wird Rituximab auch in der immunmodulatorischen Therapie bei Multipler Sklerose eingesetzt. Was gilt es hier zu beachten?

Biologika und JAK-Inhibitoren

❶ Biologika-Gruppen

- **Antizytokin-Biologika:** TNF-Inhibitoren (Adalimumab, Certolizumab, Etanercept, Golimumab, Infliximab,entsprechende Biosimilars), IL-6-Inhibitor (Tocilizumab)
- **Zellbasierte Biologika:** Abatacept (T-Zelle), Rituximab (B-Zelle)

UAW: schwere Infektionen (z. B. Tuberkulose, auch Reaktivierung), Hepatitis.

MERKE

Vor der Therapie mit Biologika: Impfstatus auffrischen. Tuberkulintest! Biologika nicht kombinieren.

❷ JAK-Inhibitoren

Untergruppe der Tyrosinkinasen. Sie sind in Tablettenform verfügbar, d. h. oral einzunehmen. Die Indikation ist eine DMARD-refraktäre rA.

❸ Rituximab

Rituximab wird als CD-20-Antikörper in der Therapie der Multiplen Sklerose off-label eingesetzt.

7 Stoffwechselstörungen und Endokrinologie

7.5 Rheumatoide Arthritis

DMARD I

DMARD (disease modifying antirheumatic drugs) wurden früher auch als Basistherapeutika bezeichnet. Sie werden über einen langen Zeitraum eingenommen, der Therapieeffekt kann aber erst nach einer Verzögerung von Wochen bis Monaten beurteilt werden.

❶ **Was ist der Therapieeffekt?**

❷ **Welche Medikamente gehören in die Gruppe der DMARD? Unterteilen Sie diese in klassische und neuere.**

❸ **Verinnerlichen Sie → Tab. 7.6 auf der Rückseite mit den groben Wirkmechanismen und den Indikationen.**

DMARD I

❶ Der Therapieeffekt stellt die Verlangsamung der Gelenkdestruktion dar.

❷ **Medikamente**

- **Klassische DMARD:** Gold, Chloroquin, Hydrochloroquin, D-Penicillinamin
- **Neuere DMARD:** Methotrexat, Sulfasalazin, Leflunomid, Biologika

❸

Medikament	Wirkmechanismus	Indikation
Gold	Wirkt stabilisierend an den Makrophagen, hemmt Freisetzung von Entzündungsmediatoren	Viele UAW, daher nur noch selten verwendet
Hydrochloroquin	Unklar	Früher Basistherapie rheumatoide Arthritis (rA), aktuell Lupus erythematodes
Sulfasalazin	Unklar, Prodrug	rA, Morbus Crohn, Colitis ulcerosa
Methotrexat	Hemmung der Aktivität der Entzündungszellen durch Hemmung der DNA-/RNA-Synthese (Folsäureantagonist)	1. Wahl Basistherapie: rA, Arthritis psoriaca, Chemotherapie
Leflunomid	Hemmung der Pyrimidinsynthese und dadurch DNA-/RNA-Synthese	rA
Biologika	Antizytokin Biologika, T/B-Zell-basierte Biologika	Therapierefraktäre rA

Tab. 7.6 DMARD

7 Stoffwechselstörungen und Endokrinologie

7.5 Rheumatoide Arthritis

DMARD II

❶ Nennen Sie UAW von Hydroxychloroquin.

❷ Wie wirkt Leflunomid?

❸ DMARD der Wahl bei rheumatoider Arthritis ist Methotrexat (MTX). Wie wird es appliziert? Was müssen sie beachten bei der Gabe von MTX? In der Onkologie werden hohe Dosen MTX benutzt. Was ist der Unterschied in der Rheumatologie?

!

DMARD II

❶ Hydroxychloroquin: Unerwünschte Arzneimittelwirkungen

Neurotoxizität, Juckreiz, Photosensibilisierungen, rev. Hornhauttrübung, irreversible Retinopathie.

❷ Leflunomid: Wirkungsmechanismus

Hemmung der Dihydroorotat-Dehydrogenase → Hemmung der Pyrimidinsynthese. Pyrimidin wird von aktivierten Lymphozyten (Entzündung) benötigt und damit nicht zur Verfügung gestellt. Indirekte Hemmung der intraartikulären Entzündung.

❸ MTX

- Wird 1×/Woche subkutan appliziert.
- Die Kombination mit Folsäure am Tag nach der MXT-Gabe ist obligat.
- In der Onkologie werden Dosen bis 20 g eingesetzt. Hier wird die Dihydrofolat-Reduktase gehemmt. In der Rheumatologie werden nur Dosen bis max. 25 mg genutzt. So wird nur die Neutrophilenchemotaxis gehemmt und Interleukine und TNF werden vermindert.

7 Stoffwechselstörungen und Endokrinologie

7.6 Rheuma für die Kitteltasche

Akuter Schub

Studieren Sie die Karten zu NSAID (→ Kap. 11.2).

Algorithmus nach EULAR 2017

- I: Start MTX + kurzzeitig Steroid, wenn keine Besserung → ungünstige Prognose
- II: plus Biologikum oder JAK-Inhibitor
- III: Wechsel des Biologikums oder JAK-Inhibitors. Wenn keine Besserung und ungünstige Prognose → + zweites konventionelles DMARD

Prognosekriterien: RF/Anti-CCP hohe Titer, starke Krankheitsaktivität, frühe Gelenkdestruktion

CAVE!

Bei Langzeitanwendung sollten aufgrund der Osteoporosegefahr Vitamin D und Kalzium substituiert werden.

Therapie weiterer rheumatischer Erkrankungen

	NSAID	Gluko-korti-koide	Sulfa-salazin	MTX	Aza-thioprin	Leflu-nomid	Ciclo-sporin A	Cyclo-phos-phamid	Anti-TNFα
Arthritiden									
Psoriasis, Arthritis	x		x	x		x	x		x
Spondylitis ancylosans	x		x	x					x
Kollagenosen									
Lupus		x			x			x	
Dermatomyositis		x		x	x			x	
Sklerodermie		x						x	
Vaskulitiden									
Wegener-Granulomatose		x		x	x		x	x	
Kawasaki	ASS und Immunglobuline								
Polymyalgia rheumatica + Arteriitis Horton		x Sofort!							

Tab. 7.7 Therapie weiterer rheumatischer Erkrankungen

7 Stoffwechselstörungen und Endokrinologie

7.7 Osteoporose

Übersicht

Osteoporose ist eine systemische Erkrankung des Skelettsystems mit **erniedrigter Knochenmasse,** die zu erhöhtem Frakturrisiko führt.

❶ **Nennen Sie Medikamente zur spezifischen Therapie der Osteoporose.**

❷ **Nennen Sie eine einprägsame und wichtige UAW von Bisphosphonaten.**

Übersicht

❶

Wirkstoff	Wirkmechanismus	Indikation
Bisphosphonate	Hemmung der Osteoklasten	Morbus Paget, Tumorosteolysen, postmenopausale Osteoporose
Raloxifen	Selektiver Östrogenrezeptor-Modulator (SERM)	Postmenopausale Osteoporose
Östrogene	Hemmung des Knochenabbaus	Osteoporoseprävention, falls andere Medikamente kontraindiziert
Strontiumranelat	Ähnlich Kalzium, Osteoblasten ↑	Postmenopausale Osteoporose
Parathormon und PHT-Analogon Teriparatid	Aktivierung der Osteoblasten	Postmenopausale Osteoporose
Calcitonin	Hemmung der Osteoklasten	Knochenschmerzen, Osteolysen, Morbus Sudeck/Paget, Hyperkalzämie, Osteoporose, Phantomschmerzen

Tab. 7.8 Osteoporosemedikamente

❷ Bisphosphonate: unerwünschte Arzneimittelwirkungen

Gastrointestinale UAW mit Ösophagitis, **Ösophagusulzerationen** → Aufnahme morgens vor der Mahlzeit (> 30 min) **im Stehen mit 200 ml Wasser.**

Weitere UAW: Niereninsuffizienz, Osteonekrose des Kiefers, Komplexbildung mit Kalzium.

7 Stoffwechselstörungen und Endokrinologie

7.8 Osteoporose für die Kitteltasche

❶ Erklären Sie die primäre und sekundäre Osteoporose.

❷ Welche Risikofaktoren bestehen für eine osteoporotische Fraktur?

❸ Verinnerlichen Sie sich die Empfehlungen zur Osteoporosetherapie auf der Rückseite. Wann empfiehlt man eine medikamentöse Therapie?

Osteoporose für die Kitteltasche

❶ Primäre und sekundäre Osteoporose

- Primäre Osteoporose: Typ I postmenopausal; Typ II senil, juvenile Osteoporose
- Sekundäre Osteoporose: aufgrund einer anderen Grunderkrankung (onkologisch, medikamentös, endokrin)

❷ Risikofaktoren für osteoporotische Fraktur (DVO 2014)

Weibliches Geschlecht, Alter, Wirbelkörperfraktur, Rauchen, Untergewicht (BMI ‹ 20), Immobilität, multiple Stürze, Eltern mit Schenkelhalsfraktur, periphere Fraktur nach Bagatelltrauma.

❸ Medikamentöse Therapie

- **Basistherapie:** Vitamin D 800–1.000 IE täglich, Kalzium 1.000 mg/d: BMI › 20, TSH ‹ 0,3 mU/l, nicht rauchen, Medikamente überprüfen nach Frakturbegünstigung (z. B. Antidepressiva, Glitazone etc.)
- **Spezifische Therapie:** wenn Frakturrisiko › 30 % in den nächsten 10 Jahren:
  - Postmenopausal (Typ I): 1. Wahl: Bisphosphonate (Alendronat, Ibandronat, Risedronat, Zoledronat), Raloxifen; 2. Wahl: Östrogene, Atrontium, keine Kombinationstherapie
  - Männer › 60 Jahre: Alendronat 10 mg/d, Risedronat 35 mg/d, Teriparatid, Zoledronat
  - Sekundäre Osteoporose: postmenopausale Frauen und Männer unter Glukokortikoiden: z. B. Alendronat 10 mg/d

7 Stoffwechselstörungen und Endokrinologie

7.9 Schilddrüse

Schilddrüsenhormone

❶ **Wiederholen Sie den Regelkreis der Schilddrüsenhormone. Welche Wirkung haben die Schilddrüsenhormone? Was ist der Unterschied zwischen T_3 und T_4?**

❷ **Nennen Sie UAW der Schilddrüsenhormone.**

❸ **Warum braucht man Iodid in diesem Regelkreis?**

Schilddrüsenhormone

❶ Regelkreis

TRH aus dem Hypothalamus stimuliert die Synthese von TSH aus dem Hypophysenvorderlappen. Dies bewirkt die Ausschüttung und Synthese der Schilddrüsenhormone in der Schilddrüse: **Tetraiodthyronin (T_4) und Triiodthyronin (T_3)** werden in den Follikeln der Schilddrüse produziert und im Thyreoglobulin gespeichert. Aus dem lysierten Thyreoglobulin werden T_3 und T_4 ins Blut abgegeben. In der Peripherie wird T_4 in das biologisch wirksame T_3 umgewandelt.

T_3 und T_4

T_3 ist **10-mal stärker wirksam** als T_4. Wirkungen:
Steigerung des Grundumsatzes (Lipolyse, Glykogenolyse, Aminosäurenabbau), Wärmebildung, vermehrter Sauerstoffverbrauch, Knochenwachstum, RNA- und Proteinsynthese.

❷ Unerwünschte Arzneimittelwirkungen

Hyperthyreose: Tremor, Schlaflosigkeit, Schwitzen, Tachykardie, Gewichtsverlust, Diarrhö, Osteoporose.

❸ Iodid wird zur Synthese der Schilddrüsenhormone gebraucht.

MERKE

Pharmakologisch wird **ausschließlich T_4 (L-Thyroxin)** genutzt, da es im Vergleich zu T_3 eine längere HWZ von 8 Tagen hat.

7 Stoffwechselstörungen und Endokrinologie

7.9 Schilddrüse

Thyreoperoxidase-Inhibitoren (TPO-Inhibitoren)

❶ **Was verstehen Sie unter Iodination und Iodisation?**

❷ **Nennen Sie die UAW von Thionamiden und Perchlorat.**

❸ **Was ist die Besonderheit von Propylthiouracil?**

Thyreoperoxidase-Inhibitoren (TPO-Inhibitoren)

❶ Iodination

Aufnahme des Iodids aus dem Blut in Schilddrüse (aktiver J-Na^+-Symporter). **Pharmakon als Iodinationshemmer: Perchlorat.**

Iodisation

Oxidation des Iodids in Iod (durch Schilddrüsenperoxidase) und Einbau in Tyrosin, das an Thyreoglobulin gebunden ist: Iod und Tyrosin werden zu Monoiodtyrosin (MJT) oder Diiodtyrosin (DJT). **Pharmakon als Iodisationshemmer: Thionamide (Wirkstoffe: Thiamazol, Carbimazol, Propylthiouracil).**

MERKE

IodiNation: AufNahme, IodiSation: Ox**(S)**idation!

❷ Unerwünschte Arzneimittelwirkungen

- **Thionamide:** allergische Hautreaktionen, diffuse Struma, Hepatitis, Cholestase, Knochenmarkdepression bis Agranulozytose (Hinweis an Patienten: Schilderung der Symptome: Infektionen, Fieber, Stomatitis)
- **Perchlorate:** s. Thionamide

❸ Propylthiouracil

Propylthiouracil hemmt zudem die periphere Konversion von T_4 zu T_3. Anwendung in der Schwangerschaft, da geringe fetale Hypothyreose durch geringe Aufnahme in fetalen Kreislauf.

7 Stoffwechselstörungen und Endokrinologie

7.9 Schilddrüse

Weitere Schilddrüsen-Therapeutika

❶ **Was ist Radioiod? Nennen Sie Indikationen und UAW.**

❷ **Was verstehen Sie unter dem Begriff „Plummerung"?**

Weitere Schilddrüsen-Therapeutika

❶ Radioiod

Radioiod ist ein radioaktives Iodisotop (^{131}I) und zum größten Teil ein Betastrahler, zu geringen Anteilen ein Gammastrahler. Es wird wie Iod ausschließlich in die Schilddrüse aufgenommen und dort gespeichert. Beim Zerfall führt es zur Zerstörung des Gewebes. Die HWZ beträgt 8 Tage. Das nicht in die Schilddrüse aufgenommene Iod wird renal eliminiert.

Indikationen

Schilddrüsenautonomie (Adenom), Z. n. Strumektomie bei Schilddrüsenkarzinom, Rezidiv eines Morbus Basedow, Struma-OP, Strumen bis 40 ml, Kontraindikation der OP.

Unerwünschte Arzneimittelwirkungen

Bestrahlungsthyreoiditis, Hypothyreose, Gastritis, Entzündung der Speicheldrüsen.

❷ Plummerung

Unter Plummerung versteht man die Behandlung mit hoch dosiertem Iodid (› 5 mg/d) über 5–10 Tage vor einer Schilddrüsenoperation (Hyperthyreose). Die OP sollte immer im euthyreoten Zustand erfolgen, dieser wird mittels hoch dosiertem Iodid schneller erreicht als mit TPO-Inhibitoren. Namensgeber war der Amerikaner Dr. Henry Stanly Plummer.

7 Stoffwechselstörungen und Endokrinologie

7.10 Schilddrüse für die Kitteltasche

Therapie von Schilddrüsenerkrankungen

Struma

Euthyreote Struma

- Häufigste Schilddrüsenerkrankung: Iodmangelstruma
- Iodtherapie: bei unerkannter Autonomie: Gefahr einer iodinduzierten Hyperthyreose
- L-Thyroxin: bei Erwachsenen alternativ Kombinationstherapie mit Iodid im Verhältnis 2 : 1 (150 µg Iodid/75 µg L-Thyroxin)
- Operation, Radioiodtherapie: bei Komplikationen einer Struma

Hypothyreose (Bsp.: Hashimoto-Thyreoiditis)

- Ziel: euthyreote Stoffwechsellage (TSH 0,5–2 mU/l) nach 3 Monaten
- L-Thyroxin: jüngere Patienten: initiale Dosis: 25–50 µg, erhöhen um 25–50 mU/l alle 4 Wochen, Erhaltung 100–150 µg/d, Einnahme morgens 30 min vor Frühstück.

MERKE

Richtwert Thyroxindosis: 2 µg/kg KG/d.

Therapie von Schilddrüsenerkrankungen

Hyperthyreose

Morbus Basedow: Immunhyperthyreose

- TPO-Inhibitoren: niedrigste Dosis für 12 Monate, Remission 40 %
- Operation/Radioiodtherapie: u. a. bei Rezidiv nach Thyreostatika

Schilddrüsenautonomie

- Autonome Zellen produzieren Schilddrüsenhormone TSH-unabhängig
- Therapie: Radioiodtherapie, da verzögerte Wirkung; als Überbrückung ggf. TPO-Inhibitoren zum Erreichen einer Euthyreose
- Hyperthyreote Symptome: 1. Wahl β_x-Adrenozeptor-Antagonist Propranolol, da unselekt. β_1- und β_2-Inhibitor, hemmt Konversion von T_4 zu T_3

Thyreotoxische Krise

- Ätiologie: Iodkontamination, entgleiste Hyperthyreose, erhöhte Aufnahme von T_4
- Symptome: sehr hohes Fieber, Erbrechen, Diarrhö, Herzrhythmusstörungen
- Therapie: Thiamazol hoch dosiert (+ Perchlorat), Propranolol, Glukokortikoide, Plasmapherese
- Iodinduzierte Hyperthyreose: Thyreoidektomie, Perchlorat (Iodinationshemmung)

7 Stoffwechselstörungen und Endokrinologie

7.11 Hyperurikämie

Xanthinoxidase-Inhibitoren (XO-Inhibitoren) und Urat-Austauscher-1-Inhibitoren (URAT1-Inhibitoren)

❶ Nennen Sie Beispiele für Xanthinoxidase-Inhibitoren und Urat-Austauscher-1-Inhibitoren.

❷ Erklären Sie deren Wirkmechanismus anhand → Abb. 7.5.

❸ Nennen Sie UAW.

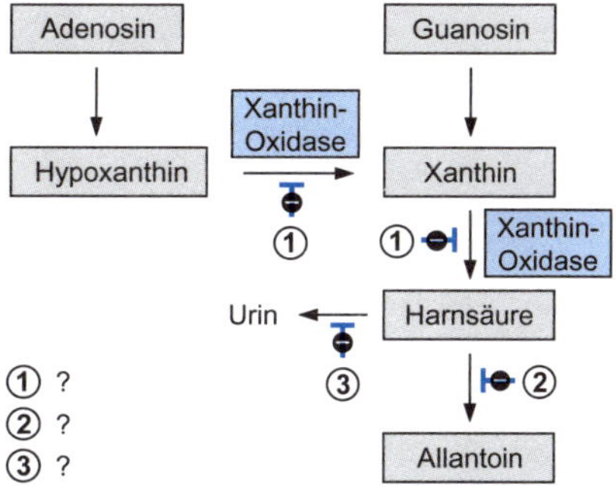

Abb. 7.5 Wirkmechanismus Xanthinoxidase-Inhibitoren und Urat-Austauscher-1-Inhibitoren [L253]

Xanthinoxidase-Inhibitoren (XO-Inhibitoren) und Urat-Austauscher-1-Inhibitoren (URAT1-Inhibitoren)

❶, ❷ Die Zahlen auf dem Bild entsprechen der folgenden Nummerierung:

❶ XO-Inhibitoren

- Vermindern die Bildung von Harnsäure im Körper durch **Hemmung der Xanthinoxidase** → Ausscheidung der hydrophileren Stoffe Xanthin und Hypoxanthin
- Beispiele: Allopurinol, Febuxostat (selektiver, stärker wirksam, 2010)
- UAW: gastrointestinale Nebenwirkungen, allergische Hautreaktionen, allergische Vaskulitis, zu Therapiebeginn akuter Gichtanfall

❷ Rasburicase

- Rekombinantes Enzym
- UAW: Allergien, Bronchospasmus, Hämolysen

❸ URAT1-Inhibitoren

- Steigern die renale Harnsäureausscheidung durch Hemmung der Harnsäurerückresorption (URAT1). Einschleichen wegen Auskristallisation s.u.!
- Beispiele: **Benzbromaron, Probenecid**
- UAW: Auskristallisation der Harnsäure (Uratsteine) fordert eine Konkrementprophylaxe (ausreichende Diurese, Alkalisierung des Urins), akuter Gichtanfall zu Therapiebeginn

MERKE

Je saurer der Urin, umso stärker die Harnsäure-Rückresorption.

7 Stoffwechselstörungen und Endokrinologie

7.11 Hyperurikämie

Allopurinol, Benzbromaron, Colchicin, Rasburicase

❶ **Verinnerlichen Sie sich den Wirkmechanismus von Allopurinol und Benzbromaron und nennen Sie Wechselwirkungen.**

❷ **Was wissen Sie über das Medikament Colchicin?**

❸ **Welches Medikament nutzt man im Rahmen der Tumortherapie bei Tumorlysesyndrom?**

❹ **Welche Medikamente können eine sekundäre Hyperurikämie auslösen?**

Allopurinol, Benzbromaron, Colchicin, Rasburicase

❶ Allopurinol und Benzbromaron

Wechselwirkungen

- **Allopurinol:** Durch Hemmung der Xanthinoxidase kommt es zur Hemmung des Abbaus von Purinderivaten (Azathioprin, 6-Mercaptopurin), Dosisreduktion der Zytostatika (um 50 %), Hemmung der Ausscheidung von Probenecid und verstärkten Salicylsäure-Effekt.
- **Benzbromaron:** Verminderung der Allopurinolwirkung etc.

❷ Colchicin

- Das Alkaloid der Herbstzeitlosen ist ein Mitosegift und hemmt die Phagozytose von Urat. Es hat somit keine Wirkung auf die Harnsäurekonzentration. Colchicin ist sehr toxisch.
- Es hat eine lange HWZ, da es enterohepatisch metabolisiert wird (UAW: Diarrhö).
- Indikation: akuter Gichtanfall

❸ Rasburicase

Das teure gentechnisch hergestellte Enzym bewirkt die Oxidation von Harnsäure in Allantoin. **Allantoin** ist besser **wasserlöslich** und wird **renal eliminiert.** Indikationen sind die Prophylaxe und Therapie einer Hyperurikämie bei Tumorlysesyndrom (hämorrhagische Tumore mit hoher Tumorlast).

❹ Diuretika, Ciclosporin A, Zytostatika.

7 Stoffwechselstörungen und Endokrinologie

7.12 Hyperurikämie für die Kitteltasche

Gichttherapie

Akuter Schub, sofortiger Beginn

- **1. Wahl: NSAID** (Indometacin, Diclofenac, Naproxen, Ibuprofen, Phenylbutanzon. **Cave** bei Niereninsuffizienz!) **+ Prednisolon** zur Entzündungshemmung
  Beispiel: 1. Tag: Prednisolon 40 mg + Naproxen 500 mg 2×/d + Omeprazol 20 mg
- **2. Wahl: Colchicin:** initial 1 mg, dann nach 1 h weitere 0,5 mg. Die Tagesdosis beträgt max. 8 mg (ab 20 mg letal).
- Zusätzlich: Kryotherapie und Ruhigstellung
- Neu: **Canakinumab (IL-1-Inhibitor)**: therapierefraktäre Gicht oder KI gegen Colchicin

MERKE
Ziel ist die Beendigung der Entzündungsreaktion.

Gichttherapie

Intervalltherapie

- 1. Wahl: XO-Inhibitoren: Allopurinol 100 mg/d angepasst an Nierenfunktion, dann Febuxostat 80 mg/d, dann steigern auf bis zu 120 mg/d
- 2. Wahl: URAT1-Inhibitoren: Benzbromaron, Probenecid
- Zusätzlich: viel trinken, diätetische Maßnahmen, Urin alkalisieren, einschleichen!

MERKE

Indikation zur pharmakologischen Behandlung: manifeste Gicht (› 2 Gichtanfälle/Jahr), nach Gichtanfall, Harnsäurewerte › 9–10 mg/dl.

MERKE

Die **asymptomatische Gicht** wird diätetisch behandelt: Verzicht auf purinreiche Speisen: Innereien wie Bries, Nieren und Leber, Muskelfleisch, Wurst, einige Fischsorten wie Hering, Sprotten, Sardellen oder **Lachs** und Meerestiere wie Hummer und Miesmuscheln und **Alkohol!**

7 Stoffwechselstörungen und Endokrinologie

7.13 Check-up

❶ Von welchem Insulin erwarten Sie die längste Wirkdauer?

❷ Nennen Sie die zwei wichtigsten Indikationen zur Verschreibung von Allopurinol. Was muss man bei Therapiebeginn mit Allopurinol beachten?

❸ Ein 38-jähriger Banker erhält folgende Laborergebnisse: 230 mg/dl Gesamtcholesterin (LDL 180 mg/dl, HDL 50 mg/dl), Triglyzeride 260 mg/dl. Er hatte am Vortag seinen Geburtstag mit Freunden gefeiert. Wie interpretieren Sie die Ergebnisse? Was empfehlen Sie?

❹ Welche Medikamente hemmen den Iodtransport in die Follikelepithelzelle der Schilddrüse?

❺ Nennen Sie die drei häufigsten UAW von Thionamiden.

Check-up

❶ Insulin glargin: Wirkdauer > 24 h.

❷

- Hyperurikämie jeglicher Genese
- Prophylaxe einer Hyperurikämie bei Tumoren

Cave: Zu Therapiebeginn ist die Auslösung eines akuten Gichtanfalls möglich!

❸ Durch Alkoholkonsum bis zu doppelt so hohe Triglyzeridewerte. Wiederholen nach Alkoholkarenz! LDL grenzwertig, darum Lebensstiländerung: Nikotinverzicht, vermehrte körperliche Bewegung, angepasste Energiezufuhr, keine Soft Drinks, gesättigte durch ungesättigte Fettsäuren ersetzen, Salzkonsum < 5 g/d.

❹ **Perchlorate sind IodiNationshemmer. N** wie Auf**N**ahme.

❺ UAW von Thionamiden

- Die häufigste UAW von Thionamiden ist mit 10 % der **Pruritus.**
- Außerdem **Knochenmarkdepression bis Agranulozytose.** Aufklärung bei Fieber und Halsschmerzen sofortige Vorstellung beim HA!
- In höherer Dosis **hepatotoxisch!**

8 Hämatoonkologie

8.1 Thrombozyten-aggregationshemmer

Übersicht

❶ **Beschriften Sie → Abb. 8.1 mit den Ansatzpunkten der verschiedenen Gruppen der Thrombozyten-aggregationshemmer.**

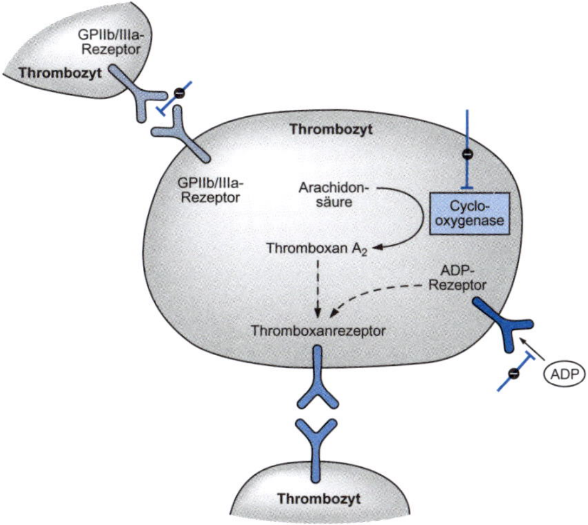

Abb. 8.1 Angriffspunkte der Thrombozytenaggregationshemmer [L253]

Übersicht

❶

Durch einen Endotheldefekt kommt es zur Freisetzung von Kollagen. Unter Vermittlung des vWF kommt es zur Adhäsion von Thrombozyten und Aktivierung von ADP, Thrombin und Adrenalin. Aus der Wand der Thrombozyten wird Arachidonsäure freigesetzt und mithilfe der Cyclooxygenase in Thromboxan A_2 umgewandelt → Aktivierung der Thrombozytenaggregation durch Bindung an den Thromboxan-Rezeptor.
Außerdem Expression von GpIIb/IIIa-Rezeptoren und durch Bindung an Fibrinogen ebenfalls Thrombozytenaggregation.

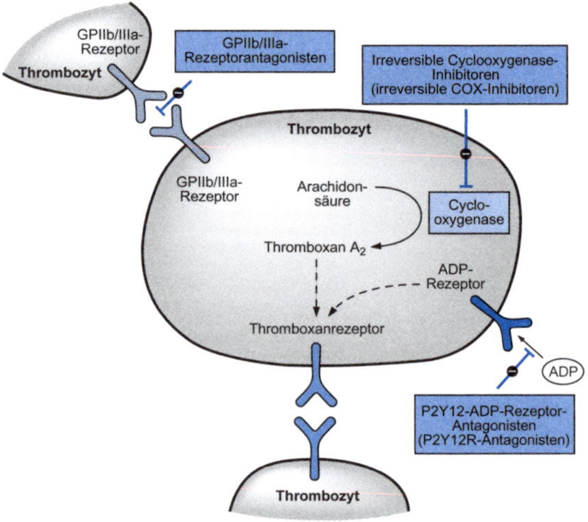

Abb. 8.2 Angriffspunkte der Thrombozytenaggregationshemmer [L253]

8 Hämatoonkologie

8.1 Thrombozytenaggregationshemmer

Irreversible Cyclooxygenase-Inhibitoren (irreversible COX-Inhibitoren): Acetylsalicylsäure (ASS)

ASS ist wohl der bekannteste Thrombozytenaggregationshemmer. Sie hemmt die Cyclooxygenase irreversibel in Thrombozyten und (in hoher Dosis) auch in Endothelzellen.

❶ Nennen Sie drei Indikationen für den Einsatz von ASS als Thrombozytenaggregationshemmer.

❷ Wie lange vor einem operativen Einsatz sollte ASS abgesetzt werden?

❸ Welche wichtige UAW von ASS kennen Sie?

Irreversible Cyclooxygenase-Inhibitoren (irreversible COX-Inhibitoren): Acetylsalicylsäure (ASS)

❶ Indikationen

Akuter Myokardinfarkt, Sekundärprophylaxe nach Myokardinfarkt/TIA/ischämischem Insult; pAVK.

❷ Acetylsalicylsäure vor Operationen

ASS hemmt die Cyclooxygenase irreversibel. Das heißt, erst wenn die im Blut zirkulierenden Thrombozyten ersetzt sind, ist auch die Wirkung aufgehoben. Dies ist nach ca. 7 Tagen der Fall. Heute wird in den meisten Klinken davon abgesehen, ASS präoperativ zu pausieren, solange eine zwingende medizinische Indikation für die Einnahme vorliegt (z. B. Z. n. Stentimplantation bei KHK).

❸ Unerwünschte Arzneimittelwirkungen

Erhöhte Blutungsneigung, Tinnitus, Übelkeit, Erbrechen, Harnsäureretention (Konkurrenz um renale Ausscheidung), Senkung der Nierenperfusion.

8 Hämatoonkologie

8.1 Thrombozytenaggregationshemmer

P2Y12-ADP-Rezeptor-Antagonisten (P2Y12R-Antagonisten): Clopidogrel, Prasugrel, Ticlopidin, Ticagrelor

❶ Entscheiden Sie, ob die folgenden Aussagen richtig oder falsch sind:

Clopidogrel, Prasugrel und Ticlopidin sind Prodrugs, Ticagrelor nicht. Der Wirkeintritt von Ticagrelor ist deutlich langsamer.	______
Indikationen zur Monotherapie: Sekundärprophylaxe nach Myokardinfarkt, KHK, pAVK, akutes Koronarsyndrom	______
Kombinationstherapie mit ASS zur Sekundärprophylaxe nach akutem Koronarsyndrom (12 Monate), nach Implantation eines Drug-eluting- oder Bare-metal-Stents (3–6 Monate bzw. 1 Monat). Anschließend ist keine weitere Prophylaxe nötig.	______
Clopidogrel, Prasugrel und Ticlopidin hemmen den ADP-Rezeptor irreversibel, ihre Wirkdauer entspricht ca. 2 Tagen.	______
Wichtige UAW, besonders von Clopidogrel und Ticlopidin, ist die Neutropenie bis zur Agranulozytose.	______

P2Y12-ADP-Rezeptor-Antagonisten (P2Y12R-Antagonisten) : Clopidogrel, Prasugrel, Ticlopidin, Ticagrelor

❶

Clopidogrel, Prasugrel und Ticlopidin sind Prodrugs, Ticagrelor nicht. Der Wirkeintritt von Ticagrelor ist deutlich schneller.	Falsch
Indikationen zur Monotherapie: Sekundärprophylaxe nach Myokardinfarkt, KHK, pAVK, akutes Koronarsyndrom	Richtig
Kombinationstherapie mit ASS zur Sekundärprophylaxe nach akutem Koronarsyndrom (12 Monate), nach Implantation eines Drug-eluting- oder Bare-metal-Stents (3–6 Monate bzw. 1 Monat). Im Anschluss daran erfolgt die lebenslange Monotherapie.	Falsch
Clopidogrel, Prasugrel und Ticlopidin hemmen den ADP-Rezeptor irreversibel, ihre Wirkdauer entspricht somit 7 Tagen (Lebensdauer der Thrombozyten).	Falsch
Wichtige UAW, besonders von Clopidogrel und Ticlopidin, ist die Neutropenie bis zur Agranulozytose.	Richtig

8 Hämatoonkologie

8.1 Thrombozytenaggregationshemmer

Glykoprotein-IIb/IIIa-Antagonisten: Abciximab, Eptifibatid, Tirofiban

❶ Ergänzen Sie den Text mit folgenden Begriffen: parenteral, Thrombozyten, Thrombopenien, 48 h, akuten Koronarsyndrom.

Über das Glykoprotein-IIb/IIIa werden die __________ untereinander vernetzt. Ab einer Rezeptorbesetzung von 80 % durch die GP-IIb/IIIa-Antagonisten wird die Thrombozytenaggregation komplett gehemmt.
Die GP-IIb/IIIa-Antagonisten werden __________ appliziert. Sie haben eine kurze HWZ, die Thrombozytenfunktion normalisiert sich wenige Stunden nach dem Absetzen. Lediglich Abciximab wirkt durch einen speziellen Mechanismus noch für bis zu __________.
Indiziert sind Eptifibatid und Tirofiban beim __________, Abciximab vor geplanten Koronarinterventionen.
Neben dem erhöhten Blutungsrisiko zählen __________ zu den häufigsten UAW. Bei wiederholter Gabe von Abciximab kann es zur Bildung von Antikörpern kommen.

Glykoprotein-IIb/IIIa-Antagonisten: Abciximab, Eptifibatid, Tirofiban

❶ Über das Glykoprotein-IIb/IIIa werden die Thrombozyten untereinander vernetzt. Ab einer Rezeptorbesetzung von 80 % durch die GP-IIb/IIIa-Antagonisten wird die Thrombozytenaggregation komplett gehemmt.

Die GP-IIb/IIIa-Antagonisten werden parenteral appliziert. Sie haben eine kurze HWZ, die Thrombozytenfunktion normalisiert sich wenige Stunden nach dem Absetzen. Lediglich Abciximab wirkt durch einen speziellen Mechanismus noch für bis zu 48 h.

Indiziert sind Eptifibatid und Tirofiban beim akuten Koronarsyndrom, Abciximab vor geplanten Koronarinterventionen.

Neben dem erhöhten Blutungsrisiko zählen Thrombopenien zu den häufigsten UAW. Bei wiederholter Gabe von Abciximab kann es zur Bildung von Antikörpern kommen.

8 Hämatoonkologie

8.2 Antikoagulanzien

Heparine und Heparinoide: Allgemeines

Man unterscheidet zwischen **unfraktioniertem Heparin (UFH),** das aus Schweinedarmmukosazellen gewonnen wird, und **niedermolekularem Heparin (NMH),** das auf unterschiedliche Weise aus UFH gewonnen wird und sich durch eine kürzere Glykosaminoglykan-Kette auszeichnet.

❶ **Welche Bedeutung hat die Anzahl der Zuckereinheiten im Heparinmolekül für die Therapie?**

❷ **Muss man die Wirkung von UFH laborchemisch überwachen? Wie sieht es mit der Wirkung von NMH aus, ist hier eine Überwachung nötig?**

❸ **Welche UAW der Heparintherapie kennen Sie?**

❹ **Wie heißt das Antidot von Heparin (Heparin-Neutralisator)?**

Heparine und Heparinoide: Allgemeines

❶ Heparinmolekül

Je kürzer die Zuckerkette, desto selektiver wird Faktor Xa gehemmt (NMH wirkt selektiver auf Faktor Xa als UFH). Das kürzeste Heparin hat eine Länge von 5 Zuckereinheiten. Soll auch Thrombin gehemmt werden, muss die Länge des Heparinmoleküls über 18 Zuckereinheiten betragen (→ UFH).

❷ Monitoring der Heparinwirkung

Zur Überwachung der Wirkung von UFH muss ein regelmäßiges Monitoring der aPTT (aktivierte partielle Thromboplastinzeit) erfolgen. Diese Kontrolle ist aufgrund der höheren Selektivität für Faktor Xa und damit der besseren Vorhersagbarkeit der Wirkung bei NMH nicht nötig.

❸ Unerwünschte Arzneimittelwirkungen

Neben dem erhöhten Blutungsrisiko sind lokale Gewebereaktionen an der Einstichstelle die häufigste UAW. Es kann zu einer vorübergehenden Erhöhung der Transaminasen sowie von T_3 und T_4 kommen. Fatale UAW, besonders bei Therapie mit UFH, ist die **heparininduzierte Thrombozytopenie.**

❹ Heparin-Neutralisator

Protamin. Es wird aus dem Sperma von Lachsen gewonnen.

8 Hämatoonkologie

8.2 Antikoagulanzien

Heparine und Heparinoide: Heparininduzierte Thrombopenie (HIT)

❶ Ein 65-jähriger Patient wird nach einer Hemikolektomie bei Kolonkarzinom mit NMH antikoaguliert. Er führt diese Therapie nach der Entlassung zu Hause fort. Zirka 2 Wochen postoperativ kontrolliert der Hausarzt das Blutbild, es fallen stark erniedrigte Thrombozyten (90.000/µl) auf. Wie lautet Ihre Verdachtsdiagnose und warum?

❷ Darf die Heparintherapie bei Auftreten einer HIT 1 oder 2 fortgesetzt werden? Falls nein, was wären alternative Antikoagulanzien?

❸ Kann nach einer überstandenen HIT wieder Heparin zur Antikoagulation verwendet werden?

Heparine und Heparinoide: Heparininduzierte Thrombopenie (HIT)

❶ Es liegt hier vermutlich eine HIT 2 vor.
Die **HIT 1** beginnt **wenige Tage nach Beginn der Heparintherapie,** die Thrombozyten sinken lediglich um ca. 30 % ab, die Veränderung ist auch bei Fortsetzen der Therapie reversibel.
Die **HIT 2** ist seltener, sie **beginnt ca. 14 Tage nach Beginn der Therapie** und ist durch ein Absinken der Thrombozyten um **mindestens 50 %** (bzw. < 100.000/µl) gekennzeichnet. Es kommt zur Antikörperbildung gegen das im Blut vorhandene Heparin, die Antikörper führen zur Thrombozytenaktivierung und zu einer DIC.

❷ Heparintherapie bei heparininduzierter Thrombopenie
Bei einer HIT 1 darf die Heparintherapie fortgesetzt werden, meist kommt es zu einer spontanen Normalisierung der Thrombozyten. Bei Auftreten einer HIT 2 ist die Heparingabe sofort zu beenden, es können stattdessen Argatroban oder Danaparoid verwendet werden.

❸ Heparintherapie nach heparininduzierter Thrombopenie
Eine Reexposition sollte vermieden werden. Das Risiko einer HIT ist bei Verwendung von NMH deutlich geringer als bei Verwendung von UFH.

8 Hämatoonkologie

8.2 Antikoagulanzien

Heparine und Heparinoide: Fondaparinux und Danaparoid

❶ Entscheiden Sie, ob folgende Aussagen auf Fondaparinux, Danaparoid oder auf beide Substanzen zutreffen.

Selektiver Faktor-Xa-Hemmstoff	________
Applikation nur subkutan	________
Synthetisch hergestellt	________
Mittel der Wahl zur Antikoagulation bei HIT 2	________
Tierische Herkunft, Mischung verschiedener niedermolekularer Glykosaminoglykane	________
Dosisanpassung bei eingeschränkter Nierenfunktion notwendig	________

Heparine und Heparinoide: Fondaparinux und Danaparoid

❶

Selektiver Faktor-Xa-Hemmstoff	Beide
Applikation nur subkutan	Beide
Synthetisch hergestellt	Fondaparinux
Mittel der Wahl zur Antikoagulation bei HIT 2	Danaparoid
Tierische Herkunft, Mischung verschiedener niedermolekularer Glykosaminoglykane	Danaparoid
Dosisanpassung bei eingeschränkter Nierenfunktion notwendig	Beide

8 Hämatoonkologie

8.2 Antikoagulanzien

Direkte Thrombininhibitoren: Hirudine, Argatroban

Das einzige noch im Handel befindliche Hirudin-Analogon ist Bivalirudin.

❶ **Woher stammt der Stoff Hirudin ursprünglich?**

❷ **Nennen Sie einen großen Unterschied im Wirkprinzip von Hirudin und Heparin.**

❸ **Nennen Sie eine Indikation für den Einsatz von Hirudinen.**

❹ **Argatroban ist ein synthetisch hergestelltes Derivat des L-Arginin. Erklären Sie Wirkmechanismus und Indikation.**

Direkte Thrombininhibitoren: Hirudine, Argatroban

Hirudine

❶ Ursprung von Hirudin

Hirudin entstammt den Speicheldrüsen von Blutegeln, heute wird es jedoch gentechnologisch rekombinant hergestellt. Die Gabe erfolgt ausschließlich parenteral.

❷ Wirkmechanismus von Hirudin

Hirudin und seine Analoga hemmen auch fibringebundenes Thrombin und können somit auch die Thrombinaktivität im Thrombus beeinflussen.

❸ Indikationen

Bivalirudin ist für den Einsatz bei perkutaner Koronarintervention zugelassen, außerdem kann ein Off-Label-Use zur Antikoagulation bei HIT 2 erfolgen.

❹ Argatroban: Wirkmechanismus und Indikation

Argatroban bindet reversibel an das katalytische Zentrum von Thrombin. Es wird zur Antikoagulation bei HIT 2 angewendet.

8 Hämatoonkologie

8.2 Antikoagulanzien

Orale Antikoagulanzien: Vitamin-K-Antagonisten I

Therapeutisch eingesetzt werden Phenprocoumon, Warfarin und Acenocoumarol.

❶ **Nennen Sie das Wirkprinzip der Vitamin-K-Antagonisten.**

❷ **Was ist bezüglich des Therapiebeginns dringend zu beachten?**

❸ **Wie wird die Therapie mit Vitamin-K-Antagonisten kontrolliert?**

Orale Antikoagulanzien: Vitamin-K-Antagonisten I

❶, ❷ Wirkmechanismus

Vitamin-K-Antagonisten hemmen die Vitamin-K-abhängige Carboxylierung der Gerinnungsfaktoren II, VII, IX und X **(Merke: 1972, Olympia in München).**
Nicht nur die Synthese der Gerinnungsfaktoren wird gehemmt, auch die Synthese der antikoagulatorisch wirksamen Proteine C und S. Diese Hemmung setzt aufgrund der kürzeren HWZ von Protein C und S schneller ein als die der Gerinnungsfaktoren. Somit besteht bei Therapiebeginn ein erhöhtes thrombembolisches Risiko. Man verkleinert dieses, indem man während der ersten 7–10 Tage der Therapie mit Vitamin-K-Antagonisten zusätzlich NMH verabreicht.

❸ Monitoring

Durch regelmäßige Kontrollen der INR. Ziel-INR liegt zwischen 2,0–3,0 bei VHF, Rezidivprophylaxe von venösen Thrombembolien und nach Aortenklappenersatz. Nach Mitralklappenersatz oder bei mechanischer Herzklappe liegt die Ziel-INR bei 3,0–4,0.

8 Hämatoonkologie

8.2 Antikoagulanzien

Orale Antikoagulanzien: Vitamin-K-Antagonisten II

❶ **Wie werden Vitamin-K-Antagonisten im Körper metabolisiert?**

❷ **Was ist bezüglich einer Anwendung in der Schwangerschaft zu beachten?**

❸ **Welche UAW kennen Sie?**

Orale Antikoagulanzien: Vitamin-K-Antagonisten II

❶ Metabolisierung

Vitamin-K-Antagonisten werden in der Leber mittels Cytochrom P_{450} metabolisiert. Daher gibt es viele Wechselwirkungen mit anderen Arzneistoffen und Nahrungsmitteln.

❷ Anwendung in der Schwangerschaft

Im ersten Trimenon besteht die Gefahr der Cumarin-Embryopathie, später kommt es gehäuft zu fetalen Blutungen/Spontanaborten. Vitamin-K-Antagonisten sind während der gesamten Schwangerschaft kontraindiziert. Bis auf Warfarin sind alle Vitamin-K-Antagonisten muttermilchgängig, in der Stillzeit muss dem Säugling Vitamin K verabreicht werden.

❸ Unerwünschte Arzneimittelwirkungen

Die schwerwiegendste UAW ist das Blutungsrisiko, insbesondere ab INR 5. Bei lebensbedrohlichen Blutungen sollte Vitamin K i. v. verabreicht werden, außerdem Colestyramin (Unterbrechung des enterohepatischen Kreislaufs).
Es kann zu Osteoporose und Haarausfall kommen. Gefürchtet sind außerdem Nekrosen durch Vitamin-K-Antagonisten in Haut und Unterhautfettgewebe. Diese treten durch Mikrothromben während der ersten Therapietage auf.

8 Hämatoonkologie

8.2 Antikoagulanzien

Orale Antikoagulanzien: Dabigatran und Rivaroxaban

❶ Bewerten Sie folgende Aussagen bezüglich ihres Zutreffens auf Dabigatran, Rivaroxaban oder beide Substanzen:

Oraler Faktor-IIa-(Thrombin-)Inhibitor	____________
Oraler Faktor-Xa-Inhibitor	____________
Kein Therapiemonitoring notwendig	____________
Zur Prophylaxe venöser Thrombembolien nach Hüft-/Knie-TEP, als Rezidivprophylaxe nach tiefer Beinvenenthrombose/Lungenembolie und bei Vorhofflimmern zugelassen	____________
Renale Elimination	____________
Renale Elimination und hepatische Metabolisierung	____________
Bei einer Blutungskomplikation unter Therapie kann als spezifisches Antidot Idarucizumab eingesetzt werden.	____________
Sollte 12 h vor einem operativen Eingriff abgesetzt werden.	____________
Sollte 24 h vor einem operativen Eingriff abgesetzt werden.	____________
Als Antidot kann Adexanet alpha (rekombinanter Faktor Xa) eingesetzt werden.	____________

Orale Antikoagulanzien: Dabigatran und Rivaroxaban

❶

Oraler Faktor-IIa-(Thrombin-)Inhibitor	Dabigatran
Oraler Faktor-Xa-Inhibitor	Rivaroxaban
Kein Therapiemonitoring notwendig	Beide
Zur Prophylaxe venöser Thrombembolien nach Hüft-/Knie-TEP, als Rezidivprophylaxe nach tiefer Beinvenenthrombose/Lungenembolie und bei Vorhofflimmern zugelassen	Beide
Renale Elimination	Dabigatran
Renale Elimination und hepatische Metabolisierung	Rivaroxaban
Bei einer Blutungskomplikation unter Therapie kann als spezifisches Antidot Idarucizumab eingesetzt werden.	Dabigatran
Sollte 12 h vor einem operativen Eingriff abgesetzt werden.	Dabigatran
Sollte 24 h vor einem operativen Eingriff abgesetzt werden.	Rivaroxaban
Als Antidot kann Adexanet alpha (rekombinanter Faktor Xa) eingesetzt werden.	Rivaroxaban

8 Hämatoonkologie

8.3 Fibrinolytika und Antifibrinolytika

Fibrinolytika/Gewebeplasminogen-Aktivatoren

❶ Ergänzen Sie den Text mit folgenden Begriffen: zerebrovaskulären Ereignissen, unspezifische, anaphylaktische Reaktionen, Fibrin-gebundenes.

Man unterscheidet Fibrinolytika der 1. Generation (Streptokinase/Urokinase) und der 2. Generation (rekombinante t-PA-Formen, z. B. Alteplase). Die 1. Generation bewirkt eine __________ systemische Fibrinolyse, die zweite bevorzugt auf __________ Plasminogen, also spezifisch im Thrombus.
Zu den UAW zählen v. a. Blutungen und __________. Bei kurz zurückliegenden Blutungen/__________/größeren Operationen sind Fibrinolytika kontraindiziert bzw. es muss eine sehr genaue Nutzen-Risiko-Abwägung stattfinden.

❷ Welche Maßnahmen ergreifen Sie bei einer schweren Blutung unter Fibrinolyse?

❸ Eine sonst gesunde 30-Jährige entwickelt unter Einnahme einer oralen Antikonzeption („Pille“) eine tiefe Beinvenenthrombose über vier Etagen. Ist hier eine Lyse indiziert?

Fibrinolytika/Gewebeplasminogen-Aktivatoren

❶ Man unterscheidet Fibrinolytika der 1. Generation (Streptokinase/Urokinase) und der 2. Generation (rekombinante t-PA-Formen, z. B. Alteplase). Die 1. Generation bewirkt eine unspezifische systemische Fibrinolyse, die 2. bevorzugt auf Fibrin-gebundenes Plasminogen, also spezifisch im Thrombus.
Zu den UAW zählen v. a. Blutungen und anaphylaktische Reaktionen. Bei kurz zurückliegenden Blutungen/zerebrovaskulären Ereignissen/größeren Operationen sind Fibrinolytika kontraindiziert bzw. es muss eine sehr genaue Nutzen-Risiko-Abwägung stattfinden.
❷ Zunächst die Gabe des Fibrinolytikums beenden. Gegebenenfalls Gabe von EKs und FFP, bei lebensbedrohlicher Blutung Gabe von Aprotinin (Antagonist) und/oder Tranexamsäure.
❸ Ja, eine schwere TVT ist ebenso wie eine schwere Lungenembolie, ein akuter ischämischer zerebraler Insult oder ein akuter arterieller Verschluss eine Indikation zur Lyse.

8 Hämatoonkologie

8.3 Fibrinolytika und Antifibrinolytika

Antifibrinolytika

❶ **Worauf beruht die antifibrinolytische Wirkung von Desmopressin?**

❷ **Nennen Sie noch eine weitere Möglichkeit, die Blutgerinnung zu unterstützen, insbesondere bei Mangel eines oder mehrerer Gerinnungsfaktoren.**

Antifibrinolytika

❶ Desmopressin

Desmopressin ist eigentlich ein **Vasopressin-Analogon.** Es unterstützt aber auch die Freisetzung des Faktor VIII und des Von-Willebrand-Faktors. Es kommt zur Behandlung von Blutungen bei leichten Formen der Hämophilie und des Von-Willebrand-Syndroms zum Einsatz (nur im Akutfall).

❷ Weitere Antifibrinolytika

Man kann heute die meisten Gerinnungsfaktoren in Form von Faktorenkonzentraten substituieren und so gezielt einen Mangel ausgleichen.
Einen generellen Faktorenmangel, wie er z. B. im Rahmen einer Leberzirrhose entsteht, kann man vor größeren Eingriffen durch die Gabe von **Prothrombinkonzentrat (PPSB)** vorübergehend therapieren.

8 Hämatoonkologie

8.4 Anämie

Formen und Therapie

❶ Ergänzen Sie die Tabelle mit folgenden Begriffen: hypochrome, mikrozytäre Anämie; Vitamin-B_{12}-Mangel, Nierenerkrankungen (→ EPO-Mangel), Thalassämie, disseminierte intravasale Gerinnung (DIC), Sichelzellanämie, Folsäuremangel.

	Ätiologie	Therapie
Normochrome, normozytäre Anämie	Chemotherapie, Blutungen, ________	Ggf. Bluttransfusion bei Blutungsanämie und Hb < 70 mg/dl (je nach Nebenerkrankungen) EPO-Substitution
________	Eisenmangel, Tumorerkrankungen	Wenn möglich, auslösende Erkrankung therapieren, Eisensubstitution
Hyperchrome, makrozytäre Anämie	Vitamin-B_1-Mangel, ________, ________	Parenterale Substitution des jeweiligen Vitamins
Hämolytische Anämie	Kugelzellanämie, Autoimmunerkrankungen, ________, ________, ________	Behandlung der auslösenden Erkrankung

Formen und Therapie

❶

Anämie	Ätiologie	Therapie
Normochrome, normozytäre Anämie	Chemotherapie, Blutungen, Nierenerkrankungen (→ EPO-Mangel)	Ggf. Bluttransfusion bei Blutungsanämie und Hb < 70 mg/dl (je nach Nebenerkrankungen) EPO-Substitution
Hypochrome, mikrozytäre Anämie	Eisenmangel Tumorerkrankungen	Wenn möglich, auslösende Erkrankung therapieren, Eisensubstitution
Hyperchrome, makrozytäre Anämie	Vitamin-B_1-Mangel, Vitamin-B_{12}-Mangel, Folsäuremangel	Parenterale Substitution des jeweiligen Vitamins
Hämolytische Anämie	Kugelzellanämie, Autoimmunerkrankungen, Thalassämie, Sichelzellanämie, DIC	Behandlung der auslösenden Erkrankung

Tab. 8.1 Anämieformen

8 Hämatoonkologie

8.5 Arterielle und venöse Durchblutungsstörungen

Venöse Thromben und Lungenembolien

❶ Nennen Sie drei Wirkstoffe, die zur Prophylaxe von venösen Thrombosen zugelassen sind.

❷ Welchen Wirkstoff würden Sie zur Sekundärprophylaxe nach venöser Thrombose einsetzen und wie lange?

❸ Welche Therapie ist bei einer Lungenembolie indiziert?

❹ Welche Antikoagulanzien können in der Schwangerschaft eingesetzt werden?

Venöse Thromben und Lungenembolien

❶ Phrophylaxe

Es werden hauptsächlich NMH, UFH, Fondaparinux oder NOAKs (**n**icht-Vitamin-K-abhängige **o**rale **A**nti**k**oagulanzien) eingesetzt.

❷ Sekundärprophylaxe nach venöser Thrombose

Bisheriger Standard zur Sekundärprophylaxe waren Vitamin-K-Antagonisten, je nach individuellen Risikofaktoren für 3–12 Monate. Sie werden zunehmend durch NOAKs wie Rivaroxaban abgelöst (fehlende Notwendigkeit des Therapiemonitorings, bessere Compliance).

❸ Therapie bei Lungenembolie

Es können UFH, NMH und Fondaparinux sowie NOAKs eingesetzt werden. Eine systemische Thrombolyse ist nur bei hämodynamischer Instabilität indiziert. Zur Rezidivprophylaxe können sowohl NOAKs als auch Vitamin-K-Antagonisten eingesetzt werden.

❹ In der Schwangerschaft wird UFH oder NMH eingesetzt. Low-dose-ASS spielt eine Rolle in der Prophylaxe bestimmter hypertensiver Schwangerschaftserkrankungen, jedoch nicht als Antikoagulans.

8 Hämatoonkologie

8.5 Arterielle und venöse Durchblutungsstörungen

Arterielle Thrombosen/Embolien: Prophylaxe und Therapie

❶ Welche initiale Therapie ist beim akuten Koronarsyndrom indiziert?

❷ Ist eine Sekundärprophylaxe empfohlen? Wenn ja, welche?

❸ Wie ist das Schema zur Akuttherapie des ischämischen Schlaganfalls?

❹ Welche Therapie wenden Sie bei peripherer arterieller Verschlusskrankheit an?

Arterielle Thrombosen/Embolien: Prophylaxe und Therapie

❶ Koronarsyndrom

Initial Gabe von O_2, Glycerolnitrat bei Bedarf, Morphin und β_1-Adrenozeptor-Antagonisten. ASS (250–500 mg), zusätzlich eine i. v. Antikoagulation mit UFH oder Enoxaparin. Gegebenenfalls Gabe eines P2Y12-ADP-Rezeptor-Antagonisten. Bei ST-Hebungen wird eine fibrinolytische Therapie **nur** empfohlen, falls eine interventionelle Versorgung erst verzögert erfolgen könnte.

❷ Sekundärprophylaxe

Eine Sekundärprophylaxe sollte mit Thrombozytenfunktionshemmern, z. B. ASS + P2Y12-ADP-Rezeptor-Antagonist für 12 Monate erfolgen. Nur bei Vorhofflimmern ist ggf. eine Triple-Therapie mit ASS, P2Y12-ADP-Rezeptor-Antagonist und OAKs indiziert.

❸ Ischämischer Schlaganfall

Gabe von O_2. Wenn Sättigung $<$ 94%, hypertensive Blutdrücke tolerieren und nur vorsichtig senken, Vitalparameter und neurologischen Status überwachen. Fibrinolyse mit Alteplase (nur innerhalb von 4,5 h nach Symptombeginn bei anhaltendem neurologischem Defizit. „Time is brain."), ASS i. v. und ggf. Heparinisierung (nach Ausschluss einer intrazerebralen Blutung).

❹ Periphere arterielle Verschlusskrankheit

Vor allem Thrombozytenaggregationshemmer sind indiziert, sie bewirken eine Reduktion des Risikos für kardiale und zerebrale Komplikationen.

8 Hämatoonkologie

8.5 Arterielle und venöse Durchblutungsstörungen

Arterielle Thrombosen/Embolien: Prophylaxe und Therapie

2015 ist eine neue Leitlinie zur Prophylaxe thrombembolischer Ereignisse, vor allem im Rahmen stationärer Aufenthalte, erschienen.

❶ Wie sollten Sie laut dieser Leitlinie eine Patientin nach Hüft-TEP antikoagulieren?

Arterielle Thrombosen/Embolien: Prophylaxe und Therapie

❶ Die Leitlinie sieht eine Einteilung der Patienten in drei Risikogruppen vor:

- Gruppe 1: niedriges Risiko (z. B. kleine Eingriffe ohne dispositionelles Risiko)
- Gruppe 2: mittleres Risiko (z. B. längere Eingriffe oder Bettlägerigkeit aufgrund einer Erkrankung)
- Gruppe 3: hohes Risiko (z. B. große Eingriffe, maligne Tumoren, Hüft-/Kniegelenkeingriffe, Sepsis)

Patienten der Gruppe 1 bekommen keine medikamentöse Thromboseprophylaxe, sondern lediglich Basismaßnahmen wie z. B. frühe und ausreichende Mobilisation. Gruppe 2 und 3 bekommen zusätzlich eine medikamentöse Prophylaxe, bevorzugt mit NMH, Dauer zwischen 7 Tagen und 4 Wochen, je nach individuellem Risikoprofil.

8 Hämatoonkologie

8.6 Therapie maligner Tumoren

Einführung

❶ Ergänzen Sie den Text mit folgenden Begriffen: Antimetaboliten, Gentherapie, zytotoxische, phasenunspezifisch, Immunmodulatoren, schnell.

Die klassische Therapie maligner Tumore ist die __________ Chemotherapie. Diese greift jedoch sehr unspezifisch alle sich __________ teilenden Zellen im Körper an, woraus sich diverse UAW ergeben.
Neuere Therapieansätze stellen z. B. __________ (wirken auf das endogene Immunsystem) dar. Dies sind Antikörper, Cytokine und hämatopoetische Wachstumsfaktoren. Auch die __________ wird eingesetzt .
Zytostatika können __________ (d. h. in jeder Phase des Zellzyklus, z. B. Anthracycline, Alkylanzien, Cisplatin) oder phasenspezifisch (__________ wirken in der S-Phase, Mitosehemmstoffe in der M-Phase) wirken.

Einführung

❶ Die klassische Therapie maligner Tumore ist die zytotoxische Chemotherapie. Diese greift jedoch sehr unspezifisch alle sich schnell teilenden Zellen im Körper an, woraus sich diverse UAW ergeben.
Neuere Therapieansätze stellen z. B. Immunmodulatoren (wirken auf das endogene Immunsystem) dar. Dies sind Antikörper, Cytokine und hämatopoetische Wachstumsfaktoren. Auch die Gentherapie wird eingesetzt .
Zytostatika können phasenunspezifisch (d. h. in jeder Phase des Zellzyklus, z. B. Anthracycline, Alkylanzien, Cisplatin) oder phasenspezifisch (Antimetaboliten wirken in der S-Phase, Mitosehemmstoffe in der M-Phase) wirken.

8 Hämatoonkologie

8.6 Therapie maligner Tumoren

Unerwünschte Arzneimittelwirkungen zytostatischer Therapie

❶ **Ergänzen Sie die Tabelle mit folgenden Begriffen: Amenorrhö/Azoospermie, Neurotoxizität, Übelkeit, immunsuppressive Wirkung (Leukopenie), Haarausfall, Knochenmarkdepression (Anämie, Leuko- und Thrombopenie), Herzrhythmusstörungen, Kardiotoxizität.**

Sofort einsetzende UAW	Verzögert einsetzende, reversible UAW	Irreversible UAW	Indirekte UAW
___________, Erbrechen, Fieber, Allergie, ___________	___________, Mukositis/Stomatitis, Diarrhö, Appetitlosigkeit, ___________, ___________, Lungen-, Nieren-, Leberfunktionsstörungen	___________, Nieren- und Lebertoxizität, ___________, Mutagenität, Teratogenität, Karzinogenität (Zweittumor möglich)	___________, Erhöhung des Harnsäurespiegels mit akuter Nephropathie und möglichem Nierenversagen

❷ **Wie therapieren Sie Zytostatika-induziertes Erbrechen?**

Unerwünschte Arzneimittelwirkungen zytostatischer Therapie

❶

Sofort einsetzende UAW	Verzögert einsetzende, reversible UAW	Irreversible UAW	Indirekte UAW
Übelkeit, Erbrechen, Fieber, Allergie, Herzrhythmusstörungen	Knochenmarkdepression (Anämie, Leuko- und Thrombopenie), Mukositis/Stomatitis, Diarrhö, Appetitlosigkeit, Haarausfall, Amenorrhö/Azoospermie, Lungen-, Nieren-, Leberfunktionsstörungen	Kardiotoxizität, Nieren- und Lebertoxizität, Neurotoxizität, Mutagenität, Teratogenität, Karzinogenität (Zweittumor möglich)	Immunsuppressive Wirkung (Leukopenie), Erhöhung des Harnsäurespiegels mit akuter Nephropathie und möglichem Nierenversagen

Tab. 8.2 Allgemeine UAW zytostatischer Therapie

❷ Therapie von Zytostatika-induziertem Erbrechen

Man unterscheidet akutes (‹ 24 h nach Zytostatikagabe) von verzögertem (› 24 h nach Zytostatikagabe) Erbrechen.

Das **akute Erbrechen** wird am besten mittels 5-Hydroxytryptamin-3-Rezeptor-Agonisten ($5\text{-}HT_3R$-Antagonisten) (Ondansetron, Granisetron) + Dexamethason therapiert.

Beim **verzögerten Erbrechen** kombiniert man Neurokinin-NK1-Rezeptor-Antagonisten (NK_1R-Antagonisten) (Apepritant, Fosaprepitant) mit Dexamethason.

8 Hämatoonkologie

8.6 Therapie maligner Tumoren

Alkylanzien (Auswahl): Cyclophosphamid und Platinderivate

❶ Nennen Sie drei Indikationen für einen Einsatz von Cyclophosphamid.

❷ Welche wichtige UAW von Cyclophosphamid kann durch Gabe von Mesna verhindert werden?

❸ Bei welchen Tumorerkrankungen werden Platinderivate bevorzugt eingesetzt?

❹ Welche drei wichtigen UAW haben sie?

Alkylanzien (Auswahl): Cyclophosphamid und Platinderivate

Cyclophosphamid

❶ Indikationen

Cyclophosphamid hat ein breites Spektrum, neben Mamma-, Bronchialkarzinom und Lymphomen wird es auch als Immunsuppressivum nach Transplantationen und bei Autoimmunkrankheiten eingesetzt. Temozolomid ist ebenfalls ein Alkylans und wird in der Gliomtherapie angewendet.

❷ Unerwünschte Arzneimittelwirkungen

Durch die Abspaltung des toxischen Metaboliten Acrolein kommt es zur hämorrhagischen Zystitis, Mesna bindet Acrolein, so kann es renal ausgeschieden werden. Eine weitere häufige UAW ist die Kardiomyopathie.

Platinkomplexe

❸ Indikationen

Zervix- und Endometriumkarzinom, außerdem Hoden-, Urothel-, Prostata-, Bronchialkarzinom. Oxaliplatin auch bei Kolonkarzinom (Merke: v. a. bei Karzinomen des Unterleibs).

❹ Unerwünschte Arzneimittelwirkungen

Platinderivate **(Cisplatin, Carboplatin, Oxaliplatin)** sind nephro- und ototoxisch. Cisplatin bewirkt eine ausgeprägte Knochenmarkdepression, Cis- und Oxaliplatin sind stark neurotoxisch.

8 Hämatoonkologie

8.6 Therapie maligner Tumoren

Antimetaboliten: Folsäureanaloga (Auswahl)

❶ Der bekannteste Folsäureanalogon ist Methotrexat (MTX). Entscheiden Sie, ob die folgenden Aussagen richtig oder falsch sind:

MTX hemmt die Dihydrofolat-Reduktase.	______
Zu den Indikationen für MTX zählen neben malignen Erkrankungen wie Lymphomen und dem Chorionkarzinom auch die immunsuppressive Therapie bei rheumatoider Arthritis, Morbus Crohn und Psoriasis.	______
Die wichtigste und auch dosislimitierende UAW ist die Kardiotoxizität.	______
In hoher Dosis ist ggf. die Akkumulation in der Leber ein limitierender Faktor.	______
Bei toxischen Plasmakonzentrationen bewirkt die Gabe von Carboxypeptidase den raschen (innerhalb von Minuten) fast vollständigen Abbau von MTX im Blut.	______
Bei hohen Dosen von MTX gibt man zusätzlich Vitamin C, um die gesunden Zellen zu schützen.	______

Antimetaboliten: Folsäureanaloga (Auswahl)

❶

MTX hemmt die Dihydrofolat-Reduktase.	Richtig
Zu den Indikationen für MTX zählen neben malignen Erkrankungen wie Lymphomen und dem Chorionkarzinom auch die immunsuppressive Therapie bei rheumatoider Arthritis, Morbus Crohn und Psoriasis.	Richtig
Die wichtigste und auch dosislimitierende UAW ist die Knochenmarkdepression.	Falsch
In hoher Dosis ist ggf. die Akkumulation in der Niere mit einer konsekutiven Nierentubulusschädigung ein limitierender Faktor.	Falsch
Bei toxischen Plasmakonzentrationen bewirkt die Gabe von Carboxypeptidase den raschen (innerhalb von Minuten) fast vollständigen Abbau von MTX im Blut.	Richtig
Bei hohen Dosen von MTX gibt man zusätzlich Leucovorin® (Tetrahydrofolsäure), um die gesunden Zellen zu schützen. „Leucovorin®-Rescue".	Falsch

8 Hämatoonkologie

8.6 Therapie maligner Tumoren

Antimetaboliten: Purin- und Pyrimidinanaloga (Auswahl)

Purin- und Pyrimidinanaloga werden anstatt der „echten“ Purine und Pyrimidine in die DNA eingebaut.

❶ **Nennen Sie zwei Purinanaloga und ihre Hauptindikation.**

❷ **5-Fluorouracil (5-FU) ist das bekannteste Pyrimidinanalogon. Es wird zur Therapie solider Tumoren, z. B. im Gastrointestinaltrakt, eingesetzt. Welche UAW von 5-FU kennen Sie?**

❸ **In welche Wirkstoffklasse würden Sie Gemcitabin einordnen?**

Antimetaboliten: Purin- und Pyrimidinanaloga (Auswahl)

❶ Purinanaloga

Indikationen

Azathioprin wird als Immunsuppressivum nach Organtransplantation sowie bei Morbus Crohn und rheumatoider Arthritis eingesetzt. 6-Mercaptopurin kommt bei Leukämien zum Einsatz. Wichtigste UAW ist hier die Knochenmarkdepression.

Pyrimidinanaloga

❷ 5-Fluorouracil: Unerwünschte Arzneimittelwirkungen

5-FU bewirkt eine Schleimhautschädigung im gesamten Gastrointestinaltrakt und eine Knochenmarkdepression. Bei Langzeittherapie kommt es gelegentlich zum Hand-Fuß-Syndrom, bei dem sich die Haut an Hand- und Fußinnenflächen schmerzhaft ablöst. Zur Wirkungsverstärkung von 5-FU wird Leucovorin gegeben. Capecitabin ist ein orales 5-FU-Prodrug.

❸ Gemcitabin

Gemcitabin ist ebenfalls ein Pyrimidinanalogon. Es wird bei nicht kleinzelligem Bronchial-, Harnblasen- und Pankreaskarzinom eingesetzt.

8 Hämatoonkologie

8.6 Therapie maligner Tumoren

Mikrotubuli-Inhibitoren: Mitosehemmstoffe

❶ Ergänzen Sie den Text mit folgenden Begriffen: Mammakarzinom, allergischen Reaktionen, Taxane, neuromuskuläre, Vinca-Alkaloide, Gichtanfall.

Zu den Mikrotubuli-Inhibitoren zählen die Vinca-Alkaloide (Vincristin und Vinblastin) und die Taxane (Paclitaxel und Docetaxel). __________ hemmen den Aufbau des Spindelapparats, __________ den Abbau.
Indiziert sind Vinca-Alkaloide beim __________, Bronchialkarzinom und bei Sarkomen, zu beachtende UAW sind v. a. __________ Störungen. Taxane werden ebenfalls beim Mamma- und Bronchialkarzinom sowie beim Prostatakarzinom angewendet. Es kommt regelmäßig zu __________, die durch eine Vormedikation mit Dexamethason + Histamin-(H_1- und H_2-)Antagonisten gemindert werden können. Colchicin ist ebenfalls ein Mikrotubuli-Inhibitor, wird jedoch nicht in der zytostatischen Therapie eingesetzt, sondern im akuten __________.

Mikrotubuli-Inhibitoren: Mitosehemmstoffe

❶ Zu den Mikrotubuli-Inhibitoren zählen die Vinca-Alkaloide (Vincristin und Vinblastin) und die Taxane (Paclitaxel und Docetaxel). Vinca-Alkaloide hemmen den Aufbau des Spindelapparats, Taxane den Abbau.
Indiziert sind Vinca-Alkaloide beim Mammakarzinom, Bronchialkarzinom und bei Sarkomen, zu beachtende UAW sind v. a. neuromuskuläre Störungen. Taxane werden ebenfalls beim Mamma- und Bronchialkarzinom sowie beim Prostatakarzinom angewendet. Es kommt regelmäßig zu allergischen Reaktionen, die durch eine Vormedikation mit Dexamethason + Histamin-(H_1- und H_2-)Antagonisten gemindert werden können. Colchicin ist ebenfalls ein Mikrotubuli-Inhibitor, wird jedoch nicht in der zytostatischen Therapie eingesetzt, sondern im akuten Gichtanfall.

8 Hämatoonkologie

8.6 Therapie maligner Tumoren

Topoisomerase-I/II-Inhibitoren

❶ **Ergänzen Sie die Tabelle mit folgenden Begriffen: Hemmung der Acetylcholinesterase, Teniposid, Bronchial-Ca, Einzelstrangbrüche, Kolon-Ca, Doppelstrangbrüche, Topotecan.**

	Wirkmechanismus	UAW	Indikationen
Topoisomerase-I-Inhibitoren: Irinotecan, ______	Hemmen die Topoisomerase I → ______	Zweittumor, Diarrhö, ______ Dosislimitierend: Myelosuppression	Metastasiertes Ovarial-Ca und ______
Topoisomerase-II-Inhibitoren: Etoposid, ______	Hemmen die Topoisomerase II → ______	Zweittumor, GIT-Symptome Dosislimitierend: Myelosuppression	Hoden-Ca, Ovarial-Ca, akute Leukämien, Lymphome, ______

❷ **Welche spezielle UAW von Irinotecan kennen Sie?**

Topoisomerase-I/II-Inhibitoren

❶

	Wirkmechanismus	UAW	Indikationen
Topoisomerase-I-Inhibitoren: Irinotecan, Topotecan	Hemmen die Topoisomerase I → Einzelstrangbrüche	Zweittumor, Diarrhö, Hemmung der Acetylcholinesterase Dosislimitierend: Myelosuppression	Metastasiertes Ovarial-Ca und Kolon-Ca
Topoisomerase-II-Inhibitoren: Etoposid, Teniposid	Hemmen die Topoisomerase II → Doppelstrangbrüche	Zweittumor, GIT-Symptome Dosislimitierend: Myelosuppression	Hoden-Ca, Ovarial-Ca, akute Leukämien, Lymphome, Bronchial-Ca

Tab. 8.3 Topoisomerase-Inhibitoren

❷ Irinotecan: Unerwünschte Arzneimittelwirkungen

Durch die Hemmung der Acetylcholinesterase kann es bei Therapie mit Irinotecan zum cholinergen Syndrom (Speichelfluss, Tränenfluss, massive Diarrhö) kommen.

8 Hämatoonkologie

8.6 Therapie maligner Tumoren

Antibiotika mit zytostatischer Wirkung (Auswahl): DNA-Interkalatoren (Anthrazykline und Bleomycin)

❶ Nennen Sie zwei Substanzen aus der Gruppe der Anthracycline und ihre Indikation.

❷ Welche ist die wichtigste UAW?

❸ Warum wird Bleomycin besonders gern in einer Kombinationschemotherapie eingesetzt?

❹ Warum ist Bleomycin bei Patientin mit pulmonalen Vorerkrankungen nicht geeignet?

Antibiotika mit zytostatischer Wirkung (Auswahl): DNA-Interkalatoren (Anthrazykline und Bleomycin)

❶ Anthracycline: Daunorubicin und Doxorubicin

Beide werden aus Streptomyces-Kulturen gewonnen, Epirubicin und Idarubicin werden partiell synthetisch hergestellt. Sie hemmen die Topoisomerase-II.

Indikationen

Solide Tumoren wie das Mamma-, Bronchialkarzinom, Lymphome, aber auch Leukämien.

❷ Unerwünschte Arzneimittelwirkungen

Anthracycline sind **kardiotoxisch.** Man unterscheidet die Sofortwirkung (Herzrhythmusstörungen, reversibel) von der Langzeitwirkung (kumulative Kardiomyopathie, irreversibel). Epirubicin hat das geringste kardiotoxische Potenzial.

❸ Bleomycin

Es wirkt selbst kaum knochenmarkdepressiv, ist gleichzeitig sehr wirksam gegenüber soliden Tumoren. Somit eignet es sich sehr für eine Kombinationstherapie.

Indikationen

Hodenkarzinom, Morbus Hodgkin, Plattenepithelkarzinome.

❹ Unerwünschte Arzneimittelwirkungen

Progressive interstitielle Fibrose (besonders bei pulmonaler Vorbelastung): Bleomycin-Lunge. Weiterhin wichtig ist die Hauttoxizität (Schwellungen, Ulzerationen).

8 Hämatoonkologie

8.6 Therapie maligner Tumoren

Weitere Zytostatika, zielgerichtete Tumorbeeinflussung (targeted therapies)

❶ Ordnen Sie den folgenden Wirkstoffen die richtigen Eigenschaften zu: Tretinoin, Thalidomid, Imatinib, Everolimus.

Zytostatikum	Eigenschaften
___________	mTOR-Inhibitor, wird beim metastasiertem Nierenzellkarzinom eingesetzt. Viele UAW, z. B. Anämie, Anorexie, zerebrale Blutungen. Weiteres Einsatzgebiet: nach Organtransplantation.
___________	Retinsäurerezeptor-Agonisten (RAR-Agonisten), wird lokal bei Akne angewendet, systemisch bei akuter promyelotischer Leukämie. UAW: sehr teratogen, Antikonzeption muss auch bei lokaler Anwendung gesichert sein.
___________	Wurde ursprünglich als Schlafmittel und Antiemetikum entwickelt (Contergan), dann vom Markt genommen. Heute ist Nachfolger Lenalidomid beim multiplen Myelom zugelassen. Wirkstoffklasse: Ubiquitinierungs-Stimulatoren.
___________	Hemmt die ABL-Tyrosinkinase und somit die Proliferation der Tumorzellen bei CML. Wichtige UAW ist die Knochenmarkdepression.

Weitere Zytostatika zielgerichtete Tumorbeeinflussung (targeted therapies)

❶

Zytostatikum	Eigenschaften
Everolimus	mTOR-Inhibitor, wird beim metastasiertem Nierenzellkarzinom eingesetzt. Viele UAW, z. B. Anämie, Anorexie, zerebrale Blutungen. Weiteres Einsatzgebiet: nach Organtransplantation.
Tretinoin	Retinsäurerezeptor-Agonisten (RAR-Agonisten), wird lokal bei Akne angewendet, systemisch bei akuter promyelotischer Leukämie. UAW: sehr teratogen, Antikonzeption muss auch bei lokaler Anwendung gesichert sein.
Thalidomid	Wurde ursprünglich als Schlafmittel und Antiemetikum entwickelt (Contergan), dann vom Markt genommen. Heute ist Nachfolger Lenalidomid beim multiplen Myelom zugelassen. Wirkstoffklasse: Ubiquitinierungs-Stimulatoren.
Imatinib	Hemmt die ABL-Tyrosinkinase und somit die Proliferation der Tumorzellen bei CML. Wichtige UAW ist die Knochenmarkdepression.

Tab. 8.4 Weitere Zytostatika

8 Hämatoonkologie

8.6 Therapie maligner Tumoren

Zielgerichtete Tumortherapie

❶ Ergänzen Sie den Text mit folgenden Begriffen: Gefäßneubildung, targeted therapy, hemmen, Erhaltungstherapie, Bevacizumab.

Zunehmend spielen neben den klassischen Chemotherapeutika auch zielgerichtete Therapien (__________) in der Onkologie eine Rolle. Hierbei greifen die verwendeten Arzneimittel direkt in den Zellstoffwechsel ein. Schon lange wird z. B. der VEGF-Inhibitor __________ in der Therapie des metastasierten Ovarial- oder Kolonkarzinoms eingesetzt, um die __________ im Tumor zu verhindern.
PARP-Inhibitoren wie Olaparib __________ die Poly-ADP-Ribose-Polymerase und verhindern somit die Reparatur von durch die Chemotherapie ausgelösten DNA-Strangbrüchen in den Tumorzellen. Sie werden zur __________ bei verschiedenen Karzinomen eingesetzt, beispielsweise beim Mammakarzinom.

Zielgerichtete Tumortherapie

❶ Zunehmend spielen neben den klassischen Chemotherapeutika auch zielgerichtete Therapien (targeted therapy) in der Onkologie eine Rolle. Hierbei greifen die verwendeten Arzneimittel direkt in den Zellstoffwechsel ein. Schon lange wird z. B. der VEGF-Inhibitor Bevacizumab in der Therapie des metastasierten Ovarial- oder Kolonkarzinoms eingesetzt, um die Gefäßneubildung im Tumor zu verhindern.

PARP-Inhibitoren wie Olaparib hemmen die Poly-ADP-Ribose-Polymerase und verhindern somit die Reparatur von durch die Chemotherapie ausgelösten DNA-Strangbrüchen in den Tumorzellen. Sie werden zur Erhaltungstherapie bei verschiedenen Karzinomen eingesetzt, beispielsweise beim Mammakarzinom.

8 Hämatoonkologie

8.6 Therapie maligner Tumoren

Zielgerichtete Tumortherapie

1 Ordnen Sie die folgenden Wirkstoffe den Eigenschaften in der Tabelle zu: Palbociclib, Trastuzumab, Panobinostat, Pembrolizumab, Carfilzomib, Vemufarenib.

PD1-Inhibitoren v. a. beim Hodgkin-Lymphom, beim malignen Melanom und bei NSCLC.	________
Zugelassen für die Therapie des Multiplen Myeloms.	________
Hemmt die Pyrosinkinase in den Krebszellen und ist seit 2012 zugelassen zur Therapie des malignen Melanoms.	________
Seit Langem in der Therapie des HER-2-positiven Mammakarzinoms und neuerdings auch in der Therapie bestimmter Subtypen des Endometriumkarzinoms zugelassen.	________
Hemmt die Cyklin-abhängige Kinase (CDK-Inhibitor) und wird kombiniert mit Aromatase-Inhibitoren zur Therapie des metastasierten Mammakarzinoms eingesetzt.	________
Durch eine Hemmung der Histon-Deacetylase (HDC-Inhibitor) kommt es zur Apoptose der Zelle durch Akkumulation von acetylierten Histonen. Wird in Kombination mit Bortezumib und Dexamethason eingesetzt.	________

Zielgerichtete Tumortherapie

1

PD1-Inhibitoren v. a. beim Hodgkin-Lymphom, beim malignen Melanom und bei NSCLC.	Pembrolizumab
Zugelassen für die Therapie des Multiplen Myeloms.	Panobinostat, Carfilzomib
Hemmt die Pyrosinkinase in den Krebszellen und ist seit 2012 zugelassen zur Therapie des malignen Melanoms.	Vemurafenib
Seit Langem in der Therapie des HER-2-positiven Mammakarzinoms und neuerdings auch in der Therapie bestimmter Subtypen des Endometriumkarzinoms zugelassen.	Trastuzumab
Hemmt die Cyklin-abhängige Kinase (CDK-Inhibitor) und wird kombiniert mit Aromatase-Inhibitoren zur Therapie des metastasierten Mammakarzinoms eingesetzt.	Palbociclib
Durch eine Hemmung der Histon-Deacetylase (HDC-Inhibitor) kommt es zur Apoptose der Zelle durch Akkumulation von acetylierten Histonen. Wird in Kombination mit Bortezumib und Dexamethason eingesetzt.	Panobinostat

8 Hämatoonkologie

8.6 Therapie maligner Tumoren

Hormone in der Tumortherapie

❶ Welche Therapie gehört zu welchem Karzinom: Mamma-, Endometrium-, Prostatakarzinom?

<table>
<tr><th>Karzinom</th><th>Antihormonelle Therapie</th><th>Hormonelle Therapie</th></tr>
<tr><td rowspan="3">__________</td><td>Selektive Östrogenrezeptor-Modulatoren (SERM): Tamoxifen, hemmt das Tumorwachstum, prä- und postmenopausal eingesetzt.</td><td rowspan="3">Progesteronrezeptor-Agonisten (PR-Agonisten): heben proliferativen Effekt der Östrogene auf.</td></tr>
<tr><td>Aromatase-Inhibitoren: Letrozol, Anastrozol, hemmen die Umwandlung von Androgenen in Östrogene. Postmenopausal eingesetzt.</td></tr>
<tr><td>GnRH-Analoga: Buserelin, Goserelin, vermindern die Östrogensynthese in den Ovarien. Prämenopausal eingesetzt.</td></tr>
<tr><td>__________</td><td>–</td><td>Progesteronrezeptor-Agonisten (PR-Agonisten): heben proliferativen Effekt der Östrogene auf.</td></tr>
<tr><td>__________</td><td>GnRH-Analoga (s. o.) und GnRH-Antagonist Abarelix vermindern Testosteronsynthese in den Hoden.</td><td>–</td></tr>
</table>

Hormone in der Tumortherapie

❶

Karzinom	Antihormonelle Therapie	Hormonelle Therapie
Mammakarzinom	Selektive Östrogenrezeptor-Modulatoren (SERM): Tamoxifen, hemmt das Tumorwachstum, prä- und postmenopausal eingesetzt.	Progesteronrezeptor-Agonisten (PR-Agonisten): heben proliferativen Effekt der Östrogene auf.
	Aromatase-Inhibitoren: Letrozol, Anastrozol, hemmen die Umwandlung von Androgenen in Östrogene. Postmenopausal eingesetzt.	
	GnRH-Analoga: Buserelin, Goserelin, vermindern die Östrogensynthese in den Ovarien. Prämenopausal eingesetzt.	
Endometriumkarzinom	–	Progesteronrezeptor-Agonisten (PR-Agonisten): heben proliferativen Effekt der Östrogene auf.
Prostatakarzinom	GnRH-Analoga (s. o.) und GnRH-Antagonist Abarelix vermindern Testosteronsynthese in den Hoden.	–

Tab. 8.5 Hormontherapie

8 Hämatoonkologie

8.6 Therapie maligner Tumoren

Antikörper in der Tumortherapie

Antikörper sind ein relativ neuer Ansatz in der Therapie maligner Tumoren. Wichtige UAW sind Fieber und anaphylaktische Reaktionen.

❶ **Trastuzumab wird in der Therapie des Mammakarzinoms eingesetzt. Erklären Sie den Wirkmechanismus.**

❷ **Ein Antikörper, der gezielt die Neubildung von Blutgefäßen hemmt ist seit einigen Jahren wichtiger Bestandteil vieler Tumortherapien. Wie heißt er und bei welchen Karzinomen wird er angewendet?**

❸ **Auch in der Therapie der B-Zell-Lymphome setzt man heute Antikörper ein. Welchen speziell?**

Antikörper in der Tumortherapie

❶ Trastuzumab (EGFR-Inhibitor): Wirkmechanismus

Trastuzumab ist ein Antikörper gegen das HER2-Onkoprotein, ein Wachstumsfaktor, der auf ca. ⅕ der Mammakarzinome exprimiert wird. Trastuzumab bewirkt den Abbau von HER2 und so eine Wachstumshemmung. Wichtigste UAW ist die Kardiotoxizität.

❷ Bevacizumab (VEGF-Inhibitor)

Bevacizumab wird seit einigen Jahren erfolgreich in der Tumortherapie eingesetzt. Er ist heute (2022) für die Behandlung des Ovarial-, Zervix-, Mamma-, Kolon-, Bronchial- und des Nierenzellkarzinoms zugelassen.

❸ Rituximab (CD20-Inhibitor)

Rituximab, ein Antikörper gegen das CD-20-Protein auf den B-Zellen, wird in der Therapie des B-Non-Hodgkin-Lymphoms eingesetzt. Über die Bindung an CD-20 induziert es die komplementvermittelte Lyse der Zellen.

8 Hämatoonkologie

8.7 Immunsuppressiva und Immunmodulatoren

Immunsuppressiva (Auswahl)

❶ Ergänzen Sie den richtigen Wirkstoff: Glukokortikoide, Mycophenolatmofetil (MMF), Ciclosporin, Tacrolimus/Sirolimus.

Immunsuppressiva	Eigenschaften
________	Inhibition der Interleukin-1-Bindung Ind.: Autoimmunerkrankungen, Prophylaxe der Abstoßung nach Transplantation
________	Hemmt Freisetzung von Interleukin-1 und -2 und stoppt so T-Zell-Aktivierung Ind.: Prophylaxe der Abstoßung nach Transplantation, rheumatoide Arthritis UAW: neuro-, nephro-, hepatotoxisch, arterieller Hypertonus
________	Hemmt die T-Zell-Aktivierung durch Hemmung der intrazellulären Signaltransduktion Ind.: Prophylaxe der Abstoßung nach Transplantation UAW: Tacrolimus: nephrotoxisch, Sirolimus: Hyperlipidämie
________	Prodrug, hemmt selektiv DNA-Synthese in Lymphozyten Ind.: Prophylaxe der Abstoßung nach Transplantation UAW: Diarrhö, Hypertonie, Anämie, Leukopenie

Immunsuppressiva (Auswahl)

1

Immunsuppressiva	Eigenschaften
Glukokortikoide	Inhibition der Interleukin-1-Bindung Ind.: Autoimmunerkrankungen, Prophylaxe der Abstoßung nach Transplantation
Ciclosporin	Hemmt Freisetzung von Interleukin-1 und -2 und stoppt so T-Zell-Aktivierung Ind.: Prophylaxe der Abstoßung nach Transplantation, rheumatoide Arthritis UAW: neuro-, nephro-, hepatotoxisch, arterieller Hypertonus
Tacrolimus/Sirolimus	Hemmt die T-Zell-Aktivierung durch Hemmung der intrazellulären Signaltransduktion Ind.: Prophylaxe der Abstoßung nach Transplantation UAW: Tacrolimus: nephrotoxisch, Sirolimus: Hyperlipidämie
Mycophenolatmofetil (MMF)	Prodrug, hemmt selektiv DNA-Synthese in Lymphozyten Ind.: Prophylaxe der Abstoßung nach Transplantation UAW: Diarrhö, Hypertonie, Anämie, Leukopenie

Tab. 8.6 Immunsuppressiva

8 Hämatoonkologie

8.7 Immunsuppressiva und Immunmodulatoren

Immunmodulatoren/Zytokine

❶ Ergänzen Sie den Text mit folgenden Begriffen: Granulozyten, antiviral, metastasierten Nierenzellkarzinoms, chronischer Hepatitis, Wundheilungsstörungen, neurotoxisch.

Immunmodulatoren = Interferone (INF-α, -β, -γ), Interleukine, hämatopoetische Wachstumsfaktoren (EPO, GM-CSF, G-CSF) und TNF-α.
Interferone wirken immunmodulierend, antiproliferativ, __________.
Indiziert bei chronischer Granulomatose (INF-γ), schweren Virusinfekten (INF-β) und in der Therapie von Leukämie und __________ (INF-α). Die häufigsten UAW sind Grippesymptome, außerdem wirken sie __________.
Interleukine werden in der Therapie des __________ eingesetzt.
GM-CSF und G-CSF regen die Bildung von Makrophagen und __________ an, z. B. nach Chemotherapie.
TNF-α wird oft in der Kombinationstherapie verwendet, sowohl bei __________ als auch in der Tumortherapie.

Immunmodulatoren

❶ Immunmodulatoren = Interferone (INF-α, -β, -γ), Interleukine, hämatopoetische Wachstumsfaktoren (EPO, GM-CSF, G-CSF) und TNF-α.
Interferone wirken immunmodulierend, antiproliferativ, antiviral.
Indiziert bei chronischer Granulomatose (INF-γ), schweren Virusinfekten (INF-β) und in der Therapie von Leukämie und chronischer Hepatitis (INF-α). Die häufigsten UAW sind Grippesymptome, außerdem wirken sie neurotoxisch.
Interleukine werden in der Therapie des metastasierten Nierenzellkarzinoms eingesetzt.
GM-CSF und G-CSF regen die Bildung von Makrophagen und Granulozyten an, z. B. nach Chemotherapie.
TNF-α wird oft in der Kombinationstherapie verwendet, sowohl bei Wundheilungsstörungen als auch in der Tumortherapie.

8 Hämatoonkologie

8.8 Check-up

❶ Wie hat sich nach Erscheinen der neuen Leitlinie von 2017 die Therapie der CLL verändert?

❷ Gegen welche Struktur sind die Antikörper bei heparininduzierter Thrombozytopenie (HIT 2) gerichtet?

❸ Nennen Sie die häufigste Ursache einer Anämie.

Check-up

❶

Die Therapie der CLL ist immer palliativ. Der Therapiebeginn erfolgt deshalb so spät wie möglich. Bei symptomatischen Patienten (ab BINET-Stadium C) Gabe von Purinanaloga (Fludarabin) + Antikörper (Rituximab).

❷

Komplex von Heparin und PF4 (Plättchenfaktor 4).

❸

Eisenmangelanämie.

8 Hämatoonkologie

8.9 Hämatoonkologie für die Kitteltasche

Bedside-Test

Der Bedside-Test ist die letzte Möglichkeit, vor einer Bluttransfusion noch eine mögliche Inkompatibilität von Patient und Blutkonserve zu bemerken. Er **muss** vom transfundierenden Arzt am Patientenbett durchgeführt werden.
Technisch wird dem Patienten eine kleine Menge Blut abgenommen und mit einer Spritze jeweils ein Tropfen in die vorgesehenen Felder der Testkarte gespritzt.
Dort ist in einem Feld Serum mit Antikörpern der Gruppe A (Anti-A) und in dem anderen Serum mit Antikörpern der Gruppe B (Anti-B).
Akkumuliert das Blut des Empfängers im Feld mit Anti-A, hat der Empfänger die Blutgruppe A und umgekehrt.

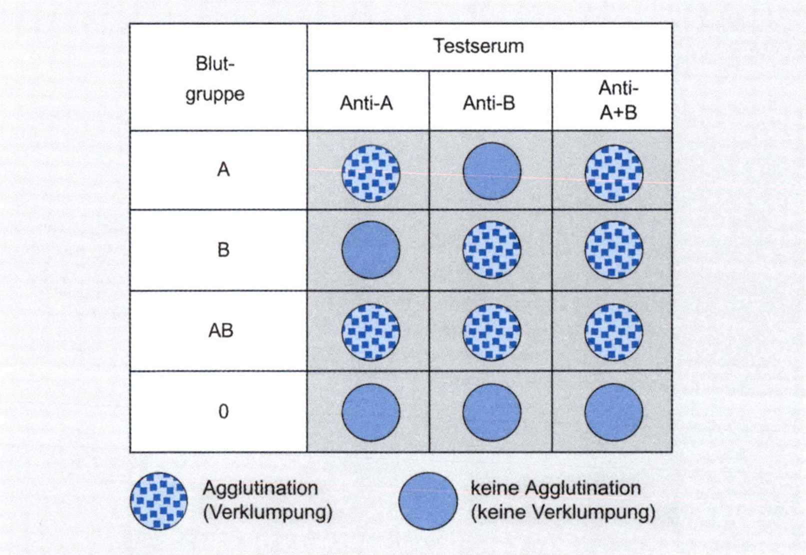

Abb. 8.3 Bedside-Test [L190]

9 Infektiologie

9.1 Antibiotische Therapie

Grundlagen I

❶ Kreuzen Sie an: Bakterizid oder bakteriostatisch?

Wirkungsweise	Gruppe	Bakterizid	Bakteriostatisch
Hemmung der Zellwandsynthese	β-Lactam-Antibiotika		
	Glykopeptidantibiotika		
Destabilisierung der Zellwand	Polypeptidantibiotika		
Hemmung der Nukleinsäuresynthese	Gyrasehemmer		
	Sulfonamide		
	Diaminopyrimidine		
Hemmung der Proteinsynthese	Aminoglykoside		
	Makrolide		
	Tetracycline		
	Lincosamide		
	Chloramphenicol		

Grundlagen I

1

Wirkungsweise	Gruppe	Bakterizid	Bakteriostatisch
Hemmung der Zellwandsynthese	β-Lactam-Antibiotika	x	
	Glykopeptidantibiotika	x	
Destabilisierung der Zellwand	Polypeptidantibiotika	x	
Hemmung der Nukleinsäuresynthese	Gyrasehemmer	x	
	Sulfonamide		x
	Diaminopyrimidine		x
Hemmung der Proteinsynthese	Aminoglykoside	x	
	Tetracycline		x
	Makrolide		x
	Lincosamide		x
	Chloramphenicol		x

Tab. 9.1 Bakterizide und bakteriostatische Antibiotika

9 Infektiologie

9.1 Antibiotische Therapie

Grundlagen II

❶ Warum werden häufig Kombinationen verschiedener Antibiotika angewendet?

❷ Worin liegen die häufigsten Fehler in der antibiotischen Therapie bezogen auf Indikationsstellung und Anwendungsdauer?

❸ Was versteht man unter „kalkulierter Antibiotikatherapie"?

Grundlagen II

❶ Kombinationstherapie

Vorteile: antibakterielle Aktivität ↑, erweitertes Wirkspektrum, Resistenzentwicklung ↓, Toxizität ↓ (durch Reduktion der Einzeldosen). Indiziert sind Kombinationen bei Mischinfektionen oder Langzeitbehandlung chronischer Infektionen. Beispiel: β-Lactam-Antibiotika und Metronidazol gegen aerobe und anaerobe Keime.

❷ Häufige Fehler bei der Antibiose

Oft werden Antibiotika „prophylaktisch" bei fieberhaften Infekten gegeben. Sie sollten aber nur nach Antibiogramm oder zumindest bei klarer Indikation verabreicht werden. Häufig werden Antibiotika von den Patienten abgesetzt, sobald die Symptome gelindert sind. Hier ist eine ausführliche Aufklärung nötig, um einer **Resistenzentwicklung vorzubeugen.**

❸ Kalkulierte Antibiotikatherapie

Therapie einer Infektionskrankheit entsprechend der häufigsten Erreger. So wird eine ambulant erworbene Pneumonie (meist durch Pneumokokken ausgelöst) sofort mit Penicillin anbehandelt, ohne einen Erregernachweis aus dem Sputum abzuwarten. Wird ein anderer Erreger nachgewiesen, kann die Therapie umgestellt werden.

9 Infektiologie

9.1 Antibiotische Therapie

Resistenzentwicklung

1 Ordnen Sie folgende Begriffe ihrer Definition zu: natürliche Resistenz, Persistenz, Kreuzresistenz, mutationsbedingte Resistenz.

Begriff	Definition
___________	Unempfindlichkeit eines Keims gegen ein bestimmtes Antibiotikum. Zum Beispiel wirken Penicilline nicht gegen Mykoplasmen, da diese keine Zellwand haben.
___________	Primär: ohne Antibiotikakontakt Sekundär: durch Selektionsdruck nach zu kurzer Antibiotikagabe Plasmidische Resistenz: Übertragung von Resistenzfaktoren von einer Bakterienpopulation auf eine andere
___________	Resistenz auf verschiedene Antibiotika aus einer oder unterschiedlichen Klassen
___________	Bakterienstamm überlebt eine Antibiotikatherapie, obwohl er sensibel ist (z. B. aufgrund zu kurzer Therapiedauer).

Resistenzentwicklung

❶

Begriff	Definition
Natürliche Resistenz	Unempfindlichkeit eines Keims gegen ein bestimmtes Antibiotikum. Zum Beispiel wirken Penicilline nicht gegen Mykoplasmen, da diese keine Zellwand haben.
Mutationsbedingte Resistenz	Primär: ohne Antibiotikakontakt Sekundär: durch Selektionsdruck nach zu kurzer Antibiotikagabe Plasmidische Resistenz: Übertragung von Resistenzfaktoren von einer Bakterienpopulation auf eine andere
Kreuzresistenz	Resistenz auf verschiedene Antibiotika aus einer oder unterschiedlichen Klassen
Persistenz	Bakterienstamm überlebt eine Antibiotikatherapie, obwohl er sensibel ist (z. B. aufgrund zu kurzer Therapiedauer).

Tab. 9.2 Begriffe der Resistenzentwicklung

9 Infektiologie

9.2 Antibiotika

β-Lactam-Antibiotika: Allgemeines

Gruppen	Beispiele	Wirkspektrum
Penicilline	Penicillin G, Penicillin V, Aminopenicilline (Amoxicillin), penicillinasefeste Penicilline (Oxacillin), Acylaminopenicilline (Piperacillin)	Sehr breites Wirkspektrum, v. a. im grampositiven Bereich
Cephalosporine	1. Gruppe: Cefazolin 2. Gruppe: Cefuroxim, Cefaclor 3. Gruppe: Ceftriaxon, Ceftazidim, Cefotaxim 4. Gruppe: Cefepim 5. Gruppe: Ceftarolin, Ceftobiprol	Breites Wirkspektrum. **Cave:** Alle Cephalosporine haben eine Enterokokkenlücke! Nur Ceftazidim wirkt gegen Pseudomonas.
Carbapeneme	Imipenem, Meropenem, Ertapenem	Reserveantibiotika bei schweren Infektionen, breites Wirkspektrum inkl. Pseudomonas
Monobactame	Aztreonam	Aerobe gramnegative Erreger inkl. Pseudomonas

Tab. 9.3 β-Lactam-Antibiotika

❶ Beschreiben Sie den Wirkmechanismus der β-Lactam-Antibiotika.

β-Lactam-Antibiotika: Allgemeines

❶ Wirkmechanismus

β-Lactam-Antibiotika hemmen die **Quervernetzung des Mureins** in der Bakterienwand während der Zellteilung. Es kommt zur Bakteriolyse (bakterizide Wirkung).

Sie **wirken nur auf sich teilende Bakterien,** müssen also ausreichend lange verabreicht werden, um alle Bakterien abzutöten.

Grampositive Keime haben mehr Murein in der Zellwand als gramnegative → bessere Wirksamkeit im grampositiven Bereich.

Manche Bakterien verfügen über ein Enzym, das den β-Lactam-Ring spaltet und die Antibiotika somit inaktiviert (β-Lactamase = Penicillinase). Hier muss auf penicillinasefeste Penicilline zurückgegriffen werden oder ein **β-Lactamase-Inhibitor** (Tazobactam, Sulbactam und Clavulansäure) kombiniert werden.

9 Infektiologie

9.2 Antibiotika

β-Lactam-Antibiotika: Penicilline

❶ **Ordnen Sie folgende stellvertretend genannte Wirkstoffe aus jeder Gruppe der Penicilline den Aussagen zu (Mehrfachnennungen sind möglich): Flucloxacillin, Amoxicillin, Depot-penicillin, Piperacillin.**

Penicillin	Eigenschaften
____________	Indiziert bei Infekten mit grampositiven penicillinasebildenden Staphylokokken
____________	Sehr gut verträglich, breites Wirkspektrum. **Cave:** makulopapulöses Exanthem bei Einsatz bei bestehender Mononukleose! Zunehmend hohe Resistenzraten!
____________	Reserveantibiotikum bei schweren Infektionen und Sepsis mit Beteiligung von Pseudomonas, Proteus, Enterobacter, Klebsiellen
____________	Penicillinasefest aufgrund einer zusätzlichen polaren Seitenkette
____________	Indiziert zur Endokarditisprophylaxe, wirkt nach i. m.-Gabe aufgrund von Salzbildung mehrere Tage bis Wochen

❷ **Bei welchen bakteriellen Infekten sind Penicilline nicht indiziert, da sie dort unwirksam sind?**

β-Lactam-Antibiotika: Penicilline

❶

Penicillin	Eigenschaften
Flucloxacillin	Indiziert bei Infekten mit grampositiven penicillinasebildenden Staphylokokken
Amoxicillin	Sehr gut verträglich, breites Wirkspektrum. **Cave:** makulopapulöses Exanthem bei Einsatz bei bestehender Mononukleose! Zunehmend hohe Resistenzraten!
Piperacillin	Reserveantibiotikum bei schweren Infektionen und Sepsis mit Beteiligung von Pseudomonas, Proteus, Enterobacter, Klebsiellen.
Flucloxacillin	Penicillinasefest aufgrund einer zusätzlichen polaren Seitenkette.
Depotpenicillin	Indiziert zur Endokarditisprophylaxe, wirkt nach i. m.-Gabe aufgrund von Salzbildung mehrere Tage bis Wochen.

Tab. 9.4 Eigenschaften von Penicillinen

❷ Penicilline wirken **nicht** gegen folgende Keime:

- Obligat intrazellulär wachsende Keime (Chlamydien, Legionellen, Rickettsien)
- Intrazellulär parasitierende Keime (Salmonella typhi, Brucellen)
- Zellwandlose Keime (Mykoplasmen)
- Sehr langsam wachsende Keime (Mykobakterien)

9 Infektiologie

9.2 Antibiotika

β-Lactam-Antibiotika: Penicilline

Ein 15-Jähriger hat seit 1 Woche ein allgemeines Krankheitsgefühl mit Schwäche und subfebrilen Temperaturen, seit 2 Tagen außerdem starken Druck im Bereich der Nasennebenhöhlen (NNH) und Fieber. Der Hausarzt stellt einen ausgeprägten Klopfschmerz im Bereich der NNH fest.

❶ Wie lautet Ihre Verdachtsdiagnose und was würden Sie verordnen?

❷ Nach ca. 1 Woche bekommt der Junge am gesamten Körper einen juckenden Hautausschlag. Handelt es sich um eine allergische Reaktion?

β-Lactam-Antibiotika: Penicilline

❶ Bei V. a. Atemwegsinfekt mit bakterieller Superinfektion der NNH ist Amoxicillin p. o. das Mittel der ersten Wahl.
❷ Aufgrund des zeitlichen Auftretens sollte eher an das Vorliegen einer EBV-Infektion gedacht werden. Bei dieser kommt es bei Gabe von Amoxicillin oder Ampicillin ca. 8–10 Tagen nach Beginn der Therapie zu einem makulopapulösen Exanthem, das nicht aufgrund einer allergischen Reaktion, sondern einer verzögerten T-Zell-vermittelten Immunreaktion auftritt. Die kausale Therapie besteht im Absetzen des Antibiotikums.

9 Infektiologie

9.2 Antibiotika

β-Lactam-Antibiotika: Cephalosporine

❶ **Nennen Sie für die Wirkstoffe aus den fünf Gruppen jeweils ein Beispiel und eine Indikation.**

❷ **Welche UAW haben Cephalosporine? Nennen Sie drei.**

❸ **Welche Lücke weisen Cephalosporine in ihrem Wirkspektrum auf?**

β-Lactam-Antibiotika: Cephalosporine

❶ Einteilung

- **1. Gruppe:** Cefazolin, Cefaclor. Ind.: ambulant erworbene Infektionen, perioperative Prophylaxe.
- **2. Gruppe:** Cefuroxim, breiteres Wirkspektrum im gramnegativen Bereich. Ind.: respiratorische Infektionen.
- **3. Gruppe:** Ceftazidim, Ceftriaxon, Cefotaxim. Ind.: schwere Infektionen mit gramnegativen Erregern, z. B. Meningokokkensepsis (Waterhouse-Friderichsen-Syndrom).
- **4. Gruppe:** Cefepim. Ind.: schwere lebensbedrohliche Infektionen, wirkt auch gegen Pseudomonas.
- **5. Gruppe:** Ceftarolin, Ceftobiprol. Ind.: wirken zusätzlich gegen MRSA.

❷ Unerwünschte Arzneimittelwirkungen

GIT-Beschwerden, Gerinnungsstörungen, häufig Allergien (in 10 % der Fälle handelt es sich um eine Kreuzallergie mit Penicillinen).

❸ Lücke im Wirkspektrum

MERKE

Alle Cephalosporine weisen eine **Enterokokkenlücke** auf. Außerdem haben sie keine Wirkung auf Listerien, Mykoplasmen, Chlamydien!
Nur Ceftazidim und die Wirkstoffe der Gruppe 4 + 5 sind wirksam gegen Pseudomonas aeruginosa.

9 Infektiologie

9.2 Antibiotika

β-Lactam-Antibiotika: Carbapeneme und Monobactame

❶ **Entscheiden Sie, welche Tabellenspalte auf Carbapeneme und welche auf Monobactame zutrifft. Nennen Sie jeweils Beispiele.**

	________	________
Wirkspektrum	Grampositive und gramnegative Keime, auch gegen Pseudomonas (außer Ertapenem), auch gegen Anaerobier	Aerobe gramnegative Keime inkl. Pseudomonas. **Cave:** Nicht gegen Anaerobier und nicht gegen grampositive Keime!
Indikation	Reserveantibiotikum bei schweren Infektionen	Nur noch inhalativ eingesetzt bei chronischer Pseudomonas-Infektion bei Mukoviszidose
UAW	Nephrotoxisch	Respiratorische Symptome wie Husten, Dyspnoe, Stridor

β-Lactam-Antibiotika: Carbapeneme und Monobactame

❶

	Carbapeneme (Imipenem, Meropenem, Ertapenem)	Monobactame (Aztreonam)
Wirkspektrum	Grampositive und gramnegative Keime, auch gegen Pseudomonas (außer Ertapenem), auch gegen Anaerobier	Aerobe gramnegative Keime inkl. Pseudomonas. **Cave:** Nicht gegen Anaerobier und nicht gegen grampositive Keime!
Indikation	Reserveantibiotikum bei schweren Infektionen	Nur noch inhalativ eingesetzt bei chronischer Pseudomonas-Infektion bei Mukoviszidose
UAW	Nephrotoxisch	Respiratorische Symptome wie Husten, Dyspnoe, Stridor

Tab. 9.5 Carbapeneme und Monobactame

9 Infektiologie

9.2 Antibiotika

Glykopeptidantibiotika

Glykopeptidantibiotika (**Vancomycin** und **Teicoplanin**) sind absolute Reserveantibiotika bei Infektionen mit grampositiven Keimen.

❶ **Erklären Sie kurz den Wirkmechanismus der Glykopeptidantibiotika.**

❷ **Glykopeptidantibiotika werden aus dem Darm nicht resorbiert und müssen deshalb i. v. verabreicht werden. Bei welcher Erkrankung macht man sich dies zunutze und gibt sie dennoch p. o.?**

❸ **Welche UAW haben Vancomycin und Teicoplanin?**

Glykopeptidantibiotika

❶ Wirkmechanismus

Sie stören die Zellwandsynthese grampositiver Keime, indem sie an die Seitenkette des Mureins binden und so die Quervernetzung behindern. Sie wirken somit **bakterizid.**

❷ Orale Verabreichung

Bei pseudomembranöser Enterokolitis (ausgelöst durch Clostridioides difficile) wird Vancomycin oral verabreicht. Es wirkt dann nur im Darm und entfaltet keine systemischen UAW.

❸ Unerwünschte Arzneimittelwirkungen

Sie sind ototoxisch und nephrotoxisch. Während der Therapie sollte unbedingt ein Drug Monitoring durchgeführt werden. Gelegentlich kommt es zu allergischen Reaktionen und Blutdruckabfall.

9 Infektiologie

9.2 Antibiotika

Fluorchinolone

	Wirkspektrum	Indikation
Gruppe I: Norfloxacin	Gramnegative Erreger (inkl. H. influenzae, Enterobakterien, Meningokokken, Gonokokken)	Harnwegsinfektionen
Gruppe II: Ciprofloxacin, Ofloxacin	Wie Gruppe I, zusätzlich zellwandlose und intrazelluläre Keime (Mykoplasmen, Chlamydien) und Pseudomonas	Breite Indikation bei urogenitalen, gastroenteralen, Haut- und Knocheninfektionen, Atemwegsinfektionen
Gruppe III: Levofloxacin	Wie Gruppe II mit besserer Wirkung gegen grampositive Keime (inkl. atypische Erreger, Pneumokokken)	Wie Gruppe II, zusätzlich auch bei Pneumonie anzuwenden, komplizierte HWI
Gruppe IV: Moxifloxacin	Wie Gruppe III, zusätzlich Anaerobier	Schwere Pneumonie, 2. Wahl: Infektion oberer weiblicher Genitaltrakt

Tab. 9.6 Fluorchinolone

❶ Nennen Sie drei wichtige UAW von Fluorchinolonen.

❷ Was kann bei einer Kombination von Fluorchinolonen und NSAID passieren?

Fluorchinolone

❶ Unerwünschte Arzneimittelwirkungen

Fluorchinolone reichern sich bei Erwachsenen im Gelenkknorpel an. Bei Kindern in der Wachstumsphase kommt es zur Schädigung des Gelenkknorpels mit nachfolgender Wachstumsstörung. Gastrointestinale Beschwerden sind selten, gelegentlich kommt es zu Blutbildveränderungen und ZNS-Störungen. Außerdem sind sie hepatotoxisch.

Kontraindikationen

Fluorchinolone dürfen in Schwangerschaft (plazentagängig), Stillzeit (muttermilchgängig) und in der Kindheit **nicht** angewendet werden. Auch Epilepsie ist eine Kontraindikation.

❷ Kombination mit NSAID

Bei Kombination von Fluorchinolonen mit NSAID kann es zu einer **Erniedrigung der Krampfschwelle** mit nachfolgenden generalisierten Krampfanfällen kommen.

9 Infektiologie

9.2 Antibiotika

Sulfonamide und Diaminopyrimidine

Gegen Sulfonamide **(Sulfadiazin, Sulfamethoxazol)** gibt es heutzutage viele Resistenzen. Sie werden deshalb nur noch in Kombination angewendet, meist mit den synergistisch wirkenden Dihydrofolatreduktase-Inhibitoren **(Trimethoprim, Pyrimethamin, Tetroxoprim).**

❶ **Erklären Sie die synergistische Wirkung der beiden Substanzklassen.**

❷ **Welche Indikation gibt es für die Kombinationstherapie?**

❸ **Nennen Sie für beide Substanzklassen jeweils zwei UAW.**

❹ **Eine Patientin in Ihrer Hausarztpraxis unter anderem wegen VHF mit einem Vitamin-K-Antagonisten (Marcumar®) therapiert wird, hat einen Harnwegsinfekt. Warum dürfen Sie keinesfalls Sulfamethoxazol und Trimethoprim verordnen?**

Sulfonamide und Diaminopyrimidine

❶ Wirkmechanismus

Beide greifen an unterschiedlichen Stellen in den **Folsäuremetabolismus** der Bakterien ein. Die Substanzen wirken somit **bakteriostatisch.** Aufgrund geringerer Affinität stören Sulfonamide und Diaminopyrimidine den menschlichen Folsäuremetabolismus **nicht.**

❷ Indikationen für Kombinationstherapie

Die Kombination beider Substanzklassen (z. B. Sulfamethoxazol und Trimethoprim als Cotrimoxazol) wirkt gegen grampositive und -negative Keime, besonders **Enterobakterien** und **Protozoen** (Pneumocystis jirovecii). Indiziert sind sie bei Harnwegsinfektionen, Gastroenteritiden und Cholezystitiden. Außerdem bei der **Pneumocystis-jirovecii-Pneumonie** und Malaria.

❸ Unerwünschte Arzneimittelwirkungen

Diaminopyrimidine sind relativ gut verträglich, bei Überdosierung können sie den Folsäuremetabolismus stören (→ Anämie). Sulfonamide sind sehr allergen, v. a. kommt es zu Kreuzallergien mit Sulfonylharnstoffen und Thiaziddiuretika. Zudem sind sie **phototoxisch** und **nephrotoxisch.**

Kontraindikationen

Niereninsuffizienz, Porphyrie, G6PDH-Mangel.

❹ Bei Marcumar®-Therapie besteht ein deutlich erhöhtes Blutungsrisiko. Nie gemeinsam verordnen!

9 Infektiologie

9.2 Antibiotika

Aminoglykoside

❶ Ergänzen Sie den Text mit folgenden Begriffen: Anaerobier, ototoxisch, gramnegative, Proteinsynthese, intrazellulär, Furosemid.

Aminoglykoside (z. B. Tobramycin, Gentamicin, Streptomycin) haben ein breites Wirkspektrum gegen __________ Keime (inkl. Pseudomonas) und Staphylokokken. Sie wirken nicht gegen __________ wachsende Keime, Streptokokken, Pneumokokken und __________. Ihre bakterizide Wirkung entfalten sie durch Hemmung der __________. Indiziert sind sie bei schweren systemischen Infektionen (Endokarditis, Tuberkulose) oder lokal zur Hautdekontamination.

Aminoglykoside haben eine enge therapeutische Breite. Sie wirken irreversibel __________, neurotoxisch und nephrotoxisch. Es sollte ein Drug Monitoring durchgeführt und die Kombination mit anderen oto-, neuro- oder nephrotoxisch wirkenden Substanzen (z. B. __________) vermieden werden.

Aminoglykoside

❶ Aminoglykoside (z. B. Tobramycin, Gentamicin, Streptomycin) haben ein breites Wirkspektrum gegen gramnegative Keime (inkl. Pseudomonas) und Staphylokokken. Sie wirken nicht gegen intrazellulär wachsende Keime, Streptokokken, Pneumokokken und Anaerobier. Ihre bakterizide Wirkung entfalten sie durch Hemmung der Proteinsynthese. Indiziert sind sie bei schweren systemischen Infektionen (Endokarditis, Tuberkulose) oder lokal zur Hautdekontamination.

Aminoglykoside haben eine enge therapeutische Breite. Sie wirken irreversibel ototoxisch, neurotoxisch und nephrotoxisch. Es sollte ein Drug Monitoring durchgeführt und die Kombination mit anderen oto-, neuro- oder nephrotoxisch wirkenden Substanzen (z. B. Furosemid) vermieden werden.

9 Infektiologie

9.2 Antibiotika

Tetracycline

❶ Entscheiden Sie, ob die folgenden Aussagen zu Tetracyclinen (Tetracyclin, Doxycyclin, Minocyclin) richtig oder falsch sind:

Breites Wirkspektrum im grampositiven und -negativen Bereich, auch gegen Mykoplasmen (zellwandlos) und Chlamydien (intrazellulär)	________
Werden häufig in der Pädiatrie eingesetzt	________
Indiziert bei Syphilis, Adnexitis (in Kombination), Borreliose, interstitieller Pneumonie	________
Lagern sich in Knochen und Zähne ein und führen so zu Wachstumsstörungen und Zahnverfärbungen	________
Bakterizide Wirkung durch Hemmung der Proteinsynthese	________
Gut verträglich, keine Dosisanpassung bei Leberinsuffizienz nötig	________

Tetracycline

❶

Breites Wirkspektrum im grampositiven und -negativen Bereich, auch gegen Mykoplasmen (zellwandlos) und Chlamydien (intrazellulär)	Richtig
Kontraindiziert in Schwangerschaft, Stillzeit und bei Kindern unter 8 Jahren	Falsch
Indiziert bei Syphilis, Adnexitis (in Kombination), Borreliose, interstitieller Pneumonie	Richtig
Lagern sich in Knochen und Zähne ein und führen so zu Wachstumsstörungen und Zahnverfärbungen	Richtig
Bakteriostatische Wirkung durch Hemmung der Proteinsynthese	Falsch
Hepatotoxisch und phototoxisch	Falsch

9 Infektiologie

9.2 Antibiotika

Makrolide

Makrolide **(Erythromycin, Roxithromycin, Clarithromycin, Azithromycin)** wirken **bakteriostatisch** durch Hemmung der Proteinsynthese. Sie sind sehr gut verträglich und dürfen auch in der Schwangerschaft eingesetzt werden. Außerdem haben sie ein **breites Wirkspektrum** im grampositiven und -negativen Bereich (inkl. Helicobacter, Hämophilus, Legionellen) und wirken auch gegen zellwandlose **(Mykoplasmen)** und intrazelluläre **(Chlamydien)** Keime.

❶ **Nennen Sie zwei Indikationen für Makrolidantibiotika.**

❷ **Welche UAW gibt es (mindestens zwei)?**

❸ **Was ist in der Therapie von Patienten mit einer medikamentös therapierten Hyperlipidämie zu beachten?**

Makrolide

❶ Indikationen

Makrolide werden in der Eradikationstherapie von **Helicobacter pylori** und bei Pneumonien eingesetzt. Erythromycin wird aufgrund seiner prokinetischen Wirkung i. v. bei **paralytischem Ileus** angewendet. Auch können Makrolide aufgrund des ähnlichen Wirkspektrums als Alternative bei Penicillinallergie eingesetzt werden.

❷ Unerwünschte Arzneimittelwirkungen

Im Allgemeinen sind Makrolide sehr gut verträglich. Nur gelegentlich kommt es zu gastrointestinalen UAW oder Allergien. Es kann außerdem eine **Verlängerung der QT-Zeit im EKG** auftreten (keine Kombination mit anderen QT-verlängernden Substanzen). Makrolide hemmen CYP-3A4.

❸ Kontraindikation

Werden Makrolide gemeinsam mit Statinen angewendet, kommt es überdurchschnittlich häufig zur **Rhabdomyolyse.** Wenn möglich, sollte also bei Patienten, die mit einem Statin therapiert werden, auf eine andere Substanzklasse ausgewichen werden.

9 Infektiologie

9.2 Antibiotika

Lincosamide

Lincosamide **(Clindamycin)** wirken ähnlich wie Makrolidantibiotika. Zu ihrem Wirkspektrum gehören insbesondere Staphylokokken und anaerobe gramnegative Stäbchen (inkl. Bacteroides-Stämme). Sie sind Reserveantibiotika.

❶ Entscheiden Sie, ob die folgenden Aussagen zu Lincosamiden richtig oder falsch sind:

Indiziert bei Anaerobierinfektionen, Staphylokokken-Osteomyelitis und als Endokarditis-prophylaxe	______
Zu den UAW zählt die pseudomembranöse Enterokolitis durch Clostridioides difficile (ist resistent gegenüber Lincosamiden).	______
Lincosamide schwächen die Wirkung nichtdepolarisierender Muskelrelaxanzien ab (ebenso wie Makrolide).	______
Aufgrund der gegenseitigen Wirkungsverstärkung werden Lincosamide und Makrolide gerne kombiniert.	______

Lincosamide

1

Indiziert bei Anaerobierinfektionen, Staphylokokken-Osteomyelitis und als Endokarditis-prophylaxe	Richtig
Zu den UAW zählt die pseudomembranöse Enterokolitis durch Clostridioides difficile (ist resistent gegenüber Lincosamiden).	Richtig
Lincosamide verstärken die Wirkung nichtdepolarisierender Muskelrelaxanzien (ebenso wie Makrolide).	Falsch
Aufgrund der gegenseitigen Wirkungsabschwächung sollten Lincosamide und Makrolide nicht kombiniert werden.	Falsch

9 Infektiologie

9.2 Antibiotika

❶ **Mupirocin ist ein ausschließlich lokal angewendetes Antibiotikum. Wie lauten die Indikationen?**

❷ **Was versteht man unter der Jarisch-Herxheimer-Reaktion und wann tritt sie auf?**

❶ Mupirocin

Mupirocin ist als Salbe zur lokalen Eradikationstherapie bei nasaler Besiedelung mit MRSA zugelassen, außerdem bei lokal beschränkten Hautinfektionen wie Impetigo oder Follikulitis.

❷ Jarisch-Herxheimer-Reaktion

Die Jarisch-Herxheimer-Reaktion tritt bei antibiotischer Therapie gewisser **toxinbildender Bakterien** auf. Insbesondere bei Syphilis (Treponema pallidum), Meningitis (alle bekannten bakteriellen Erreger), Leptospirose (Spirochäten), Lyme-Borreliose (Borrelia burgdorferi) und Typhus abdominalis (Salmonella typhi). Durch die Zerstörung der Bakterien kommt es zu einer massiven **Endotoxin**-Freisetzung. Diese bewirkt einerseits eine vorläufige Zunahme der jeweiligen Krankheitssymptome, andererseits Allgemeinreaktionen wie Fieber, Schüttelfrost, Urtikaria, RR-Abfall bis hin zum Schock.

9 Infektiologie

9.2 Antibiotika

Metronidazol und Linezolid

❶ Ordnen Sie Metronidazol oder Linezolid den folgenden Aussagen zu:

Nitroimidazolderivat. Es wirkt bakterizid durch Schädigung der Bakterien-DNA.	________
Wirkspektrum: obligat anaerobe Keime und Protozoen	________
Wirkspektrum: multiresistente grampositive Erreger und grampositive Anaerobier	________
Ind.: Infektion mit Anaerobiern, z. B. Abszesse, Peritonitis; Infektionen mit Protozoen, z. B. Trichomoniasis; pseudomembranöse Enterkolitis, CED	________
Ind.: Reserveantibiotikum bei nosokomialer/ambulant erworbener Pneumonie durch grampositive multiresistente Erreger und schwerer Haut-/Weichteilinfektion	________
Wirkt bakteriostatisch auf Enterokokken und Staphylokokken, bakterizid auf Streptokokken durch Hemmung der Proteinsynthese	________

❷ Wann werden Streptogramine eingesetzt?

Metronidazol und Linezolid

❶

Nitroimidazolderivat. Es wirkt bakterizid durch Schädigung der Bakterien-DNA.	Metronidazol
Wirkspektrum: obligat anaerobe Keime und Protozoen	Metronidazol
Wirkspektrum: multiresistente grampositive Erreger und grampositive Anaerobier	Linezolid
Ind.: Infektion mit Anaerobiern, z. B. Abszesse, Peritonitis; Infektionen mit Protozoen, z. B. Trichomoniasis; pseudomembranöse Enterkolitis, CED	Metronidazol
Ind.: Reserveantibiotikum bei nosokomialer/ambulant erworbener Pneumonie durch grampositive multiresistente Erreger und schwerer Haut-/Weichteilinfektion	Linezolid
Wirkt bakteriostatisch auf Enterokokken und Staphylokokken, bakterizid auf Streptokokken durch Hemmung der Proteinsynthese	Linezolid

❷ Streptogramine (Quinupristin + Dalfopristin) wirken wie Makrolide und Lincosamide. Sie werden **nur** in Kombination als **absolute** Reserve bei schweren therapierefraktären Infektionen mit VRE (Vancomycin-resistenten-Enterokokken) eingesetzt.

9 Infektiologie

9.2 Antibiotika

Tigecyclin und Daptomycin

Tigecyclin (Glycylcyclin) und Daptomycin (Lipopeptid) sind neue Antibiotika, die als Reserveantibiotika für komplizierte Haut- und Weichteilinfektionen, Tigecyclin auch für abdominale Infektionen angewendet werden.

❶ Nennen Sie jeweils das Wirkspektrum für beide Substanzen.

❷ Warum darf Daptomycin nicht bei einer Pneumonie angewendet werden?

Tigecyclin und Daptomycin

❶ Wirkspektrum
- Tigecyclin: breites Spektrum im grampositiven und gramnegativen Bereich inkl. multiresistenter Keime (MRSA, VRE), unwirksam gegen Pseudomonas
- Daptomycin: wirkt nur gegen grampositive Bakterien inkl. MRSA

❷ Daptomycin: Kontraindikation
Daptomycin wird durch den Surfactant der Lunge inaktiviert und kann so nicht gegen Bakterien im Alveolarraum wirken.

9 Infektiologie

9.3 Virustatika

Therapie von Infektionen mit Herpesviren

Eingesetzt werden hier **Nukleosid-Analoga: Aciclovir, Valaciclovir, Penciclovir, Famciclovir, Brivudin.** Sie wirken gegen Infektionen mit HSV Typ I und II sowie Varicella-zoster-Virus (VZV).

❶ **Beschreiben Sie den Wirkmechanismus der o. g. Substanzen.**

❷ **Wann würden Sie die Substanzen lokal anwenden, wann p. o. substituieren, wann i. v.?**

❸ **Nennen Sie eine wichtige UAW von Aciclovir und wie man diese vermeidet.**

Therapie von Infektionen mit Herpesviren

❶ Wirkmechanismus
Nukleosidanaloga werden statt der eigentlichen Nukleoside in die Virus-DNA eingebaut und hemmen dort die DNA-Polymerase und somit die Vermehrung des Virus.

❷ Verabreichung
- Lokal bei Herpes labialis, sehr mildem Herpes-genitalis-Rezidiv
- p. o. bei Herpes zoster und leichtem Herpes genitalis
- i. v. bei schweren Verläufen oder immunsupprimierten Patienten, bei Herpes-Enzephalitis und Herpes neonatorum

❸ Unerwünschte Arzneimittelwirkung
Aciclovir wird renal ausgeschieden und kann die Niere durch Kristallisation schädigen. Um dies zu vermeiden, muss der Patient während einer Aciclovir-Therapie ausreichend hydriert werden.

9 Infektiologie

9.3 Virustatika

Therapie von Infektionen mit Zytomegalievirus

Es werden DNA-Polymerase-Inhibitoren (Ganciclovir und Valganciclovir) und Foscarnet eingesetzt.

❶ Die CMV-Infektion verläuft üblicherweise klinisch unauffällig. Wann ist dennoch die Indikation zur antiviralen Therapie gegeben?

❷ Welche wichtige UAW von Ganciclovir kennen Sie?

❸ Abgesehen von CMV, gegen welche anderen Viren wirkt Foscarnet noch?

❹ Besonders bei AIDS kommt es häufig zur CMV-Retinitis. Nennen Sie zwei neue Virustatika, die hier zugelassen sind.

Therapie von Infektionen mit Zytomegalievirus

❶ Indikationen

Bei immunsupprimierten Patienten (z. B. bei Malignomen, Z. n. Organtransplantation, Frühgeborene) und bei CMV-Retinitis.

❷ Ganciclovir: Unerwünschte Arzneimittelwirkung:

Ganciclovir hemmt in geringem Maße auch die menschliche DNA-Synthese, es kann zu Knochenmarksuppression mit anschließender Panzytopenie führen. Der Wirkstoff ist außerdem kanzerogen und teratogen, deshalb in der Schwangerschaft und Stillzeit kontraindiziert.

❸ Foscarnet: Anwendung

Foscarnet wird auch gelegentlich in der **Therapie der HIV-Infektion** angewandt. Beachte die häufig auftretenden Nierenfunktionsstörungen sowie die Neurotoxizität!

❹ Cidofovir und Fomivirsen

Neu zugelassen nur zur Therapie der CMV-Retinitis bei AIDS sind Cedofovir (i. v.-Gabe, **Cave:** nephrotoxisch!) und Fomivirsen (erstes „Antisense"-Arzneimittel, wird lokal in den Glaskörper injiziert).

9 Infektiologie

9.3 Virustatika

Therapie der Influenza

Angewendet werden Neuraminidasehemmer (Zanamivir, Oseltamivir).

❶ Neuraminidasehemmer verhindern durch Hemmung eines Oberflächenenzyms die Ausbreitung der Viren im Körper. Wann sind sie indiziert? In welchem Zeitfenster nach Infektion dürfen sie angewendet werden?

❷ Für welche Bevölkerungsgruppen wird eine Influenza-Impfung empfohlen? Wann sollte diese durchgeführt werden?

Therapie der Influenza

❶ Neuraminidasehemmer: Indikationen

Neuraminidasehemmer sind zur Prophylaxe der Influenza bei Risikopatienten und zur Therapie der Influenza indiziert. Sie wirken nur bei Therapiebeginn innerhalb von 48 h nach Infektion.

❷ Influenza-Impfung

- Empfohlen für:
  - Personen › 60 LJ
  - Schwangere ab dem 2. Trimenon
  - Patienten mit erhöhter Gefährdung aufgrund schwerer Grunderkrankung
  - Medizinisches Personal sowie Personen mit engem Kontakt zu Geflügel/Wildvögeln
- Sie sollte im Oktober/November durchgeführt werden, um auf dem Höhepunkt der Influenza-Welle im Januar/Februar ausreichenden Schutz zu bieten.

9 Infektiologie

9.3 Virustatika

Therapie der viralen Hepatitis

Eingesetzt werden Entecavir, Ribavirin, PEG-Interferon-α sowie neue, direkt antivirale Substanzen (DAA), z. B. Sofosbuvir.

❶ Welche der o. g. Substanzen sind in der Therapie der chronischen Hepatitis B, welche bei chronischer Hepatitis C indiziert?

❷ Wie sollte eine akute Hepatitis B, wie eine akute Hepatitis C therapiert werden?

Therapie der viralen Hepatitis

❶ Indikationen

- Chronische Hepatitis B: PEG-Interferon-α, Entecavir, Telbivudin
- Chronische Hepatitis C: neuer Standard: interferonfreie DAA-Kombinationstherapie, z. B. mit Sofosbuvir (NS5B-Inhibitor) und LedipAsvir (NS5A-Inhibitor)

❷ Akute Hepatitis B und C

- Akute Hepatitis B: Abwarten, nur bei fulminantem Verlauf Lamivudin
- Akute Hepatitis C: Gabe von PEG-Interferon-α

9 Infektiologie

9.3 Virustatika

Therapie der HIV-Infektion

❶ Nennen Sie eine Kombinationstherapie bei HIV und UAWs.

	Beispiel	Wirkungsweise	UAW
Nukleosidanaloga (NRTI)	z. B. Emtricitabin, Tenofovir	Hemmen die Reverse Transkriptase der Retroviren und hemmen so die Replikation der Virus-DNA	Ggf. Pankreatitis, periphere Neuropathie, Myopathie, Knochenmarkschädigung
Nicht-Nukleosid-analoga (NNRTI)	z. B. Efavirenz, Nevirapin	Hemmen die Reverse Transkriptase der Retroviren und hemmen so die Replikation der Virus-DNA	Resistenzentwicklung, Exanthem, GIT-Symptome, Hepatitis
Protease-Inhibitoren (PI)	z. B. Atazanavir, Simeprevir	Hemmen die HIV-Protease	Transaminasenanstieg, GIT-, neurologische Symptome
Eintrittsinhibitoren	Maraviroc, Enfuvirtid	Hemmen Co-Rezeptoren für Penetration der HI-Viren in die Zellen, Reservetherapeutika	Gut verträglich
Integrase-Inhibitoren (INI)	Raltegravir, Elitegravir	Hemmen Integration der Virus-DNA in die Wirtszell-DNA	Gut verträglich

Tab. 9.7 Therapie der HIV-Infektion

Therapie der HIV-Infektion

❶ Kombinationstherapie

HAART (Highly Active Antiretroviral Therapy: 3-fache Kombination lebenslang): Es gehören immer 2 Substanzen aus der Gruppe der NRTI zur Kombinationstherapie. Diese werden kombiniert mit: entweder 1 NNRTI oder 1 PI oder 1 INI.
Eintrittsinhibitoren werden aktuell nur bei Therapieversagen der oben beschriebenen Substanzen verwendet.
Bei konsequenter (täglicher) Einnahme ist mit einem Abfall der Viruslast auf < 50 Kopien/ml zu rechnen.
Wichtige UAW der Langzeittherapie sind eine Fettverteilungsstörung mit in der Folge häufig einem metabolischen Syndrom.

9 Infektiologie

9.3 Virustatika

Therapie von COVID-19

❶ Für welche Patientengruppen empfiehlt sich zusätzlich zur rein symptomatischen Therapie von COVID-19 eine gezielte medikamentöse Zusatztherapie?

❷ Wie heißen die beiden 2022 markteingeführten Wirkstoffe und wie ist ihre Wirkungsweise?

Therapie von COVID-19

❶ Laut Zulassung ist eine gezielte, orale, medikamentöse Therapie im ambulanten Setting empfohlen für Patienten, die mindestens einen Risikofaktor für einen schweren Verlauf bei COVID-19 haben. Zu den Risikofaktoren zählen z. B. Alter › 60 Jahre, Adipositas, Diabetes mellitus, chronische Nierenerkrankung, Immunsuppression/-defizienz, Krebserkrankung. In dieser Risikogruppe konnte in der Zulassungsstudie für Paxlovid® eine Reduktion der Hospitalisierungs-/Sterberate von 6,5 auf 0,7 % erreicht werden.

❷ Im Januar 2022 wurden Paxlovid® (Nirmatrelvir + Ritonavir) und Lagevrio® (Molnupiravir) durch die EMA zugelassen:

- **Nirmatrelvir** ist ein Inhibitor der 3CL-Protease und wird nur in Kombination mit Ritonavir gegeben, das die Verstoffwechselung von Nirmatrelvir hemmt. **Ritonavir** verursacht vielfältige Arzneimittelinteraktionen, diese müssen vor Verschreibung unbedingt beachtet werden!
- **Molnupiravir** ist ein Prodrug eines Nukleosidanalogons (N4-Hydroxycytidin). Es hemmt die virale RNA-Replikation.

9 Infektiologie

9.4 Antimykotika

Wirkstoffe

❶ Ergänzen Sie die Indikationen in folgender Tabelle:

Wirkstoff	Anwendung	Indikation	UAW
Triazole (Fluconazol, Voriconazol etc.)	Lokal und systemisch	________	GIT-Symptome, Leberfunktionsstörung, Sehstörungen **Cave:** starke Inhibitoren von CYP_{450}!
Amphotericin B Polyene (Amphotericin B)	Lokal und systemisch	________	Häufig Unverträglichkeit, Nephrotoxizität, Neurotoxizität, Fieber/Schüttelfrost
Allylamine (Terbinafin)	Lokal und systemisch	________	GIT-Symptome, Exanthem, Leberfunktions-störung
Echinocandine (Caspofungin)	Systemisch	________	Fieber, GIT-Störungen, Exantheme, Anämie
Flucytosin	Systemisch	________	Sehr gut verträglich
Nystatin	Lokal	________	Sehr gut verträglich

Wirkstoffe

❶

Wirkstoff	Anwendung	Indikation	UAW
Triazole (Fluconazol, Voriconazol etc.)	Lokal und systemisch	Systemisch: Candidosen, Kryptokokken-meningitis, Aspergillose Lokal: Tinea pedis, vaginale Candidose etc.	GIT-Symptome, Leberfunktionsstörung, Sehstörungen **Cave:** starke Inhibitoren von CYP_{450}!
Amphotericin B Polyene (Amphotericin B)	Lokal und systemisch	Tiefe Organmykosen mit Candida-Spezies, Cryptococcus, Aspergillus fumigatus etc.	Häufig Unverträglichkeit, Nephrotoxizität, Neurotoxizität, Fieber/Schüttelfrost
Allylamine (Terbinafin)	Lokal und systemisch	Dermatophyteninfektion. Lokal bei Tinea pedis, syst. nur bei schweren Infektionen	GIT-Symptome, Exanthem, Leberfunktionsstörung
Echinocandine (Caspofungin)	Systemisch	Invasive Candidose, invasive Aspergillose, alternativ zu Amphotericin B	Fieber, GIT-Störungen, Exantheme, Anämie
Flucytosin	Systemisch	(In Kombination mit Amphotericin B) schwere Organmykosen durch Cryptococcus neoformans, Candida-Spezies etc.	Sehr gut verträglich
Nystatin	Lokal	Lokale Candida-Infektionen	Sehr gut verträglich

Tab. 9.8 Antimykotika

9 Infektiologie

9.5 Therapie der Tuberkulose

Tuberkulostatika

	Wirkungsweise	UAW
Isoniazid	Bakterizid durch Störung der Nukleinsäuresynthese	Hepato-/neurotoxisch
Rifampicin	Bakterizid durch Hemmung der bakteriellen RNA-Synthese	Hepatotoxisch, Flu-Syndrom
Pyrazinamid	Bakterizid durch Störung der Nukleinsäuresynthese	Hyperurikämie, Leberschädigung, Fotosensibilisierung
Ethambutol	Bakteriostatisch (Mechanismus unklar)	Retrobulbäre Neuritis
Moxifloxacin	Bakterizid durch Hemmung der bakteriellen DNA-Gyrase	Neurotoxisch, hepatotoxisch, Knorpelschäden

Tab. 9.9 Tuberkulostatika

❶ Wie sieht eine typische antituberkulöse Kombinationstherapie aus? Über welchen Zeitraum werden die Substanzen jeweils gegeben?

❷ Wie kann die Neurotoxizität von Isoniazid abgeschwächt werden?

Tuberkulostatika

❶ Kombinationstherapie

- **Initialphase:** 2 Monate: **Vierfachkombination** aus Isoniazid, Rifampicin, Pyrazinamid, Ethambutol/Streptomycin
- **Stabilisierungsphase:** weitere 4 Monate: **Isoniazid + Rifampicin**

❷ Isoniazid: Neurotoxizität

Abschwächung durch gleichzeitige Gabe von Vitamin B_6 (Isoniazid wirkt antagonistisch zu Vitamin B_6). Die antituberkulotische Wirkung wird dadurch nicht beeinflusst.

Reservetherapeutika

Fluorchinolone (Levofloxacin, Moxifloxacin), Bedaquilin, Delamanid.

9 Infektiologie

9.6 Antiparasitäre Therapie

1 Ordnen Sie folgenden antiparasitären Wirkstoffe den Eigenschaften in der Tabelle zu: Proguanil, Ivermectin, Lumefantrin, Mebendazol, Permethrin, Artemether, Dimeticon.

Wird gemeinsam mit Atovaquon zur Therapie und einzeln zur Chemoprophylaxe der Malaria eingesetzt.	________
Wirkt oral gegen Fadenwürmer (Nematoden) und lokal gegen Krätze.	________
Kann äußerlich gegen Kopfläuse (Pedikulose) angewendet werden. Oral angewendet wirkt es als Entschäumer bei Tensidvergiftung oder zur Reduktion von intestinaler Luft perioperativ.	________
Wirkt gegen Krätze, Läuse und Nissen durch dauerhafte Aktivierung der Natriumkanäle. Hierdurch kommt es zum Tod der Parasiten durch Paralyse.	________
Wird zur Therapie eines Befalls von Echinokokken oder Nematoden eingesetzt. Die Wirkung wird durch Mikrotubuli-Inhibition ausgelöst.	________
Ist lipidlöslich und sollte deswegen mit einer fettreichen Mahlzeit eingenommen werden	________

Tuberkulostatika

❶ →Tab. 9.10

Wird gemeinsam mit Atovaquon zur Therapie und einzeln zur Chemoprophylaxe der Malaria eingesetzt.	Proguanil
Wirkt oral gegen Fadenwürmer (Nematoden) und lokal gegen Krätze.	Ivermectin
Kann äußerlich gegen Kopfläuse (Pedikulose) angewendet werden. Oral angewendet wirkt es als Entschäumer bei Tensidvergiftung oder zur Reduktion von intestinaler Luft perioperativ.	Dimeticon
Wirkt gegen Krätze, Läuse und Nissen durch dauerhafte Aktivierung der Natriumkanäle. Hierdurch kommt es zum Tod der Parasiten durch Paralyse.	Permethrin
Wird zur Therapie eines Befalls von Echinokokken oder Nematoden eingesetzt. Die Wirkung wird durch Mikrotubuli-Inhibition ausgelöst.	Mebendazol
Ist lipidlöslich und sollte deswegen mit einer fettreichen Mahlzeit eingenommen werden	Lumefantrin, Artemether

Tab. 9.10 Antiparasitäre Wirkstoffe

9 Infektiologie

9.7 Check-up

❶ Zu Ihnen kommt eine junge Patientin mit Unterbauchschmerzen. Nach Abschluss der Diagnostik gehen Sie von einer Adnexitis aus. Welche Kombination aus drei verschiedenen Antibiotika setzen Sie nun ein?

❷ Ein 30-jähriger Patient mit AIDS klagt über heftige Schmerzen beim Schlucken. Bei Inspektion des Mundraums finden sich ausgedehnte weißliche Beläge. Welches Pharmakon ist hier am ehesten einzusetzen?

❸ Bei einem Kind auf Ihrer Station wird eine Meningokokken-Sepsis diagnostiziert. Welche Post-Expositionsprophylaxe ist nun für die Kontaktpersonen notwendig?

Check-up

❶ Doxycyclin, Metronidazol, Cefuroxim.
❷ V. a. Candidose → z. B. Fluconazol wäre hier eine gute Wahl.

❸
- Erwachsene: Ciprofloxacin oder Rifampicin
- Kinder: Rifampicin
- Schwangere: Ceftriaxon

9 Infektiologie

9.8 Infektiologie für die Kitteltasche

Kalkulierte Antibiotikatherapie

Infektion	Häufige Erreger	Kalkulierte Therapie	Dosierung	Dauer
Otitis media acuta	S. pneumoniae, H. influenzae, S. pyogenes, S. aureus	Cefuroxim	2 × 500 mg p. o.	5–7 Tage
		Amoxicillin	2 × 750 mg p. o.	
Tonsillitis	S. pyogenes, H. influenzae	Penicillin V	2 × 1,5 Mega p. o.	7 Tage
		Cefotaxim	2 × 1.000 mg p. o.	5 Tage
		Erythromycin	3 × 500 mg p. o.,	
Meningitis	N. meningitidis, S. pneumoniae	Ceftriaxon plus Ampicillin plus Dexamethason	2 × 2 g i. v. plus 6 × 2 g i. v.	10–14 Tage

Tab. 9.11 Kalkulierte Antibiotikatherapie I

Kalkulierte Antibiotikatherapie

Infektion	Häufige Erreger	Kalkulierte Therapie	Dosierung	Dauer
Unkomplizierter Harnwegsinfekt	E. coli, S. saprophyticus, Klebsiella pneumoniae, P. mirabilis	Fosfomycin	1 × 3 g p. o.	1 Tag
		Nitrofurantoin	2 × 100 mg p. o.	5 Tage
		Ciprofloxacin (2. Wahl)	2 × 250 mg	3 Tage
Weichteilinfektionen	S. pneumoniae, S. pyogenes, S. aureus	Penicillin V	3 × 1,5 Mega p. o.	10 Tage
		Clindamycin	3 × 300 mg p. o.	5–7 Tage
Ambulant erworbene Pneumonie	S. pneumoniae, M. pneumoniae, H. influenzae, gramnegative Enterobacteriaceae, Viren	Amoxicillin plus Clavulansäure	3 × 825 mg p. o.	Ca. 7 Tage
		Cefuroxim	2 × 500 mg p. o.	
		Moxifloxacin	1 × 400 mg p.o.	
		Piperacillin/Sulbactam	3 × 4 + 0,5 g i. v.	
		Imipenem	3 × 1 g i. v.	

Tab. 9.12 Kalkulierte Antibiotikatherapie II

10 Anästhesie

10.1 Inhalationsanästhetika

Allgemeines

Inhalationsanästhetika waren die ersten verfügbaren Anästhetika (erste Narkose 1845 mit Ether). Heute wird fast nur noch bei Kindern eine rein inhalative Narkose durchgeführt, in der Erwachsenenmedizin bevorzugt man die Kombinationsnarkose.
Inhalationsnarkotika werden durch ihre MAC und ihre Löslichkeit definiert.

❶ **Wofür steht die Abkürzung MAC und wie ist sie definiert?**

❷ **Erklären Sie den Begriff „Löslichkeit“ eines Inhalationsanästhetikums.**

Allgemeines

❶ MAC

MAC steht für **m**inimale **a**lveoläre **K**onzentration. Dies ist die Konzentration des Gases, bei der 50 % der Patienten keine Reaktion auf einen definierten Eingriff zeigen (z. B. Hautschnitt). Je niedriger die MAC, desto potenter ist das Inhalationsanästhetikum.

❷ Löslichkeit

Die Löslichkeit beschreibt, wie schnell sich ein Gas in einem Gewebe des Körpers (z. B. im Blut) löst. Der **Blut-/Gas-Verteilungskoeffizient λ** ist das Maß der Löslichkeit. Er bestimmt, wie schnell eine bestimmte Narkosetiefe erreicht und wieder abgeflacht werden kann.
Die Löslichkeit ist für jedes Narkosegas in jedem Gewebe des Körpers unterschiedlich. Je kleiner λ, desto schneller flutet ein Gas im Blut an und desto schneller setzt die narkotisierende Wirkung ein. Dementsprechend schnell flutet das Gas dann aber auch wieder ab und wird pulmonal eliminiert.

10 Anästhesie

10.1 Inhalationsanästhetika

Isofluran, Desfluran, Sevofluran und N_2O

Die ersten drei Substanzen gehören in die Gruppe der Haloether und haben ähnliche Eigenschaften.

❶ **Welche Eigenschaften weisen Haloether bezüglich Muskelrelaxation und Analgesie auf?**

❷ **Bringen Sie o. g. Substanzen und Halothan* bezüglich ihrer narkotischen Wirkstärke in die richtige Reihenfolge.**

❸ **Welche UAW von Haloethern kennen Sie?**

❹ **Was ist N_2O und wie wird es eingesetzt?**

Isofluran, Desfluran, Sevofluran und N_2O

❶ Wirkungen
Isofluran, Desfluran und Sevofluran wirken **muskelrelaxierend** (Verstärkung der Wirkung nichtdepolarisierender Muskelrelaxanzien) und haben lediglich eine geringe analgetische Wirkung.

❷ Wirkstärke
Desfluran < Sevofluran < Isofluran < Halothan*.

❸ Unerwünschte Arzneimittelwirkungen
Atemdepression, Blutdrucksenkung, Sensibilisierung gegenüber Katecholaminen, maligne Hyperthermie.

❹ N_2O
N_2O (Lachgas) wirkt schwach analgetisch und sedierend. Es wird als Schmerztherapie beispielsweise unter der Geburt und gelegentlich in Kombination mit anderen Anästhetika bei kurzen operativen Eingriffen angewendet.

10 Anästhesie

10.1 Inhalationsanästhetika

Maligne Hyperthermie

Maligne Hyperthermie ist eine **schwerwiegende UAW von Muskelrelaxanzien** und inhalativen Narkotika.

❶ **Welche Ätiologie nimmt man heute für die maligne Hyperthermie an?**

❷ **Welche Symptome zeigen die Patienten?**

❸ **Welche Therapie wenden Sie an?**

Maligne Hyperthermie

❶ Ätiologie
Man geht davon aus, dass die Betroffenen einen Defekt der Ryanodin-Rezeptoren aufweisen. Diese setzen regulär bei Depolarisation Ca^{2+} ins Sarkoplasma frei. Sobald die Patienten mit dem auslösenden Pharmakon in Kontakt kommen, wird die Ca^{2+}-Konzentration im Sarkoplasma stark erhöht.
Bei Risikopatienten (z.B. Verwandte von MH-Patienten) kann der **Halothan-Coffein-Test** nachweisen, ob es sich ebenfalls um einen MH-Anlageträger handelt.

❷ Klinik
Initial Tachykardie, pCO_2-Anstieg, dann werden Kontrakturen mit starkem Energieverbrauch ausgelöst, die Körpertemperatur steigt innerhalb von Minuten um mehrere Grad. Es folgen **Hypoxie, Hyperkapnie und metabolische Azidose.** Durch aus den Muskelfasern ausgetretenes Myoglobin verstopfen die Nierentubuli, es kommt häufig zum Tod durch akutes Nierenversagen.

❸ Therapie
Sofortige Beendigung der Gasnarkose und Insufflation von 100 % O_2, AMV ↑, Umstellung auf TIVA, schnellstmögliche Beendigung der OP, sofortige Gabe von Dantrolen (hemmt die Ca^{2+}-Freisetzung), symptomatische Therapie mit Ausgleich von Azidose und Elektrolytstörungen, forcierter Diurese, ggf. Kühlung des Patienten.

10 Anästhesie

10.1 Inhalationsanästhetika

PONV (postoperative nausea and vomiting)

❶ Welche Risikofaktoren für PONV kennen Sie?

❷ Wie sieht eine PONV-Prophylaxe aus?

PONV (postoperative nausea and vomiting)

❶ Risikofaktoren für PONV

- Weibliches Geschlecht
- Z. n. PONV oder ausgeprägte Kinetose (Reisekrankheit)
- Nichtraucher
- Lange OP-Dauer
- Postoperative Opioidgabe vorgesehen

❷ PONV-Prophylaxe

Gabe von 5-Hydroxytryptamin-3-Rezeptor-Agonisten (5-HT_3R-Antagonisten) (Granisetron, Ondansetron) vor Narkoseausleitung und/oder Dexamethason zur Narkoseeinleitung und/oder Dimenhydrinat intraoperativ.

10 Anästhesie

10.2 Intravenöse Anästhetika

Allgemeines

❶ Ergänzen Sie den Text mit folgenden Begriffen: Kumulation, Propofol, Inhalationsanästhetika, Narkoseeinleitung, ZNS.

Injektionsanästhetika sind v. a. zur __________ geeignet, da ihre Wirkung innerhalb von Sekunden eintritt. Im Körper verteilen Sie sich durchblutungsabhängig zunächst im __________, nach wenigen Minuten erfolgt die Umverteilung in die Muskulatur und ins Fettgewebe. Die Wirkungen lassen nach Minuten nach, eine Nachinjektion erhöht das Risiko der __________ im Körper mit einer evtl. ungewollten Verlängerung der Narkose. Injektionsnarkotika werden somit nur zur Einleitung der Narkose verwendet, die Narkose dann mit __________ fortgeführt. Nur __________ ist zur i. v. Fortführung der Narkose geeignet (TIVA).

Allgemeines

❶ Injektionsanästhetika sind v. a. zur Narkoseeinleitung geeignet, da ihre Wirkung innerhalb von Sekunden eintritt. Im Körper verteilen Sie sich durchblutungsabhängig zunächst im ZNS, nach wenigen Minuten erfolgt die Umverteilung in die Muskulatur und ins Fettgewebe. Die Wirkungen lassen nach Minuten nach, eine Nachinjektion erhöht das Risiko der Kumulation im Körper mit einer evtl. ungewollten Verlängerung der Narkose. Injektionsnarkotika werden somit nur zur Einleitung der Narkose verwendet, die Narkose dann mit Inhalationsanästhetika fortgeführt. Nur Propofol ist zur i. v. Fortführung der Narkose geeignet (TIVA).

10 Anästhesie

10.2 Intravenöse Anästhetika

Barbiturate: Thiopental

Es gibt noch viele weitere Derivate, jedoch wird fast nur noch dieses eingesetzt. Phenobarbital ist ebenfalls ein Barbiturat, welches heute nur noch selten in der Epilepsietherapie eingesetzt wird.

❶ **Wie schnell fluten die Barbiturate an und ab, welche Besonderheit in der Pharmakokinetik von Thiopental kennen Sie?**

❷ **Welche Wirkungen (abgesehen von der narkotischen) haben Barbiturate im Körper?**

❸ **Welche beiden Indikationen gibt es für Thiopental zusätzlich?**

Barbiturate: Thiopental

❶ Metabolisierung

Einsetzen der Wirkung nach ca. 20–30 s, Wirkdauer 5–7 min. Thiopental wird im Körper zunächst in einen weiteren aktiven Metaboliten abgebaut, bevor es ausgeschieden wird. Dies bedingt einen längeren Nachschlaf.

❷ Wirkungen

Blutdruckabfall, Laryngo- und Bronchospasmus, Reduktion des intrakraniellen Blutvolumens, Bei Langzeitanwendung Induktion der Leberenzyme, Thiopental beeinflusst die Nierenfunktion. Keine analgetische Wirkung, eher Hyperalgesie.

❸ Thiopental: Indikationen

Thiopental **senkt den intrakraniellen Druck** durch Reduktion des intrakraniellen Blutvolumens, deswegen wird es bei erhöhtem intrakraniellen Druck auch in der Langzeittherapie eingesetzt. Außerdem erhöht Thiopental die Krampfschwelle und ist zur Durchbrechung eines zerebralen Krampfanfalls geeignet.

10 Anästhesie

10.2 Intravenöse Anästhetika

Propofol (Diisopropylphenole), Ketamin (Diisopropylphenole), Etomidat (Phenylethylimid-azole)

❶ Ordnen Sie die drei Wirkstoffe folgenden Aussagen zu:

Bewirkt eine leichte Muskelrelaxation, Senkung des intrakraniellen Drucks	________
Keine analgetische, atem- oder kardiodepressive Wirkung, rein hypnotisch	________
Schnelles Anfluten, kurze Wirkdauer, hepatische Metabolisierung	________
Halluzinationen beim Erwachen (Minderung durch Injektion von Benzodiazepinen vor der Narkose)	________
Keine Kumulation bei Nachinjektion → zur TIVA geeignet	________
Spontane Muskelkontraktionen bei Einleitung möglich, bei längerer Gabe Suppression der Nebennierenrinde	________
Dissoziative Anästhesie mit anterograder Amnesie und starker Analgesie	________
Steigerung von Blutdruck/Puls (geeignet bei Schockpatienten), geeignet für kurze, schmerzhafte Eingriffe	________

Propofol (Diisopropylphenole), Ketamin (Diisopropylphenole), Etomidat (Phenylethylimidazole)

❶

Bewirkt eine leichte Muskelrelaxation, Senkung des intrakraniellen Drucks	Propofol
Keine analgetische, atem- oder kardiodepressive Wirkung, rein hypnotisch	Etomidat
Schnelles Anfluten, kurze Wirkdauer, hepatische Metabolisierung	Propofol, Etomidat, Ketamin
Halluzinationen beim Erwachen (Minderung durch Injektion von Benzodiazepinen vor der Narkose)	Ketamin
Keine Kumulation bei Nachinjektion → zur TIVA geeignet	Propofol
Spontane Muskelkontraktionen bei Einleitung möglich, bei längerer Gabe Suppression der Nebennierenrinde	Etomidat
Dissoziative Anästhesie mit anterograder Amnesie und starker Analgesie	Ketamin
Steigerung von Blutdruck/Puls (geeignet bei Schockpatienten), geeignet für kurze, schmerzhafte Eingriffe	Ketamin

10 Anästhesie

10.3 Muskelrelaxanzien

Nikotinische Acetylcholinrezeptor-Antagonisten (nAChR-Antagonisten)

Die Wirkstoffe gehen alle auf das Indianer-Pfeilgift Curare zurück und unterscheiden sich hinsichtlich Wirkdauer und Elimination (renal: Alcuronium, Pancuronium, Rocuronium, Tubocurarin; biliär: Vecuronium, Rocuronium, Tubocuranin; unabhängig von Niere und Leber: Atracurium).

❶ **Beschreiben Sie den Wirkmechanismus der nAChR-Antagonisten.**

❷ **Welche Indikationen gibt es für diese Stoffklasse?**

❸ **Welche UAW kennen Sie? Wie können nAChR-Antagonisten antagonisiert werden?**

Nikotinische Acetylcholinrezeptor-Antagonisten (nAChR-Antagonisten)

❶ Wirkmechanismus
Aufhebung der ACh-Wirkung an der motorischen Endplatte über einen kompetitiven Antagonismus am Nikotinrezeptor. Da ACh nicht mehr an den Rezeptor binden kann, kann keine Depolarisation mehr stattfinden, es kommt zur Muskelrelaxation. Die Wirkung verstärkt sich dosisabhängig.

Wirkdauer
Tubocurarin › Pancuronium › Alcuronium › Atracurium › Rocuronium › Vecuronium › Mivacurium

❷ Indikationen
Zur Intubation bei Narkoseeinleitung (v.a. Rocuronium) und zur Aufrechterhaltung der Muskelrelaxation während einer Narkose sowie zur Vermeidung von Muskelkrämpfen z. B. bei einer Tetanus-Infektion.

❸ Unerwünschte Arzneimittelwirkungen
Histaminfreisetzung aus den Mastzellen (außer Cisatracurium und Vecuronium), Antagonismus an ganglionären sympathischen Nikotinrezeptoren (Blutdruck/Puls ↓), Blockade der Muskarinrezeptoren (Puls ↑).

Antagonisierung
Antagonisierung durch ACh-Esterasehemmer, z. B. Neostigmin. Anwendung z. B. bei Ausleitung der Narkose.

10 Anästhesie

10.3 Muskelrelaxanzien

Peripher wirkende, depolarisierende Muskelrelaxanzien: Suxamethonium (Succinylcholin)

❶ Entscheiden Sie, ob folgende Aussagen zu Suxamethonium richtig oder falsch sind:

Suxamethonium wirkt am Nikotinrezeptor antagonistisch und führt zu einer Dauerdepolarisation mit anschließender Muskelrelaxation.	________
Durch ACh-Esterasehemmer ist eine Wirkungsbeendigung möglich.	________
Suxamethonium wird nur noch zur „Blitzeinleitung" in Notfallsituationen (z. B. Notsectio) verwendet.	________
Zu den UAW zählen Histaminliberation, muskelkaterartige Schmerzen postoperativ, Hyperkaliämie und maligne Hyperthermie.	________
Suxamethonium wird von einer unspezifischen Plasmacholesterinesterase in der Leber metabolisiert.	________

Peripher wirkende, depolarisierende Muskelrelaxanzien: Suxamethonium (Succinylcholin)

❶

Suxamethonium wirkt am Nikotinrezeptor agonistisch und führt zu einer Dauerdepolarisation mit anschließender Muskelrelaxation.	Falsch
Durch ACh-Esterasehemmer ist keine Wirkungsbeendigung möglich.	Falsch
Suxamethonium wird nur noch zur „Blitzeinleitung“ in Notfallsituationen (z.B. Notsectio) verwendet.	Richtig
Zu den UAW zählen Histaminliberation, muskelkaterartige Schmerzen postoperativ, Hyperkaliämie und maligne Hyperthermie.	Richtig
Suxamethonium wird von einer unspezifischen Plasmacholesterinesterase in der Leber metabolisiert.	Richtig

10 Anästhesie

10.4 Lokalanästhetika

Allgemeines

❶ Lokalanästhetika wirken an unterschiedlichen Nervenfasern unterschiedlich schnell. Bringen Sie die verschiedenen Fasern in die richtige Reihenfolge hinsichtlich des Wirkeintritts: Schmerzfasern, motorische Fasern, autonome Fasern, Druck- und Berührungsfasern, Temperaturfasern.

❷ Warum wirken Lokalanästhetika in entzündetem Gewebe kaum?

❸ Warum wird den Lokalanästhetika oft Adrenalin beigemengt?

Allgemeines

❶ Wirkeintritt

Zunächst autonome Fasern → Temperaturfasern → Schmerzfasern → Druck- und Berührungsfasern → motorische Fasern.

❷ Lokalanästhetika in entzündetem Gewebe

Lokalanästhetika sind schwache Basen, sie liegen bei pH 7,4 sowohl in dissoziierter als auch in undissoziierter Form vor. In die Nervenzelle gelangen sie jedoch nur in undissoziierter Form. In **entzündetem (saurem) Milieu** liegen die Lokalanästhetika hauptsächlich in **dissoziierter Form** vor und können somit nicht in die Nervenzelle gelangen.

❸ Lokalanästhetika und Adrenalin

Adrenalin bewirkt eine Vasokompression und sorgt so für eine **Wirkungsverlängerung** durch die Verzögerung des Abtransports der lokalanästhetischen Substanz.

CAVE!

UAW von Adrenalin beachten!
Kein Einsatz von Adrenalin bei Operationen an den Akren, es kann zu einer Minderdurchblutung kommen.

10 Anästhesie

10.4 Lokalanästhetika

Wichtigste Wirkstoffe

❶ Ordnen Sie folgende Wirkstoffe einer oder mehreren Aussagen zu: Lidocain, Mepivacain, Kokain, Procain, Tetracain, Bupivacain, Ropivacain, Prilocain.

Gehören zur Gruppe der Ester, werden im Blut durch die Cholinesterase eliminiert	________
Bewirkt als einziges keine Vasodilatation	________
Wird häufig zur Peridural- und Spinalanästhesie verwendet	________
Gehören zur Gruppe der Amide, werden in der Leber metabolisiert	________
Am häufigsten verwendet, auch als Antiarrhythmikum, für jede Art der Lokalanästhesie geeignet	________
Häufige Verwendung zur Leitungsanästhesie	________

Wichtigste Wirkstoffe

1

Gehören zur Gruppe der Ester, werden im Blut durch die Cholinesterase eliminiert	Kokain, Procain, Tetracain
Bewirkt als einziges keine Vasodilatation	Kokain
Wird häufig zur Peridural- und Spinalanästhesie verwendet	Lidocain, Bupivacain
Gehören zur Gruppe der Amide, werden in der Leber metabolisiert	Lidocain, Bupivacain, Mepivacain, Prilocain, Ropivacain
Am häufigsten verwendet, auch als Antiarrhythmikum, für jede Art der Lokalanästhesie geeignet	Lidocain
Häufige Verwendung zur Leitungsanästhesie	Lidocain, Bupivacain, Ropivacain, Procain

10 Anästhesie

10.5 Check-up

❶ **Eine 44-jährige Patientin beschwert sich bei Ihnen über die letzte Narkose. Sie habe einen furchtbaren Schmerz bei der Injektion des „Einschlafmittels" über die Infusion in die Vene gespürt. Um welches Medikament hat es sich am ehesten gehandelt? Wie kann man vorbeugen?**

❷ **Welche therapeutische Maßnahme gilt als Methode der Wahl bei schweren Kopfschmerzen nach akzidentieller Durapunktion (z. B. bei Anlegen einer Spinalanästhesie)?**

❸ **Was erwarten Sie bei Anwendung eines Lokalanästhetikums in entzündetem Gewebe (z. B. bei Extraktion eines entzündeten Zahns)?**

Check-up

❶ Propofol. Vorbeugend wirkt eine i. v. Vormedikation mit einem Opioid.
❷ Zunächst konservativer Therapieversuch mit Bettruhe, Flüssigkeitssubstitution (mind. 2 l/24 h) und Koffein (3- bis 4-mal tgl. 200–300 mg). Bei Beschwerdepersistenz: Anlage eines epiduralen Blutpatches. Hierbei wird eine kleine Menge Eigenblut steril entnommen und in den Duraraum injiziert. Durch den Druck auf die Dura lassen zum einen die Kopfschmerzen nach, zum anderen dichtet das geronnene Blut das Leck ab.
❸ Einen Wirkverlust aufgrund des sauren pH-Werts.

10 Anästhesie

10.6 Anästhesie für die Kitteltasche

Prämedikation

Oberstes Ziel der Prämedikation ist, den Patienten vor der Operation zu beruhigen, ihm die Nervosität zu nehmen. In der Fachsprache sagt man dazu Anxiolyse.
Erst an zweiter Stelle stehen Ziele wie Sedierung, Amnesie, Analgesie oder Aspirationsprophylaxe.
Geeignete und somit häufig angewendete Medikamente zur Prämedikation sind Benzodiazepine.
KI: Myasthenia gravis, Ataxie, Alkoholintoxikation.
Besonders gerne werden verwendet:

- Diazepam (0,15 mg/kg KG p. o., mindestens 1 h vor Narkosebeginn)
- Midazolam (3,5–7 mg/kg KG p. o., 1 h vor Narkosebeginn)

Beispielhafter Ablauf einer Kombinationsnarkose

1. Präoxygenierung
2. Opioid
3. Injektionsnarkotikum (z. B. Propofol) → Narkoseeinleitung
4. Maskenbeatmung
5. Muskelrelaxans (z. B. Suxamethonium)
6. Intubation
7. Beatmung mit Inhalationsgemisch
8. Opioidanalgetikum + depolarisierendes Muskelrelaxans
9. Ausleiten: Narkosegas abstellen und Beatmung mit 100 % O_2, bei Überhang des Muskelrelaxans → Neostigmin + Atropin

11 Analgetika

11.1 Einführung

Schmerz

❶ **Welche Schmerzarten kennen Sie?**

❷ **Welche Hauptgruppen der Analgetika kennen Sie?**

Info zur Bearbeitung:
Das IMPP empfiehlt die Ersetzung des Begriffs Opioide durch μ-Opioidrezeptor-Agonisten (MOR-Agonisten), hierauf wird im Folgenden aufgrund der Übersichtlichkeit verzichtet.

Schmerz

❶ Schmerzarten

- **Nozizeptorenschmerzen:** entstehen durch die Erregung der Schmerzrezeptoren aufgrund einer Verletzung des Gewebes aus traumatischer, entzündlicher oder tumoröser Ursache. Sie werden bewusst wahrgenommen. Beispiele: Schnittwunde, Magenschmerzen.
- **Neuropathische Schmerzen:** entstehen durch Schädigung des peripheren oder zentralen Nervensystems. Beispiele: Polyneuropathie, Querschnittslähmung, Amputation. Zu den neuropathischen Schmerzen gehören die evozierten Schmerzen, Neuralgie, Deafferenzierungsschmerzen und der zentrale Schmerz. **Beachte:** Tumorschmerzen haben meist beide genannten Qualitäten.

❷ Hauptgruppen der Analgetika

- Nichtopioid-Analgetika: COX-Inhibitoren (NSAID) = saure Analgetika, COX-2-Inhibitoren (Coxibe)
- Schwache Opioide: Tramadol, Tilidin, Codein
- Starke Opioide: Oxycodon, Hydrocodon, Pethidin, Hydromorphon, Morphin, Fentanyl, Sufentanil, Remifentanil, Pentazocin*, Buprenorphin, Piritramid
- Adjuvanzien: Coanalgetika, Antiemetika/Laxanzien, PPI, Myolytika, Bisphosphonate

11 Analgetika

11.2 Nichtopioid-Analgetika

Hauptgruppen

❶ Man teilt Nichtopioid-Analgetika nach ihrer COX-Hemmung in drei große Gruppen ein: präferenzielle COX-1-Hemmung, unselektive COX Hemmung und selektive COX-2-Hemmung. Zählen Sie die Wirkstoffe zu jeder Gruppe auf.

❷ Ordnen Sie die Wirkstoffe entsprechend ihrer analgetischen Potenz in abnehmender Reihenfolge.

❸ Alle COX-Inhibitoren wirken antipyretisch und analgetisch. Wovon hängt die antiphlogistische Wirkung ab?

Hauptgruppen

❶

Gruppe	Wirkstoff
Präferenzielle **COX-1**-Hemmung	Acetylsalicylsäure, Piroxicam, Ibuprofen, Naproxen, Indometacin
Selektive **COX-2**-Hemmung	Celecoxib, Parecoxib, Etoricoxib
Unspezifische COX-1- und COX-2-Hemmung	Metamizol, Diclofenac, Paracetamol, Meloxicam

Tab. 11.1 Hauptgruppen der Nichtopioid-Analgetika

❷ Analgetische Potenz in abnehmender Reihenfolge

Metamizol › Diclofenac › Ibuprofen › ASS ≥ Paracetamol.

❸ Der antiphlogistische Effekt ist vom Penetrationsvermögen ins Entzündungsgebiet abhängig, sodass saure Präparate (ASS, Ibu, Diclofenac) gut ins Entzündungsgebiet penetrieren und stark antiphlogistisch wirken.

MERKE

Paracetamol hat keinerlei antiphlogistischen Effekt. Es ist nicht sauer und reichert sich somit nicht in Entzündungsgewebe an.

11 Analgetika

11.2 Nichtopioid-Analgetika

Arachidonsäurestoffwechsel und Aufgabe der Cyclooxygenasen

Um die Pharmakodynamik der NSAID besser zu verstehen, lohnt sich der Blick zurück in die Biochemie.

❶ Skizzieren Sie kurz den Arachidonsäurestoffwechsel und den Zusammenhang und die Aufgaben der Cyclooxygenasen-1 und -2 (COX-1 und COX-2).

Arachidonsäurestoffwechsel und Aufgabe der Cyclooxygenasen

❶

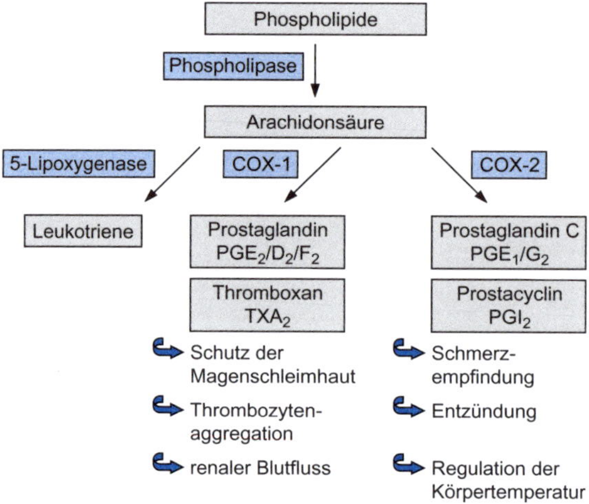

Abb. 11.1 Arachidonsäurestoffwechsel und Aufgabe der Cyclooxygenasen [L253]

11 Analgetika

11.2 Nichtopioid-Analgetika

Acetylsalicylsäure (ASS) I

❶ **Wie wirkt ASS und über welche Enzyme?**

❷ **Kennen Sie den Wirkeintritt und die Wirkdauer von ASS?**

❸ **Nennen Sie drei Indikationen für die Gabe von ASS und die dafür benötigte Dosis.**

❹ **Was passiert, wenn Ibuprofen vor ASS gegeben wird?**

Acetylsalicylsäure (ASS) I

❶ Wirkung

- Irreversible und unspezifische Hemmung der COX-1 und -2 durch Acetylierung
- Verhinderung der Prostaglandinsynthese (Prostacyclin und Thromboxan)
- Analgetisch, antipyretisch, antiphlogistisch, thrombozytenaggregationshemmend (langfristig bereits ab 30 mg ASS, da Thrombozyten keine COX-1 nachliefern können)

❷ Wirkeintritt, Wirkdauer

- Wirkeintritt: nach 30 min
- Wirkdauer: ca. 4–6 h, dosisabhängige Wirkdauer

MERKE

Hepatische Biotransformation, dann renale Eliminierung. Es besteht keine lineare Kinetik. Bei Dosen **› 3 g ASS** → hepatische Enzymsysteme gesättigt → längere HWZ.

❸ Indikationen

- Thrombozytenaggregationshemmung: 0,1 g/d
- Schmerzen: 0,5–1 g WHO Stufe I
- Antirheumatikum: hohe Dosis mit **3 g/d → geringe therapeutische Breite**

❹ Gabe von Ibuprofen vor ASS

Wird Ibuprofen vor ASS gegeben, hebt Ibuprofen durch Bindung an COX die antithrombotische Wirkung von ASS auf, da es deren Bindungsstelle auf den Thrombozyten reversibel bindet.

11 Analgetika

11.2 Nichtopioid-Analgetika

Acetylsalicylsäure (ASS) II

❶ **Nennen Sie sechs unerwünschte Arzneimittelwirkungen von ASS. Merken Sie sich diese gut, Sie können sie mit seltenen Ausnahmen für die meisten NSAID anführen.**

❷ **Nennen Sie die wichtigsten Kontraindikationen von ASS.**

❸ **Ausnahme: Kennen Sie eine Indikation aus der Pädiatrie?**

Acetylsalicylsäure (ASS) II

❶ Unerwünschte Arzneimittelwirkungen

- Irreversible Hemmung der Thrombozytenaggregation → Verlängerung der Blutungszeit
- Magenschmerzen bis zu **Schleimhauterosionen** durch Anreicherung der sauren ASS im Magenschleimhautepithel (Hemmung der protektiven Prostaglandine)
- Niere: Verschlechterung der Nierenfunktion durch Verminderung der Durchblutungssteigerung (Prostaglandin vermittelt) und vermehrte Salzretention (Ödeme). **Cave:** 30 % der chronischen Nierenversagen werden durch NSAID ausgelöst!
- Lunge: **Analgetikaasthma** (vermehrte Leukotriensynthese), Bronchospasmus
- Immunsystem: Urtikaria, Erythema exsudativum multiforme, Lyell-Syndrom
- Intoxikation: Salicylismus
- **Reye-Syndrom:** ASS-Gabe bei Kindern mit fieberhaftem Virusinfekt führt zur mitochondrialen Hepatoenzephalopathie.

❷ Kontraindikation

Blutungsneigung, Therapie mit Vitamin-K-Antagonisten, Gastritis, strenge Indikationsstellung bei vorgeschädigter Niere und Atopikern (Asthma bronchiale), akuter Gichtanfall, Schwangerschaft (vorzeitiger Verschluss des Ductus Botalli, Wehenhemmung), Kinder < 16 Jahre v. a. bei fieberhaftem Infekt.

❸ **MERKE**

ASS ist die Therapie der Wahl bei Kawasaki-Syndrom (idiopathische Vaskulitis im Kindesalter).

11 Analgetika

11.2 Nichtopioid-Analgetika

Acetylsalicylsäure (ASS) III

❶ **Welche Arzneimittel werden bei zusätzlicher Gabe zu ASS in ihrer Wirkung verstärkt? Welche werden abgeschwächt?**

❷ **Kennen Sie die Symptome einer Salicylatvergiftung und deren Therapie?**

Acetylsalicylsäure (ASS) III

❶ Wechselwirkungen

- **Wirkungsverstärkung:** Vitamin-K-Antagonisten, Glukokortikoide, Digoxin, Barbiturate, Sulfonylharnstoffe, Sulfonamide, Methotrexat, Lithium
- **Wirkungsverminderung:** Spironolacton, Furosemid, Antihypertensiva

❷ Salicylatvergiftung

Salicylismus: zentrale toxische Wirkung mit Tinnitus: dauerhafter Hörverlust möglich durch Druckerhöhung im Labyrinth. Salicylsäure wirkt wie CO_2 in der Medulla oblongata → Stimulation des Atemzentrums, Hyperventilation, respiratorische Alkalose bis metabolische Azidose durch Säureretention.

Klinik: Übelkeit, Erbrechen, Schwindel, Krämpfe.

Therapie: Infusion von Bicarbonat und KCl, Beatmung, Hämodialyse.

11 Analgetika

11.2 Nichtopioid-Analgetika

Ibuprofen

❶ Ibuprofen gehört zu den Arylpropionsäurederviaten. Welches Medikament noch?

❷ Erklären Sie den Wirkungsunterschied zwischen ASS und Ibuprofen.

❸ In welcher Dosis wirkt Ibuprofen analgetisch und wann antiphlogistisch?

❹ Die Indikationen sind identisch mit ASS. Nennen Sie die zwei einzigen Ausnahmen und erklären Sie deren Hintergrund.

Ibuprofen

❶ Arylpropionsäurederviate
Naproxen gehört wie Ibuprofen zu den Arylpropionsäurederivaten.

❷ Wirkunterschied: ASS und Ibuprofen
Ibuprofen hemmt COX-1 und -2 reversibel und kompetetiv (1 › 2). Daher wirkt es viel schwächer gerinnungshemmend als ASS und hat ein geringeres Nebenwirkungsprofil als die anderen NSAID.

❸ Analgetische und antiphlogistische Dosis
- Analgetische Dosis: 200–400 mg
- Antiphlogistische Dosis: 400–800 mg mehrmals täglich. Tagesmaximum: 2.400 mg/d (Rheuma)

❹ Indikationen
- Schmerzen: Ibuprofen 400 mg
- Antirheumatikum: Ibuprofen 800 mg
- Akuter Gichtanfall
- Behandlung des hämodynamisch wirksamen offenen Ducuts Botalli (besteht weiter durch Persistieren der Prostaglandine) ‹ 34. SSW durch Prostaglandinsynthesehemmung. Dosierung: 1. Injektion: 10 mg/kg, 2. und 3. Injektion: 5 mg/kg.

UAW und WW wie ASS.

11 Analgetika

11.2 Nichtopioid-Analgetika

Fallbeispiel: Herr Meier und der schmerzende Zeh

Herr Meier stellt sich humpelnd und mit schmerzverzerrtem Gesicht in Ihrer Allgemeinarztpraxis vor. Sie kennen Herrn Meier gut: Er ist deutlich übergewichtig (BMI 29,6 kg/m^2) und bekannt dafür, in seinem eigenen Lokal mit den Stammgästen gerne ein Gläschen zu viel zu trinken. Herr Meier berichtet, er habe seit der Nacht heftigste Schmerzen im rechten Zeh, die er kaum mehr aushalten könne. Sogar der Druck der Bettdecke auf seinem Zeh sei unerträglich gewesen. Er könne sich die Schmerzen nicht erklären. Sie finden bei der Untersuchung einen geschwollenen, hochroten Zeh, keine Hämatome oder Hinweise für Verletzung. Anschließend führen Sie eine Laborkontrolle durch, verzichten jedoch aufgrund der massiven Schmerzen auf eine Gelenkpunktion.

❶ Wie lautet Ihre Verdachtsdiagnose? Kennen Sie den Eigennamen?

❷ Welche Therapie leiten Sie unverzüglich ein?

❸ Welches Medikament ist in diesem Falle kontraindiziert und warum?

Fallbeispiel: Herr Meier und der schmerzende Zeh

❶ Akuter Gichtanfall

Klinik

Plötzliche, starke Schmerzen in einem Gelenk und heftige Schmerzen bei Berührung sprechen für eine **Arthritis urica (akuter Gichtanfall).** Das Gelenk ist extrem schmerzhaft, stark gerötet, überwärmt und geschwollen. Allgemeine Entzündungszeichen wie Fieber, eine Leukozytose, erhöhte Harnsäurewerte vor dem Anfall und selten Kopfschmerzen können auftreten.

MERKE

Im akuten Gichtanfall finden sich oft **normale** Harnsäurewerte.

Podagra nennt sich der akute Gichtanfall im Großzehengrundgelenk.

❷ Therapie

NSAID: Arylessigsäurederivate (Indometacin, Diclofenac) oder Arylpropionsäurederivate (Ibuprofen, Naproxen) und eine lokale Kryotherapie. Dosierung: Ibuprofen 400–800 mg/ED, max. 2.400 mg/d; wirksamstes **Mittel der Wahl: Indometacin** 50 mg 3×/d.

❸ Kontraindikation

ASS sollte nicht verabreicht werden, da es die Harnsäureausscheidung verlangsamen kann: URAT1 wird in proximalen Tubuluszellen exprimiert und transportiert Harnsäure im Austausch gegen organische Anionen aus dem Primärharn ins Blut zurück. ASS ist ein Substrat von URAT1 und kann somit die Rückresorption von Harnsäure fördern.

11 Analgetika

11.2 Nichtopioid-Analgetika

Arylessigsäurederivate: Diclofenac und Indometacin

❶ **Beschreiben Sie die Pharmakodynamik und führende Wirkung von Diclofenac und Indometacin.**

❷ **Nennen Sie drei Indikationen für Diclofenac und zwei für Indometacin.**

❸ **Welche Anwendungsbeschränkung/Kontraindikation besteht bei Diclofenac seit 2013?**

❹ **Oxicame haben sich nicht wirklich durchgesetzt. Nennen Sie das wichtigste noch genutzte Oxicam und dessen Indikation.**

Arylessigsäurederivate: Diclofenac und Indometacin

❶ Pharmakodynamik und Wirkungen

Arylessigsäurederivate **hemmen COX-1 und -2,** wirken sehr stark antiphlogistisch und analgetisch und ebenfalls antipyretisch.

❷ Indikationen

- **Diclofenac:** alle entzündlichen rheumatischen Erkrankungen, Gichtanfall, orthopädische Erkrankungen (Bursitis, Tendovaginitis, Distorsionen, Ischalgie, Lumbago, traumatische Schwellungen). Off-Label-Use: bei medikamentösem Verschluss des persistierenden Ductus arteriosus Botalli.
- **Indometacin:** rheumatische Erkrankungen, Gichtanfall

❸ Diclofenac: Kontraindikation

Roter Handbrief 07/2013: kontraindiziert bei Patienten mit bestehender Herzinsuffizienz NYHA Stadien II–IV, ischämischer Herzerkrankung, peripherer Arterienerkrankung, zerebrovaskulärer Erkrankung.

CAVE!
Diclofenac kann bei chronisch-entzündlichen Darmerkrankungen einen Schub auslösen.

❹ Meloxicam

Begrenzte COX-2-Selektivität, lange Wirkdauer. Ind.: rheumatoide Arthritis.

11 Analgetika

11.2 Nichtopioid-Analgetika

Selektive COX-2-Inhibitoren (Coxibe)

COX-2-Inhibitoren sind keine Säuren und es besteht keine Verwandtschaft mit den anderen NSAID.

❶ Beschreiben Sie die Wirkungsweise und nennen Sie die drei in Deutschland verfügbaren Vertreter.

❷ Warum konnten sich die COX-2-Inhibitoren in den therapeutischen Regimen nicht durchsetzen?

Selektive COX-2-Inhibitoren (Coxibe)

❶ Wirkmechanismus

Selektive **COX-2-Inhibitoren** entfalten ihre Wirkung überwiegend an COX-2 und nur wenig an COX-1. Die verfügbaren Vertreter in Deutschland heißen:

- Celecoxib
- Etoricoxib
- Parecoxib

❷ Unerwünschte Arzneimittelwirkungen

Man hatte sich erhofft, dass durch die **Selektivität der COX-2-Hemmung** die COX-2-Inhibitoren den NSAID bezüglich der gastrointestinalen Nebenwirkungen überlegen sind. Es hat sich im Laufe der Zeit jedoch herausgestellt, dass **COX-2-Inhibitoren das kardiovaskuläre Risiko erhöhen (Apoplex und Myokardinfarkt).** Einige Vertreter mussten aufgrund schwerer unerwünschter Wirkungen vom Markt genommen werden. Es handelt sich hierbei jedoch um einen klassenspezifischen Effekt.

11 Analgetika

11.2 Nichtopioid-Analgetika

Paracetamol I

❶ Erklären Sie die Wirkung von Paracetamol v. a. im Unterschied zu den NSAID.

❷ Wie wird Paracetamol aus dem Körper eliminiert?

❸ Nennen Sie die Indikationen zur Gabe von Paracetamol und die Dosierung. Bei welcher Population ist dieses Analgetikum Mittel der Wahl?

❹ Paracetamol ist ein OTC-Medikament. Was bedeutet das? Warum sind Packungen › 10 g rezeptpflichtig?

Paracetamol I

❶ Wirkungen

Paracetamol wirkt durch Hemmung der zentralen COX-1 und -2 und aktiviert schmerzhemmende zentrale Serotoninrezeptoren vom 5-HT_3-Typ. Es wirkt im Unterschied zu den NSAID somit v. a. **zentral.** Damit entfallen die Wirkung auf die Thrombozytenaggregation, die UAW auf den GI-Trakt, die antiphlogistische Wirkung und die topische Wirkung → **gute Verträglichkeit, rasche Aufnahme, hohe Bioverfügbarkeit.**

❷ Metabolisierung

Hepatische Elimination (limitiert durch Glutathion).

❸ Indikationen

Mäßig starke Schmerzen, Fieber. **Paracetamol ist Mittel der Wahl bei Schwangeren und Kindern!** Dosierung: 10–15 mg/kg KG/d max. 50 mg/kg KG/d.

❹ OTC-Medikament

OTC = over the counter = rezeptfrei. Größere Packungen sind verschreibungspflichtig aufgrund der Lebertoxizität → Vergiftungen und Suizidalität!

11 Analgetika

11.2 Nichtopioid-Analgetika

Paracetamol II

❶ **Kennen Sie UAW und Kontraindikationen für die Therapie mit Paracetamol?**

❷ **Was wissen Sie über die Paracetamolvergiftung?**

❸ **Können Sie Medikamente aufzählen, die Wechselwirkungen mit Paracetamol haben?**

Paracetamol II

❶ Unerwünschte Arzneimittelwirkungen

Transaminasenanstieg, Agranulozytose, Thrombopenie, Analgetikanephropathie, Überempfindlichkeitsreaktionen.

Kontraindikationen

Leberfunktionsstörungen (Child Pugh Score › 9), Favismus, Therapie mit Cumarinen, Vorsicht bei Atopikern und Nierenfunktionsstörung, **letale Dosis: ab 7 g (nach neuesten Erkenntnissen nach unten korrigiert).**

❷ Paracetamolvergiftung

Ab 150 mg/kg KG (etwa 7,5 g beim Erwachsenen): giftige Metaboliten (*N*-Acetyl-*p*-benzochinonimin) werden in der Leber bei normaler Dosis sofort durch Konjugation an SH-Gruppen mit z. B. Glutathion entgiftet. Bei Dosen von › 7,5 g kumulieren die Metaboliten in den Leberzellen und schädigen diese irreversibel durch Bindung mit SH-Gruppen an Leberzellproteine.

Achtung: Kinder und Alkoholiker oft geringere toxische Dosis.

Therapie

Antidot: SH-Donor **Acetylcystein.** Je früher, umso besser die Prognose.

❸ Wechselwirkungen

Probenecid (hemmt Glukuronidierung von Paracetamol), Alkohol, Antikonvulsiva, Marcumar®, HIV-Patienten.

11 Analgetika

11.2 Nichtopioid-Analgetika

Pyrazolone: Metamizol

❶ Der Wirkmechanismus von Metamizol ist nicht ausreichend geklärt. Welche Ansätze werden diskutiert? Welche Eigenschaften besitzt das Medikament?

❷ Nennen Sie zwei Indikationen und eine Erkrankung aus dem internistischen Fachgebiet, bei der Metamizol indiziert ist.

❸ Welche wichtigen UAW fallen Ihnen ein?

❹ Nennen Sie vier Kontraindikationen.

Pyrazolone: Metamizol

❶ Wirkmechanismus

Diskutiert werden die Beteiligung des 5HT- oder Opioid-Stoffwechsels, der cGMP-Signalweg und die periphere und zentrale COX-Hemmung.

Metamizol ist das **stärkste Analgetikum der Nichtopioid-Analgetika,** vergleichbar mit Tramadol. Es wirkt zusätzlich v. a. **spasmolytisch und stark antipyretisch.**

❷ Indikationen

Starke Schmerzen (Nieren- und Gallenkolik, Tumorschmerzen), hohes Fieber.

Eine weitere Indikation ist die akute Pankreatitis, hier sind Opiate kontraindiziert.

❸ Unerwünschte Arzneimittelwirkungen

Gelegentliche Anwendung: gute Verträglichkeit, RR-Abfall bis zum Schock bei rascher i. v.-Injektion; bei häufiger Anwendung: Blutbildungsstörungen **(Leukopenie bis Agranulozytose),** Anaphylaxie, Auslösung von Asthmaanfällen.

❹ Kontraindikationen

- Überempfindlichkeit, hepatische Porphyrie, Favismus
- Relativ: Säuglinge, Schwangerschaft und Stillzeit, bei vorbestehenden Blutbildungsstörungen.

11 Analgetika

11.2 Nichtopioid-Analgetika

Weitere

❶ **Ein weiteres Nichtopioid-Analgetika ist Flupirtin. Kennen Sie den Wirkmechanismus und die Indikation? Wann ist es kontraindiziert?**

❷ **Seit März 2017 darf medizinisches Cannabis mittels BTM-Rezept verordnet werden. Wie heißt das zugelassene Präparat? Für welche Indikation ist es zugelassen? Welche weiteren Indikationen haben sich off-label etabliert? In welcher Darreichungsform wird es eingenommen?**

Weitere

❶ Flupirtin

- Wirkmechanismus: COX unabhängiger spinaler/supraspinaler Wirkmechanismus → aktiviert neuronale K^+-Kanäle → analgetisch und spasmolytisch im Muskuloskelettalbereich
- Ind.: **akute Schmerzen**, wenn andere Präparate kontraindiziert sind (Rote Hand Brief 07/2013)
- KI: Lebererkrankungen, Alkoholabusus, Myasthenia gravis

❷ Medizinisches Cannabis (→ Kap. 5.4)

- **Nabiximols** für **Spastik bei Multipler Sklerose**
- Etablierte Indikation nach vorheriger Überprüfung zur Kostenübernahme durch die Krankenkasse: chronische Schmerzen, Appetitlosigkeit, Gewichtsverlust und Übelkeit und Erbrechen
- Darreichung: Mundspray, Inhalation per Verdampfer, Tee

11 Analgetika

11.3 Opiate und Opioide

Definitionen I

❶ **Können Sie Opiate von Opioiden abgrenzen?**

❷ **Welche Opioidrezeptoren kennen Sie? Ergänzen Sie folgende Tabelle und beachten Sie die neue Bezeichnung vor der Klammer.**

Rezeptortyp	Wirkung	Analgesie
DOR (δ-Rezeptor)	____________________	________
KOR (κ-Rezeptor)	____________________	________
MOR (μ-Rezeptor)	____________________	________

❸ **Was sind Endorphine? Wissen Sie, wie dieses Wort entstanden ist?**

Definitionen I

❶ Opiat und Opioide

- **Opiat:** natürlich vorkommendes Alkaloid, aus Saft des Schlafmohns gewonnen, enthält hauptsächlich Morphin und Codein
- **Opioid:** halb-/vollsynthetisch hergest., mit morphinähnlicher Wirkung (z. B. Heroin, Fentanyl)

❷ Opioidrezeptoren

Rezeptortyp	Wirkung	Analgesie
DOR (δ-Rezeptor)	Analgesie, Dysphorie, Halluzinationen	+
KOR (ϰ-Rezeptor)	Spinale Analgesie, Sedierung, Dysphorie, Miosis	++
MOR (μ-Rezeptor)	μ_1: präsynaptisch: spinale und supraspinale Analgesie, Hypothermie, Euphorie, antitussive Wirkung, Miosis, Sucht μ_2: postsynaptisch: wie μ_1 und Atemdepression und Obstipation	+++

Tab. 11.2 Wirkung durch Opioidrezeptoraktivierung

❸ Endorphine

Untergruppe der körpereigenen Opioide und Transmittersubstanzen des schmerzdämpfenden Systems. Untergruppen der endogenen Opioide: Endorphine, Enkephaline, Dynorphine. Wirkung: über Opioidrezeptoren in unterschiedlicher Dichte peripher (Darm und Blase) und zentral, prä- und postsynaptisch. Das Wort **Endorphin** ist eine Kreuzung aus **endo**genem Mo**rphin.**

11 Analgetika

11.3 Opiate und Opioide

Definitionen II

❶ **Erklären Sie partielle und reine Agonisten und nennen Sie ein Beispiel.**

❷ **Was versteht man unter „maximaler Analgesie"?**

❸ **Was ist der Ceiling-Effekt?**

❹ **Wie definiert man die analgetische Potenz?**

Definitionen II

❶ Agonisten

- **Partielle Agonisten** (z. B. Buprenorphin): **inhibieren und stimulieren den Rezeptor**
- **Reine Agonisten** (Morphin, Tramadol, Tilidin, Pethidin, Piritramid, Fentanyl etc.): aktivieren den Rezeptor ausschließlich

❷ Maximale Analgesie

Maximale schmerzdämpfende Wirkung. Sie kann auch unter Dosissteigerung nicht erhöht werden.

❸ Ceiling-Effekt

Der Ceiling-Effekt (ceiling = Höchstgrenze) beschreibt, dass ab einer bestimmten Dosis **eine Dosissteigerung keine zusätzliche Wirkung ergibt** (Beispiel: schwach wirksame Opioide: low ceiling). Morphin und Oxycodon haben keinen Ceiling-Effekt.

❹ Analgetische Potenz

Schmerzstillende Wirkung im Vergleich zu Morphin (Morphin = 1).

CAVE!

Analgetische Potenz ist nicht das Gleiche wie maximale Analgesie!

11 Analgetika

11.3 Opiate und Opioide

Wenn man die Wirkungsweisen genau kennt, kann man die unerwünschten Wirkungen (Nebenwirkungen) leicht ableiten.

❶ Prägen Sie sich die folgende Tabelle gut ein:

Zentrale Wirkungen	Periphere Wirkungen	Sonstige
• Analgetisch • Atemdepressiv • Antitussiv • Miosis • Verminderung von Blutdruck und Herzfrequenz durch Relaxation der glatten Muskulatur • Sedierend • Euphorisierend bei raschem Anfluten im ZNS, selten dysphorisch • Initial emetisch, im Verlauf antiemetisch	• Tonuserhöhung der glatten Muskulatur • Obstipation • Harnverhalt • Gallenkoliken • Gallenstau (Spasmus im Sphincter Oddi)	• Histaminfreisetzung (Pruritus, Bronchospasmus) • Toleranzentwicklung (nicht für Miosis und GI-Wirkungen) • Abhängigkeit: v. a. bei i. v. Anwendung

Tab. 11.3 Wirkung der Opioide

❷ Beschreiben Sie den Wirkmechanismus von Opioiden.

❷ Wirkmechanismus

Opioide hemmen die Übertragung von Schmerzreizen durch präsynaptische Inhibition von spannungsabhängigen Ca^{2+}-Kanälen → Glutamat und Substanz P ↓.

Postsynaptisch: Öffnen von K^{+}-Kanälen, NMDA-Rezeptor-Leitfähigkeit ↓

11 Analgetika

11.3 Opiate und Opioide

Schwache Opioide – WHO Stufe 2 (BTM frei)

❶ **Ergänzen Sie folgende Tabelle:**

Medikament	Analgetische Potenz	Wirkung	Indikation	Besonderheit
Morphin*	1	Reiner Agonist	Analgetikum	Geringe orale Bioverfügbarkeit (15–50 %): orale Gabe: 3× höhere Dosis als parenteral
Tramadol	______	______	______	______
Tilidin	______	______	______	______
Codein	______	______	______	______

*Steht nur zum Vergleich bei WHO-Stufe 2 aufgeführt

Schwache Opioide

1

Medikament	Analgetische Potenz	Wirkung	Indikation	Besonderheit
Morphin*	1	Reiner Agonist	Analgetikum	Geringe orale Bioverfügbarkeit (15–50 %): **orale Gabe: 3× höhere Dosis als parenteral**
Tramadol	0,1–0,2	Reiner Agonist	Analgetikum	**Serotonin-Freisetzung** → gesteigerte Analgesie, stark emetisch, geringer atemdepressiv, leicht antidepressiv, anxiolytisch
Tilidin	≈ 0,2	Reiner Agonist	Analgetikum + Naloxon	Gut für ältere Patienten mit neurokognitiven Einschränkungen, **keine Obstipation durch Kombination mit Naloxon**
Codein	0,2–0,3		Antitussivum	Als Antitussivum im Handel, wird von Drogensüchtigen gerne missbraucht
*Steht nur zum Vergleich bei WHO-Stufe 2 aufgeführt				

Tab. 11.4 Schwache Opioide

11 Analgetika

11.3 Opiate und Opioide

Starke Opioide – WHO Stufe 3 (BTM-pflichtig)

❶ Ergänzen Sie folgende Tabelle:

Medikament	Analgetische Potenz	Wirkung	Indikationen	Besonderheit
Fentanyl Remifentanil Sufentanyl	120× 200× 1.000×	________	________	________
Oxycodon	________	________	________	________
Buprenorphin	________	Partieller Agonist	________	________
Levomethadon	________		Analgetikum	________
Pethidin	________	________	Analgetikum bei Koliken	________
Piritramid	________	Reiner Agonist	________	________
Morphin	________	Reiner Agonist	Analgetikum	________

❶ Starke Opioide

Medikament	Analgetische Potenz	Wirkung	Indikationen	Besonderheit
Fentanyl Remifentanil Sufentanyl	120× 200× **1.000×**	Reiner Agonist	Analgetikum bei Operationen, Tumorschmerzen (transdermal)	Stärkste Gruppe der Opioide, Rigidität der Thoraxmuskulatur bei i. v. Gabe
Oxycodon	2×	Reiner Agonist	Analgetikum	**Plus** Naloxon = Targin
Buprenorphin	30×	Partieller Agonist Gemisch Agonist/Antagonist	Analgetikum	Hoher First-Pass-Effekt, längere Wirkdauer als Morphin, Ceiling-Effekt: glockenförmige Dosis-Wirkungskurve, Abnahme Analgesie bei hoher Dosis
Levomethadon	4×	Reiner Agonist	Analgetikum	Gute Bioverfügbarkeit, lange HWZ, Substitution von i. v. Drogenabhängigen
Pethidin	0,1	Reiner Agonist	Analgetikum bei Koliken	Weniger periphere Wirkung, stärkerer RR-Abfall
Piritramid	0,7	Reiner Agonist	Analgetikum	Längere Wirkdauer, weniger kardiodepressiv
Morphin	1	Reiner Agonist	Analgetikum	Geringe orale Bioverfügbarkeit (15–50 %): **orale Gabe: 3× höhere Dosis als parenteral**

Tab. 11.5 Starke Opioide.

11 Analgetika

11.3 Opiate und Opioide

Kontraindikationen und Toleranzentwicklung

❶ **Nennen Sie Kontraindikationen in der Anwendung der Opioide und unterteilen Sie diese in absolute und relative Kontraindikationen.**

❷ **Erklären Sie die Entstehung der Toleranzentwicklung.**

Kontraindikationen und Toleranzentwicklung

❶ Kontraindikationen

- Absolut:
  - Schwangerschaft: **plazentagängig** mit Gefahr der Atemdepression des Fetus
  - Ileus
- Relativ:
  - Schädel-Hirn-Trauma
  - Hypotonie
  - Lungenerkrankungen
  - Opiatabhängigkeit
  - Entzündliche Darmerkrankungen
  - Koliken (weniger spasmogene Medikamente bevorzugen)

❷ Toleranzentwicklung

Die **Toleranzentwicklung entsteht nach einer Dauereinnahme** von Opioiden über einen Zeitraum länger als 3 Wochen. Als Ursachen nimmt man eine **Down-Regulation der Opiatrezeptoren und eine gesteigerte Aktivität der Adenylatcyclase** an. Daraus folgt eine Dosissteigerung zum Erreichen der Schmerzfreiheit.

11 Analgetika

11.3 Opiate und Opioide

Opioidintoxikation und Entzugssyndrom

❶ **Ergänzen Sie den Text mit folgenden Begriffen: Naloxon; Hypo-; Dysphorie, Diarrhö, Übelkeit und Erbrechen, motorische Unruhe, Mydriasis, Schlafstörungen etc.; Rebound; Miosis, Atemdepression und Koma; Doxapram; kompetitiven; Hypo-; Brady-; Clonidin.**

Die **Trias der Opioidintoxikation** besteht aus ______________________. Bei tiefer Bewusstlosigkeit kann es auch zur Mydriasis kommen. Des Weiteren leiden die Patienten unter Zyanose, _____thermie, _______tonie und _____kardie. Die Therapie der Opioidintoxikation besteht zuerst in der Sicherung der Vitalfunktionen, Freihalten der Atemwege und der Schockbehandlung. Als Antidot gibt man ________ i. v., einen _____________ Antagonisten an den Opioidrezeptoren. Wichtig hierbei ist, dass Naloxon, um einen ______________-Effekt zu verhindern, repetitiv gegeben wird (Titrationsantagonisierung), da Naloxon im Unterschied zu den lang wirksamen Opioiden nur eine Wirkdauer von ____ h besitzt. Naloxon kann nicht Buprenorphin und Fentanyl antagonisieren. Als Antidot von Buprenorphin nutzt man ____________. Das **Opioidentzugssyndrom** erreicht seinen Höhepunkt nach ca. ____ h. Die Symptome sind: ____________ ____________. Zur medikamentösen Therapie nutzt man den α_2-Rezeptorantagonisten ________, der im Entzug die erhöhte Aktivität der zentralen noradrenergen Neurone senkt.

Opioidintoxikation und Entzugssyndrom

❶ Die **Trias der Opioidintoxikation** besteht aus Miosis, Atemdepression und Koma. Bei tiefer Bewusstlosigkeit kann es auch zur Mydriasis kommen. Des Weiteren leiden die Patienten unter Zyanose, Hypothermie, Hypotonie und Bradykardie. Die Therapie der Opioidintoxikation besteht zuerst in der Sicherung der Vitalfunktionen, Freihalten der Atemwege und der Schockbehandlung. Als Antidot gibt man Naloxon i. v., einen kompetitiven Antagonisten an den Opioidrezeptoren. Wichtig hierbei ist, dass Naloxon, um einen Rebound-Effekt zu verhindern, repetitiv gegeben wird (Titrationsantagonisierung), da Naloxon im Unterschied zu den lang wirksamen Opioiden nur eine Wirkdauer von 2 h besitzt. Naloxon kann nicht Buprenorphin und Fentanyl antagonisieren. Als Antidot von Buprenorphin nutzt man Doxapram. Das **Opioidentzugssyndrom** erreicht seinen Höhepunkt nach ca. 30 h. Die Symptome sind: Dysphorie, Diarrhö, Übelkeit und Erbrechen, motorische Unruhe, Mydriasis, Schlafstörungen etc. Zur medikamentösen Therapie nutzt man den α_2-Rezeptorantagonisten Clonidin, der im Entzug die erhöhte Aktivität der zentralen noradrenergen Neurone senkt.

11 Analgetika

11.4 Check-up

❶ **Worauf muss man bei der Verordnung von COX-2-Inhibitoren (Coxibe) besonders aufmerksam achten?**

❷ **Welche Analgetika darf man üblicherweise in der Schwangerschaft verabreichen?**

❸ **Wie kann sich ein Analgetikaabusus auf die Leber auswirken?**

❹ **Wie kommt es zu einer Analgetikanephropathie?**

❺ **Beschreiben Sie die Besonderheiten von Buprenorphin.**

❻ **Welche Analgetika führen häufig zu einer Hyperkaliämie?**

Check-up

❶ **COX-2-Inhibitoren** können eine koronare Herzkrankheit bis hin zum Herzinfarkt verstärken. Sie hemmen die Produktion von Prostacyclin stärker als von Thromboxan.
❷ In der Schwangerschaft nutzt man **Paracetamol als Mittel der Wahl,** bis zur 28. SSW auch Ibuprofen. Opioide können bei starken und stärksten Schmerzen indiziert sein.
❸ Ein **Analgetikaabusus** kann zur **Lipofuszinose der Leber** führen, dies ist eine braungelbe Pigmentierung, die durch den Abbau von Lipoproteinen zelleigener Organellen geschieht. Im Alter ist die Lipofuszinose physiologisch, in jüngeren Jahren entsteht sie durch Analgetika oder Kachexie.
❹

- Chronisch interstitelle Nephritis durch Analgetika-Abusus z.B. Diclofenac
- Vasodilatation → Mehrdurchblutung des Nierenmarks durch PGE_2 gehemmt → Minderdurchblutung → Ischämie/Papillennekrose

❺ Höchste Rezeptoraffinität → längste Wirkdauer aller Opioide, nicht durch Agonisten oder Antagonisten vom Rezeptor zu verdrängen.
❻ Alle COX-Inhibitoren können eine Hyperkaliämie hervorrufen. Das Überprüfen und ggf. Absetzen der Medikation sind folglich angezeigt.

11 Analgetika

11.5 Schmerz für die Kitteltasche

Schmerztherapie

Die Schmerztherapie erfolgt individuell nach dem WHO-Stufenschema.
Koanalgetika = keine klassischen Analgetika: nichtselektive Monoamin-Wiederaufnahme-Inhibitoren (z. B. Amitriptylin), Glukokortikoide, Bisphosphonate, Cannabinoide oder Antikonvulsiva (z. B. Carbamazepin, Gabapentin).
Adjuvanzien = zur Prophylaxe und Therapie der UAW durch Analgetika: Laxanzien, Antiemetika, PPI.

Stufe	Medikamentenart	Medikamentenbeispiel
1. Stufe	Nichtopioid-Analgetikum ggf. + Adjuvanzien/ Koanalgetikum	NSAID, Paracetamol, Metamizol
2. Stufe	Schwaches Opioid + Nichtopioid-Analgetikum ggf. + Adjuvanzien/Koanalgetikum	Tramadol, Tilidin
3. Stufe	Starkes Opioid + Nichtopioid-Analgetikum + ggf. Adjuvanzien/Koanalgetikum	Morphin, Oyxcodon, Hydromorphon, Fentanyl
4. Stufe	Invasive Techniken	Spinale Injektionen, Ganglienblockaden etc.

Tab. 11.6 Stufenschema WHO

Schmerztherapie

Therapie des Migräneanfalls

- NSAID: Paracetamol
- 5-$HT_{1B/D}$R-Agonisten (Triptane): Eletriptan, Frovatriptan, Sumatriptan
- Antiemetika: Metoclopramid, Domperidon
- Mutterkornalkaloide: Ergotamin (keine Empfehlung mehr)
- Antikonvulsiva: Valproinsäure
- Triptane: wirken schnell, aber kurz, deshalb ggf. wiederholte Anwendungen. Man gibt sie bei schwerem Anfall oder Versagen anderer Medikamente. Kontraindikation ist eine bekannte KHK. Keine Kombination mit Ergotamin.

Merken Sie sich im Gegensatz auch folgende Medikamente:

Migräneprophylaxe

- **1. Wahl:**
  - β_1-Adrenozeptor-Antagonisten: Metoprolol, Propranolol
  - Kalziumantagonisten: Flunarizin
  - Antikonvulsiva: Valproinsäure, Glutamatfreisetzungs-Inhibitor: Topiramat
- **2. Wahl:**
  - Sonstige: Amitriptylin, Lisinopril, Pestwurz
  - Bisoprolol, Naproxen, ASS, Mg, Amitriptylin

11 Analgetika

11.5 Schmerz für die Kitteltasche

Schmerzform	Therapie
Leichte Schmerzen Beispiele: Kopfschmerzen, Zahnschmerzen	• Paracetamol: sehr gut verträglich • ASS: gut bei begleitender entzündlicher Komponente, aber gastrointestinale Nebenwirkungen • Ibuprofen: gut bei begleitender entzündlicher Komponente. Weniger gastrointestinale Nebenwirkungen als ASS • Bei Kindern: Paracetamol oder Ibuprofen. Kein ASS bei Virusinfekten bei Kindern wegen Reye-Syndrom
Schmerzen des Bewegungsapparats Beispiele: Arthritis, aktivierte Arthrose	• Klassische NSAID: Ibuprofen, Diclofenac • COX-2-Inhibitoren: nur kurzfristig, viele Kontraindikationen • Flupirtin: bei Muskelverspannungen • Natriumkanalblocker Bupivacain zur Leitungsanästhesie • Opioidanalgetika: Tilidin/Naloxon, Tramadol, Morphin
Magenschutz: Protonenpumpeninhibitoren (PPI)	• Omeprazol 20 mg, Lansoprazol 30 mg, Pantoprazol 40 mg, Esomeprazol 20 mg 1-mal/d • Zum NSAID bei folgenden Risikofaktoren: Alter › 65 Jahre, ♂, frühere GIT-Blutung, Ulkusanamnese, Einnahme von oralen Antikoagulanzien/Glukokortikoiden

Tab. 11.7 Therapie weiterer Schmerzen I

Schmerzform	Therapie
Viszerale Schmerzen	• Metamizol: Agranulozytose als unerwünschte Wirkung • Spasmolytikum (z. B. Buscopan) + starkes Analgetikum (z. B. Pethidin)
Schmerzen beim Herzinfarkt und akuten Lungenödem	Morphin
Starke Schmerzen Beispiel: nach Unfall	Opioidanalgetika
Clusterkopfschmerz	Akuttherapie: • Sauerstoff per inhalationem • 5-$HT_{1B/D}$R-Agonisten („Triptane") • Alternativ: Dihydroergotamin, intranasale Applikation von Lidocain (Natriumkanalblocker) Langzeitprophylaxe: • Verapamil oder Lithium. Lithium hat enge therapeutische Breite • Alternativ: Methysergid. **Cave:** Gefahr der Lungen-, Retroperitonealfibrose bei Langzeitanwendung, Valproat
Trigeminusneuralgie	Carbamazepin zur Prophylaxe (1. Wahl); Phenytoin i. v. zur Akuttherapie
Neuropathische Schmerzen	Gabapentin, Carbamazepin, nichtselektiver Monoamin-Wiederaufnahme-Inhibitor, z. B. Amitriptylin

Tab. 11.8 Therapie weiterer Schmerzen II

12 Neurologie

12.1 Parkinson-Syndrom

Antiparkinsonmedikamente I

Beim Morbus Parkinson liegt ein **Mangel des inhibitorischen Dopamins** in der Substantia nigra durch Degeneration der Zellen und dadurch ein **funktioneller Überschuss des exzitatorischen Acetylcholin** vor.

❶ **Erklären Sie die Pathophysiologie des Morbus Parkinson und die Wirkweise der Antiparkinsonmedikamente.**

Antiparkinsonmedikamente I

❶

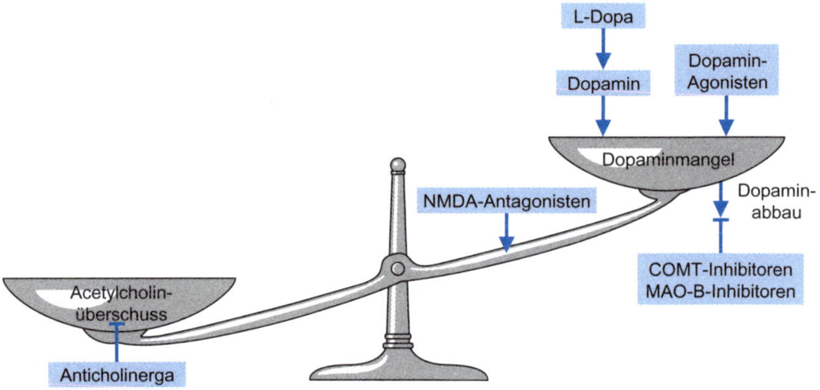

Abb. 12.1 Pathophysiologie Morbus Parkinson [L253]

12 Neurologie

12.1 Parkinson-Syndrom

Antiparkinsonmedikamente II

❶ Ergänzen Sie die Tabelle mit folgenden Begriffen: Selegilin, Benserazid, NMDA-Antagonisten, Stimulation postsynaptischer D_2-Rezeptoren im Striatum, Biperiden, Verminderung des Dopaminabbaus.

Gruppe	Wirkstoffe	Wirkmechanismus
L-Dopa + Decarboxylase-hemmer	L-Dopa + ________, Carbidopa	Substitution der BHS-gängigen Dopaminvorstufe
Dopamin-Agonisten	Ropinirol, Pramipexol Bromocriptin Cabergolin, Pergolid Lisurid	________
MAO-B-Inhibitoren	________	Selektive und irreversible Hemmung der MAO-B (Dopaminabbau)
________	Amantadin	Glutamatrezeptor-Antagonist, dopaminerge Wirkung
Muskarinrezeptor-Antagonist	________	Hemmung exzitatorischer cholinerger Neurone
COMT-Inhibitoren	Entacapon	________

!

Antiparkinsonmedikamente II

1

Gruppe	Wirkstoffe	Wirkmechanismus
L-Dopa + Decarboxylasehemmer	L-Dopa + Benserazid, Carbidopa	Substitution der BHS-gängigen Dopaminvorstufe
Dopamin-Agonisten	Ropinirol, Pramipexol Bromocriptin Cabergolin, Pergolid Lisurid	Stimulation postsynaptischer D_2-Rezeptoren im Striatum
MAO-B-Inhibitoren	Selegilin	Selektive und irreversible Hemmung der MAO-B (Dopaminabbau)
NMDA-Antagonisten	Amantadin	Glutamatrezeptor-Antagonist, dopaminerge Wirkung
Muskarinrezeptor-Antagonist	Biperiden	Hemmung exzitatorischer cholinerger Neurone
COMT-Inhibitoren	Entacapon	Verminderung des Dopaminabbaus

Tab. 12.1 Übersicht Antiparkinsonmedikamente

12 Neurologie

12.1 Parkinson-Syndrom

L-Dopa

❶ Wie unterscheiden sich L-Dopa und Dopamin?

❷ Schildern Sie die Pharmakokinetik von L-Dopa.

❸ Die UAW kann man in zentrale und periphere einteilen. Welche UAW kennen Sie?

❹ Was versteht man unter hypo-/und hyperkinetischer Wirkungsfluktuation?

❺ Nennen Sie drei Arzneimittelinteraktionen, welche die Wirkung von L-Dopa vermindern und zwei, welche sie erhöhen.

L-Dopa

❶ L-Dopa und Dopamin

L-Dopa ist die Vorstufe von Dopamin und kann die Blut-Hirn-Schranke passieren.

❷ Pharmakokinetik

Das **Prodrug** wird durch Carboxylierung in der Körperperipherie in Dopamin verwandelt. **Decarboxylasehemmer** werden benötigt, damit L-Dopa in der Körperperipherie nicht in Dopamin umgewandelt wird → weniger systemische UAW. Abbau von Dopamin über COMT und MAO: HWZ nur 1,5 h.

❸ Unerwünschte Arzneimittelwirkungen

- **Zentrale UAW:** Angst, Halluzinationen, Depressionen, Akinesien und Hyperkinesien
- **Periphere UAW:** α-Rezeptoren: Orthostase-Syndrom durch Gefäßdilatation; β_1-Rezeptoren: Reflextachykardie, Arrhythmie; D_2 Area postrema: Übelkeit, Erbrechen

❹ Hypo- und hyperkinetische Wirkungsfluktuation

- **Hypokinetische Wirkungsfluktuation:** als Folge der abnehmenden Wirkung von L-Dopa nach 3–5 Behandlungsjahren: End-of-Dose-Akinesie, Freezing, On-Off-Phänomen
- **Hyperkinetische Wirkungsfluktuation:** bei maximaler Wirkung: On-/Off-Dyskinesien

❺ Wechselwirkungen

- Vermindern Dopaminwirkung: Neuroleptika, Vitamin B_6, Opioide, MCP, eiweißreiche Ernährung
- Erhöhen Dopaminwirkung: Antihypertensiva, Katecholamine

12 Neurologie

12.1 Parkinson-Syndrom

Dopamin-D_x-Rezeptor-Agonisten (D_xR-Agonisten)

❶ Die D_xR-Agonisten werden in Ergotamin-Derivate und Non-Ergotamin-Derivate unterteilt. Nennen Sie je zwei Wirkstoffe aus jeder Gruppe und erklären Sie den Unterschied der beiden Gruppen.

❷ Nennen Sie typische unerwünschte Arzneimittelwirkungen der D_xR-Agonisten.

❸ Warum sind die Ergotamin-Derivate Mittel der 2. Wahl?

Dopamin-D_x-Rezeptor-Agonisten (D_xR-Agonisten)

❶ Ergotamin-Derivate und Non-Ergotamin-Derivate

- **Ergotamin-Derivate:** stimulieren die postsynaptischen Neurone im extrapyramidalen System, sind vom Degenerationszustand der präsynaptischen Neurone, an denen Dopamin wirkt, unabhängig und wirken daher auch im fortgeschrittenen Stadium des Morbus Parkinson. Zudem hemmen sie die Prolaktinsynthese und werden **hepatisch** eliminiert **(CYP_{450}).** Sie sind Abkömmlinge der Mutterkornalkaloide. Vertreter: **Bromocriptin, Cabergolin** (längste HWZ › 60 h), Pergolid, Lisurid.
- **Non-Ergotamin-Derivate:** leiten sich nicht von Mutterkornalkaloiden ab. Als neue Dopaminagonisten wirken sie wie die Ergotamin-Derivate. Sie werden **renal** eliminiert. Vertreter: Ropinirol, Pramipexol. Ausnahme: Apomorphin (hepatische Elimination).

❷, ❸ Unerwünschte Arzneimittelwirkungen

Übelkeit, Herzrhythmusstörungen, Tagesmüdigkeit, Schlafattacken, psychotische Effekte, Impulskontrollstörungen (Hypersexualität, Impulskäufe, **Spielsucht**).

Die Ergotamin-Derivate können **Lungenfibrosen** und **Retroperitonealfibrosen** bewirken. Deshalb sind sie nur Mittel 2. Wahl und im klinischen Alltag nicht mehr empfohlen. Non-Ergotamin-Derivate machen **keine** Fibrosen.

In Kombination mit dem peripher antagonistisch wirkenden Domperidon kann die initiale Emesis vermieden werden.

12 Neurologie

12.1 Parkinson-Syndrom

MAO-B-Inhibitoren

Wiederholen Sie die Karte MAO-Inhibitoren (→ Kap. 13).

❶ **Wie heißt der wichtigste MAO-B-Inhibitoren?**

❷ **Schildern Sie den Wirkmechanismus der MAO-Inhibitoren in Bezug auf die Parkinson-Erkrankung.**

❸ **Nennen Sie drei UAW.**

MAO-B-Inhibitoren

❶ Der wichtigste MAO-B-Inhibitoren heißt **Selegilin.** Weitere: Rasagilin.

❷ Wirkmechanismus

Er ist ein selektiver, irreversibler Hemmstoff der Monoaminooxidase, die Dopamin und Katecholamine im ZNS abbaut. Durch die Hemmung des Transmitterabbaus wird die Wirkung des Dopamins verlängert. MAO-B-Inhibitoren sollen neuroprotektiv wirken und somit ggf. die Progredienz des Parkinsons hinausschieben. Sie helfen L-Dopa einzusparen.

❸ Unerwünschte Arzneimittelwirkungen

Dyskinesien, Unruhe und Halluzinationen.

MERKE

Keine Interaktion mit tyrosinhaltigen Lebensmitteln (da MAO-A).

CAVE!

Keine Kombination mit SSRI wegen Gefahr des **Serotonin-Syndroms!** (s. Fall in ➜Kap. 13 Psychiatrie, ➜Karte 248)

12 Neurologie

12.1 Parkinson-Syndrom

NMDA-Antagonist

Der **einzige NMDA(Glutamat-)Antagonist** ist Mittel der Wahl bei akinetischen Krisen und wird hier i. v. gegeben.

❶ **Wie heißt er?**

❷ **Kennen Sie die Wirkungsweise und können Sie eine wichtige unerwünschte UAW benennen?**

NMDA-Antagonist

❶ **Amantadin** heißt der NMDA-Antagonist, er wird unverändert renal eliminiert.

CAVE!
Kumulation von Amantadin bei Niereninsuffizienz.

❷ Wirkmechanismus

Amantadin wirkt agonistisch auf zentrale Dopamin-Rezeptoren, hemmt acetylcholinerge striatale Interneurone und wirkt als schwacher NMDA-Rezeptor. Somit gleicht Amantadin die Dysbalance zwischen exzitatorischen (glutamatergen und cholinergen) und inhibitorischen (dopaminergen) Einflüssen auf das Striatum aus.

Unerwünschte Arzneimittelwirkungen

Neurotoxisch: Unruhe, Schwindel, Konzentrationsstörungen.

Kontraindikationen

MERKE
Eine wichtige Kontraindikation stellt eine **strukturelle Herzinsuffizienz** oder eine **QT-Verlängerung** dar.

12 Neurologie

12.1 Parkinson-Syndrom

Muskarinische M_x-Acetylcholinrezeptor-Antagonisten (M_xR-Antagonisten)

Die muskarinischen M_x-Acetylcholinrezeptor-Antagonisten werden ausführlich in → Kap. 2 behandelt.

❶ Warum nutzt man muskarinische M_x-Acetylcholinrezeptor-Antagonisten zur Parkinsontherapie?

❷ Nennen Sie zwei Wirkstoffbeispiele.

❸ Können Sie anticholinerge UAW aufzählen? Teilen Sie diese in periphere und zentrale UAW ein.

Muskarinische M_x-Acetylcholinrezeptor-Antagonisten (M_xR-Antagonisten)

❶, ❷ Wirkmechanismus

ZNS-gängige M_xR-Antagonisten **hemmen die exzitatorischen cholinergen Neurone.** So kann der Dopaminmangel indirekt ausgeglichen werden. Beispiele: Biperiden, Metixen. Sie wirken sehr gut gegen Ruhetremor.

❸ Unerwünschte Arzneimittelwirkungen

- Wie Atropin
- **Peripher:** verminderte Schweiß- und Speichelproduktion, Obstipation, Mydriasis, Tachykardie
- **Zentral:** Erregung, Halluzinationen, Verminderung der kognitiven Leistung

12 Neurologie

12.1 Parkinson-Syndrom

Inhibitoren des L-Dopa-Abbaus

❶ Welche beiden Gruppen kennen Sie?

❷ Nennen Sie je zwei Beispiele und deren Indikation.

❸ Zählen Sie die wichtigste UAW der COMT-Inhibitoren auf.

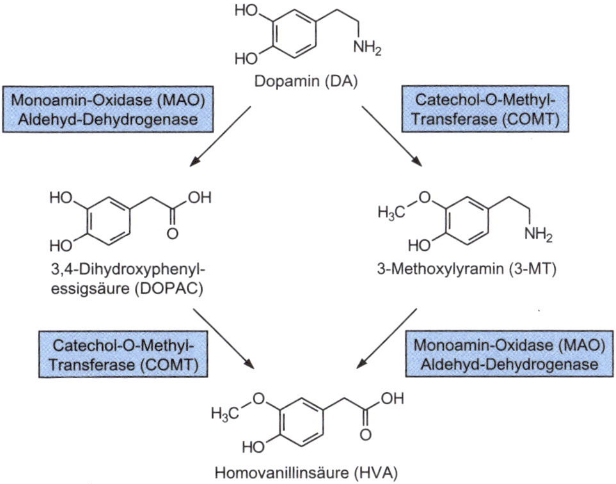

Abb. 12.2 Abbau von L-Dopa [L253]

Inhibitoren des L-Dopa-Abbaus

❶ Gruppen

Man unterscheidet: **Decarboxylase-Inhibitoren** und **COMT-Inhibitoren.**

❷ Decarboxylase-Inhibitoren

- Benserazid, Carbidopa
- Ind.: immer in Kombination mit L-Dopa, verlängert die L-Dopa-Wirkung und ermöglicht somit größere Zeitabstände bei der Dosierung.

COMT-Inhibitoren

- Entacapon
- Ind.: End-of-Dose-Fluktuation

Wirkmechanismus

Beide wirken in der Peripherie und hemmen den Abbau von L-Dopa. Es gelangt mehr L-Dopa ins ZNS, die zentrale Wirkung steigt, die peripheren unerwünschten Wirkungen werden vermindert.

MERKE

Beide Wirkstoffgruppen werden nur in Kombination mit L-Dopa angewendet.

❸ Unerwünschte Arzneimittelwirkungen (COMT-Inhibitoren)

Gastrointestinale UAW, psychische UAW (Unruhe, Verwirrtheit, Halluzinationen), harmlose rot/braune Verfärbung des Urins.

12 Neurologie

12.2 Parkinson für die Kitteltasche

Therapie

Die Trias bei Morbus Parkinson besteht aus **Akinese, Rigor und Ruhetremor.**
Um die Therapierichtlinien zu verstehen und richtig anwenden zu können, ist es unabdingbar zu wissen, welches Antiparkinsonmittel wie auf welches Symptom wirkt.

❶ Ordnen Sie die Symptome in die richtige Reihenfolge wie im ersten Beispiel:

Gruppe	Symptom		Symptom		Symptom
L-Dopa	Akinese	›	Rigor	›	Tremor
D_xR-Agonisten	Akinese	______	_________	›	Tremor
Amantadin	Akinese	=	Rigor	_____	______
M_xR-Antagonisten	_________	______	_________	=	Tremor

❷ Formulieren Sie das Therapieziel.

❸ Prägen Sie sich die Therapierichtlinien auf der Kartenrückseite ein.

Therapie

❶ Wirkungen

Gruppe	Symptom		Symptom		Symptom
L-Dopa	Akinese	›	Rigor	›	Tremor
D_xR-Agonisten	Akinese	›	Rigor	›	Tremor
Amantadin	Akinese	=	Rigor	›	Tremor
M_xR-Antagonisten	Akinese	‹	Rigor	=	Tremor

Tab. 12.2 Parkinson für die Kitteltasche

❷ Therapieziel

Ausgleich des Ungleichgewichts zwischen Dopaminmangel und relativem Acetylcholinüberschuss.

❸ Richtlinien

- **Monotherapie 1. Wahl:** milde Symptomatik: MAO-B-Inhibitoren
  - Patient ‹ 70 Jahre: D_xR-Agonisten als Non-Ergotamin-Derivat oder Kombination mit L-Dopa
  - Patient › 70 Jahre oder multimorbide: L-Dopa in Kombination mit Decarboxylase-Inhibitoren
- **Erhaltungstherapie:** Fortführung der begonnenen Therapie
  - Bei Wirkungsverlust von D_xR-Agonisten: Kombi mit L-Dopa; bei Wirkungsverlust von L-Dopa oder Fluktuationen: Kombination mit COMT-Inhibitoren, M_xR-Antagonisten, MAO-B-Inhibitoren
- **Akinetische Krise:** Amantadin i. v. oder L-Dopa per Magensonde oder D_xR-Agonist s. c.

12 Neurologie

12.2 Parkinson für die Kitteltasche

Parkinsonoid

❶ Was bedeutet parkinsonoid?

❷ Welche Medikamente wirken parkinsonoid?

❸ 40% der Parkinsonpatienten leiden unter Depressionen, wie würden Sie diese behandeln?

❹ Wie handeln Sie bei einer durch Parkinsonmedikamente induzierten Psychose/ Halluzinationen?

Parkinsonoid

❶ **Parkinsonoid** bedeutet parkinsonähnliche Symptome mit EPMS, die iatrogen induziert wurden.

❷ Parkinsonoid wirkende Medikamente

- Metoclopramid: D_2R-Antagonist
- Klassische Neuroleptika (Dopaminblockade)
- Nifedipin, Cinnarizin, Flunarizin
- Amphetamine
- Lithium
- Reserpin (Antihypertensivum)

❸ Multimodale Therapie

Psychotherapie plus ggf. Antidepressiva. SSRI werden bevorzugt, z.B. Sertralin 50–100 mg/d.

MERKE

Keine Kombination von Fluvoxamin oder Fluoxetin mit MAO-Inhibitoren! Gefahr eines Serotonin-Syndroms!

❹ Therapie bei Psychose durch Parkinsonmedikamente

Flüssigkeit, ggf. Antibiotika, Absetzen von M_xR-Antagonisten und nichtselektive Monoamin-Wiederaufnahme-Inhibitoren (MAO-B-Inhibitor vor D_xR-Agonisten, vor COMT-Inhibitor, vor L-Dopa absetzen). **Keine** Antipsychotika nur **off-label: Quetiapin 25–150 mg/d oder Clozapin 6, 25–50 mg/d**.

12 Neurologie

12.3 Epilepsie

Antikonvulsiva: Übersicht

❶ **Nennen Sie Unterschiede zwischen neueren und klassischen Antikonvulsiva.**

❷ **Ergänzen Sie die Tabelle mit: fokale Epilepsie (5×), fokale und generalisierte Epilepsie (4×), fokale und generalisierte Epilepsie (AKUT), Absencen, Lennox-Gastaut-Syndrom**

Wirkstoff		Indikation
Klassische Antikonvulsiva	Carbamazepin/Phenytoin	________
	Diazepam/Clonazepam, Valproat	________
	Ethosuximid	________
	Phenobarbital	________
Neuere Antikonvulsiva	Lamotrigin	________
	Gabapentin	________
	Levetiracetam	________
	Tiagabin, Vigabatrin	________
	Felbamat	________
	Pregabalin	________

Antikonvulsiva: Übersicht

❶ Die neueren Antikonvulsiva haben eine größere therapeutische Breite und geringere UAW und Interaktionen. Auf die konvulsive Symptomatik wirken sie gleich gut.

MERKE
Sie sind besser **verträglich,** aber nicht besser wirksam!

❷

Wirkstoff		Indikation
Klassische Antikonvulsiva	Carbamazepin/Phenytoin	Fokale Epilepsie
	Diazepam/Clonazepam, Valproat	Fokale und generalisierte Epilepsie (AKUT)
	Ethosuximid	Nur Absencen
	Phenobarbital	Fokale und generalisierte Epilepsie
Neuere Antikonvulsiva	Lamotrigin	Fokale und generalisierte Epilepsie
	Gabapentin	Fokale Epilepsie
	Levetiracetam	Fokale und generalisierte Epilepsie
	Tiagabin, Vigabatrin	Fokale Epilepsie
	Felbamat	Nur Lennox-Gastaut-Syndrom
	Pregabalin	Fokale Epilepsie

Tab. 12.3 Antikonvulsiva

12 Neurologie

12.3 Epilepsie

Antikonvulsiva: Wirkmechanismus

❶ → Abb. 12.3 veranschaulicht die vier Hauptwirkungsmechanismen der Antikonvulsiva. Bitte formulieren Sie diese aus.

❷ Prägen Sie sich zu jedem Wirkungsmechanismus ein Medikament ein.

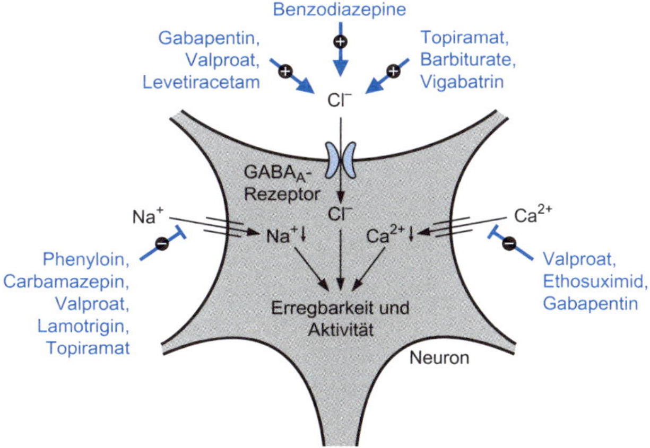

Abb. 12.3 Hauptwirkmechanismen der Antikonvulsiva [L253]

Antikonvulsiva: Wirkmechanismus

❶, ❷

- Hemmung **spannungsabhängiger Natriumkanäle** (Arzneistoffgruppe: Natriumkanalblocker). Haupteffekt bei: Carbamazepin, Lamotrigin, Phenytoin
- Hemmung **spannungsabhängiger Kalziumkanäle** (Arzneistoffgruppe: Kalziumkanalblocker) (T-Typ und L-Typ). Haupteffekt bei: Ethosuximid, Gabapentin
- **Verstärkung des Chlorideinstroms** des GABA-A-Rezeptors durch Stimulation des GABA-Rezeptors und Erhöhung der GABA-Konzentration. Haupteffekt bei: Benzodiazepine
- Blockade **exzitatorischer Glutamat- oder Glycinrezeptoren** (Arzneistoffgruppe: Glutamat- oder Glycinfreisetzungs-Inhibitoren). Haupteffekt bei: Felbamat und Topiramat

12 Neurologie

12.3 Epilepsie

Antikonvulsiva: Enzyminduktoren

❶ Was bedeutet Enzyminduktion?

❷ Nennen Sie Enzyminduktoren aus den Antikonvulsiva.

❸ Was muss man in der Schwangerschaft beachten?

Antikonvulsiva: Enzyminduktoren

❶ Enzyminduktion

Anregung der Enzymbildung durch einen Stoff/ein Medikament. Dadurch entstehen mehr Enzyme, die folglich andere Medikamente oder Vitamine schneller metabolisieren.

❷ Enzyminduktoren

In unserem Fall sind folgende Antikonvulsiva Enzyminduktoren: Carbamazepin, Phenobarbital, Phenytoin.
Wirkungsabgeschwächte Medikamente sind Vitamin-K-Antagonisten, Digitoxin, Theophyllin, Kontrazeptiva. Auch der Vitamin-D-Metabolismus wird abgeschwächt.
CYP_{450}-Induktoren: Barbiturate, Carbamazepin, Phenytoin, Rifampicin, Alkohol, Glukokortikoide, Johanniskraut.

MERKE
Induktoren verringern die Medikamentenwirkung.

❸ Kontraindikation

In der **Schwangerschaft** kommt es unter Einnahme von Carbamazepin zu einem **gesteigerten Folsäuremetabolismus,** was zu vermehrtem Auftreten einer Spina bifida führen kann.

12 Neurologie

12.3 Epilepsie

Antikonvulsiva: unerwünschte Arzneimittelwirkungen

Die neueren Antikonvulsiva sind deutlich besser verträglich als die alten.

❶ Ergänzen Sie die Tabelle mit folgenden Begriffen: Ataxie, Hypertrichose, Hyperalgesie, Gerinnungsstörung, Gingivahyperplasie, Hirsutismus, Gewichtszunahme, Sedierung, bei Kindern: toxische Hepatitis. Nennen Sie jeweils nur die drei wichtigsten UAW.

Wirkstoff	UAW
Valproat	___________
Phenytoin	___________
Barbiturate	___________

❷ Fall: Trigeminusneuralgie oder mehr? Heute erhalten Sie die laborchemische Untersuchung ihrer 34-jährigen Patientin, die am Vortag über Müdigkeit, Abgeschlagenheit und allgemeines Krankheitsgefühl geklagt hatte. Sie haben vor Kurzem begonnen, ihre Trigeminusneuralgie medikamentös zu behandeln. Was ist das Mittel der Wahl? Wie lautet die Dosierung? Welche Werte könnten typischerweise im Rahmen der Therapie verändert sein?

Antikonvulsiva: unerwünschte Arzneimittelwirkungen

❶

Wirkstoff	UAW
Valproat	Gewichtszunahme, bei Kindern: toxische Hepatitis, Gerinnungsstörung
Phenytoin	Gingivahyperplasie, Hirsutismus, Hypertrichose
Barbiturate	Hyperalgesie, Sedierung, Ataxie

Tab. 12.4 Unerwünschte Arzneimittelwirkungen der Antikonvulsiva

❷ Antikonvulsiva bei Trigeminusneuralgie

- Mittel der Wahl: Carbamazepin 200 – 0 – 200 mg
- Veränderte Laborwerte: Hyponatriämie, Leukopenie, Thrombopenie.

12 Neurologie

12.3 Epilepsie

Neuere Antikonvulsiva

❶ Welches neuere Antikonvulsivum hat keine Interaktionen? Wann sollte eine Dosisanpassung vorgenommen werden?

❷ Warum sollte Lamotrigin v.a. bei Kindern langsam aufdosiert werden? Bei welcher Epilepsieform ist es Mittel der Wahl?

❸ Welches Medikament verschreiben Sie bei West-Syndrom?

Neuere Antikonvulsiva

❶ Gabapentin
Dosisanpassung bei Niereninsuffizienz (KreaCl < 80 ml/min).

❷ Lamotrigin
Wegen allergischen Hautreaktionen sollte Lamotrigin langsam aufdosiert werden (ähnlich wie bei Carbamazepin). Es gilt als Mittel der Wahl bei der **fokalen** Epilepsie.

❸ Vigabatrin bei West-Syndrom

MERKE
West-Syndrom = Vigabatrin, **keine** therapeutische Alternative!

12 Neurologie

12.4 Epilepsie für die Kitteltasche

Therapie

Die medikamentöse Einstellung einer Epilepsie wird üblicherweise nach dem 2. Anfall begonnen.

❶ Kennen Sie die Therapierichtlinie für die generalisierte Epilepsie und die fokale Epilepsie? Nennen Sie jeweils das Medikament der 1. und 2. Wahl.

❷ Was ist die Definition eines Status epilepticus? Wie behandelt man ihn?

❸ Welche weiteren Epilepsieformen kennen Sie? Prägen Sie sich ein Medikament als Therapiemöglichkeit ein.

Therapie

❶

Epilepsieform	1. Wahl	2. Wahl
Generalisiert	Valproat, Topiramat	Lamotrigin
Fokal	Lamotrigin oder Levetiracetam	Carbamazepin

Tab. 12.5 Therapie Epilepsie

❷ Status epilepticus

Epileptischer Anfall: › 5 min bei tonisch-klonischen Anfällen; › 20–30 min bei fokalen Anfällen/ Absencen. Alle Epilepsietypen können einen Status ausbilden, der lebensbedrohlich ist.

Therapieschema

- 1. Wahl: Benzodiazepine (Lorazepam, Diazepam, Clonazepam) i. v. oder rektal
- 2. Wahl: Levetiracetam oder Valproat vor Phenytoin, Phenobarbital i. v.
- 3. Wahl: Thiopental, Propofol, Midazolam i. v.

❸ Weitere Epilepsie-Formen

- Absencen: 1. Wahl: **Ethosuximid!** (Stand 2017)
- Blitz-Nick-Salaam-Krämpfe: Vigabatrin, ACTH, Glukokortikoide
- Juvenile myoklonische Epilepsie: 1. Wahl: Valproat, 2. Wahl: Lamotrigin
- Unklassifizierbare Epilepsie: Valproat

12 Neurologie

12.5 Morbus Alzheimer

Antidementiva

Morbus Alzheimer ist eine degenerative Demenzerkrankung und mit 70 % die größte Gruppe der Demenzen. Es kommt zur Hirnatrophie durch β-Amyloid-Ablagerung. Durch die daraus folgenden degenerativen Prozesse kommt es zur Neurotransmitter-Dysbalance im ZNS mit **Glutamatüberschuss und Acetylcholinmangel.**
Es werden zentral wirksame Acetylcholinesterase-Inhibitoren und NMDA-Rezeptorantagonisten zur medikamentösen Behandlung genutzt.

❶ **Nennen Sie Wirkstoffe, Indikation und wichtige UAW jeder Gruppe.**

Antidementiva

1

	Cholinesterase-Inhibitoren			NMDA-Antagonist
Wirkstoffe	Donezepil	Galantamin	Rivastigmin	Memantin
Wirkungsweise	Durch Hemmung der Cholinesterase kommt es zum verminderten Abbau von Acetylcholin.			Hemmung der exzitatorischen Wirkung von Glutamat am NMDA-Rezeptor
Indikation	Leichte bis mittelschwere Alzheimer-Demenz			Schwere Alzheimer-Demenz
UAW	Cholinerge UAW (Übelkeit, Erbrechen, Magen-Darm-Ulzera, Bradykardie, Muskelkrämpfe)			Halluzinationen, Schwindel, Müdigkeit

Tab. 12.6 Antidementiva

12 Neurologie

12.6 Weitere neurologische Krankheitsbilder

Häufig abgefragte Fakten

❶ Die Narkolepsie ist eine durch Hypersomnie gekennzeichnete Erkrankung mit zentraler Ursache, die zu den Schlaf-Wach-Störungen gezählt wird. Man unterscheidet bei der primären (idiopathischen) Narkolepsie den Typ 1 und den Typ 2. Können sie die unterschiedlichen Therapieoptionen aufzählen?

❷ Das Guillain-Barré-Syndrom ist eine seltene postinfektiöse Autoimmunreaktion, die zu einer akuten inflammatorischen demyelinisierenden Polyneuroradikulitis führt. Hier wird häufig nach der Therapie gefragt. Können Sie diese benennen?

❸ Beschäftigen Sie sich mit dem ebenfalls regelmäßig abgefragten Krankheitsbild Amyothrophe Lateralsklerose (ALS). Welches Medikament zeigt hier eine Verlängerung der Überlebensdauer?

Häufig abgefragte Fakten

❶ Narkolepsie

- **Typ 1 mit Kataplexie** (80–90 % der Erkrankungen). Therapie der Wahl: Natriumoxybat, das Salz der Gammahydroxybuttersäure. Zulassung für Narkolepsie mit Kataplexie, Dosierung beginnend mit 2,25 g 1-0-1.
- **Typ 2 ohne Kataplexie.** Therapie der Wahl: Modafinil 200–400 mg/Tag p. o. Das Medikament ist ein Stimulanz.

❷ Guillain-Barré-Syndrom

Therapie der Wahl: Immunglobuline i. v. oder Plasmapherese.

MERKE

Keine Glukokortikoide oder andere Immunsuppressiva, diese sind nicht effektiv. Glukokortikoide können die Genesung verzögern!

❸ Amyothrophe Lateralsklerose (ALS)

Riluzol ist ein Natriumkanalblocker und gehört zur Gruppe der Benzothiazole. Es verlängert das Überleben bei ALS.

12 Neurologie

12.7 Check-up

❶ Was bewirkt die Zugabe von Carbidopa?

❷ Zählen Sie die vier Wirkmechanismen der Antikonvulsiva auf.

❸ Bei welcher Indikation werden MAO-Inhibitoren verschrieben?

❹ Es gibt zwei NMDA-Rezeptorantagonisten. Nennen Sie beide Wirkstoffe und deren Indikation.

❺ Istradefyllin wird derzeit zur Behandlung von Morbus Parkinson geprüft. Es ist ein Koffeinabkömmling. Erläutern Sie kurz den Wirkmechanismus.

❻ Welches Antikonvulsivum ist das Mittel der Wahl bei Absencen?

Check-up

❶ **Carbidopa** wirkt in der Peripherie und hemmt den Abbau von L-Dopa. Es gelangt mehr L-Dopa ins ZNS, die zentrale Wirkung steigt, die peripheren UAW werden vermindert. Es ist ein Decarboxylasehemmer wie Benserazid. Ind.: immer in Kombination mit L-Dopa.

❷ Wirkung an Ionenkanälen und Rezeptoren im ZNS:

- Blockade spannungsabhängiger Na^+-Kanäle
- Blockade spannungsabhängiger Ca^{2+}-Kanäle
- Blockade NMDA-Rezeptoren (Glut/Glycin)
- Aktivierung GABA-A-Rezeptoren (Cl^-)

❸ **MERKE**

- MAO-**A**-Inhibitoren: **A**ntidepressiva
- MAO-**B**-Inhibitoren: **B**arkinson-Therapie

❹ NMDA-Rezeptorantagonisten: **A**mantadin: P**a**rkinsontherapie, **M**emantin: De**m**enz.

❺ Istradefyllin = Adenosin-A_2-Rezeptor-Antagonist. Es hemmt die exzitatorische Signaltransduktion.

❻ Mittel der Wahl bei Absencen: Ethosuximid.

13 Psychiatrie

13.1 Antipsychotika

Übersicht

❶ Was sind Antipsychotika und welchen Namen haben diese Medikamente noch?

❷ Wie unterscheiden sich die atypischen von den typischen (auch klassisch genannten) Antipsychotika? Das IMPP empfiehlt eine neue Benennung nach Wirkort. Können Sie Wirkort und dementsprechend den Namen aufführen?

❸ Ergänzen Sie Beispiele:

- Niedrigpotente Antipsychotika: __________
- Hochpotente Antipsychotika: __________
- Atypische Antipsychotika: __________

CAVE!
Klassische Antipsychotika bewirken eine Wirkungsverstärkung von Analgetika durch Distanzierung von Schmerz und die Verminderung der Toleranzentwicklung von Analgetika!

Übersicht

❶ Definition

Man nennt Antipsychotika auch Neuroleptika. Der Name Neuroleptika ist historisch bedingt und kommt aus dem altgriechischen von „neuron" (Nerv) und „lepsis" (ergreifen). Neuroleptika sind Psychopharmaka, die antipsychotisch und motorisch dämpfend wirken, ohne die intellektuellen Fähigkeiten wesentlich zu verändern.

❷ Atypische und typische

Bei den atypischen Antipsychotika fehlen im Gegensatz zu den typischen Antipsychotika die extrapyramidalen Nebenwirkungen ganz oder sind sehr selten. Die **typischen** Antipsychotika wirken als Antagonisten an multiplen G-Protein-gekoppelten Rezeptoren mit Präferenz für den Dopamin-D_2-Rezeptor. Benennung: D_2R-mGPCR-Antagonisten.
Die **atypischen** Antipsychotika wirken als Antagonisten an multiplen G-Protein-gekoppelten Rezeptoren mit pleiotropen Wirkungen. Benennung: p-mGPCR-Antagonisten

❸ Beispiele

- Niedrigpotente Antipsychotika: Melperon, Levomepromazin, Promethazin etc.
- Hochpotente Antipsychotika: Haloperidol, Benperidol, Fluphenazin etc.
- Atypische Antipsychotika: Risperidon, Clozapin, Olanzapin, Aripiprazol etc.

13 Psychiatrie

13.1 Antipsychotika

Chemie

❶ Prägen Sie sich folgende Übersicht ein:

❷ Welche Antipsychotika-gruppe wirkt am stärksten sedierend?

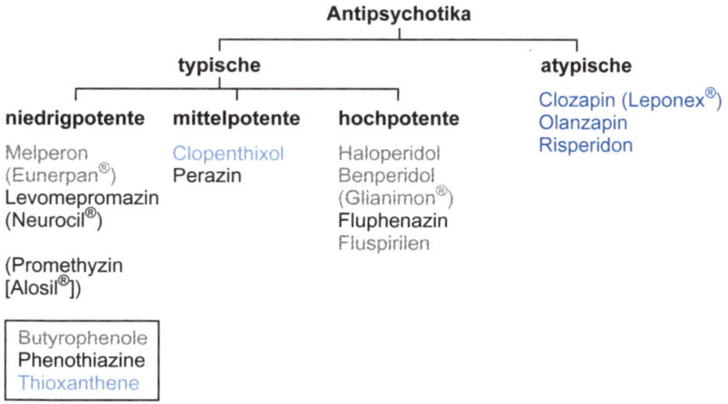

Abb. 13.1 Antipsychotika [L253]

Chemie

❶

Eine weitere Einteilung berücksichtigt die chemische Struktur der Antipsychotika:

- Trizyklische Antipsychotika (Phenothiazine und Thioxanthene): Wortendung auf -azin (z. B. Chlorpromazin)
- Butyrophenone: wirken stärker antipsychotisch und wesentlich geringer sedierend (z. B. Haloperidol)
- Atypische Antipsychotika: → Karte 233

❷

Niedrigpotente Antipsychotika wirken stärker sedierend als hochpotente Antipsychotika.

13 Psychiatrie

13.1 Antipsychotika

Typische Antipsychotika

Der Hauptwirkmechanismus der typischen Antipsychotika besteht in der Blockade der postsynaptischen **Dopamin(D_2)**-Rezeptoren. Deshalb kann man sie auch Antagonisten an multiplen G-Protein-gekoppelten Rezeptoren mit Präferenz für den Dopamin-D_2-Rezeptor (D_2R-mGPCR-Antagonisten) nennen.

❶ **Beschreiben Sie die Verteilung der Dopaminrezeptoren im ZNS und die jeweilige antagonistische D_2-Wirkung.**

❷ **Nennen Sie die dazugehörige Wirkung bei der Blockade.**

❸ **Welche Rezeptoren werden substanzspezifisch noch blockiert?**

Typische Antipsychotika

❶ Verteilung der Dopaminrezeptoren

- Im mesolimbischen-mesokortikalen System: antipsychotische Wirkung
- Im nigrostrialen System: parkinsonähnliche, extrapyramidale Störungen
- Im tubero-infundibulären System: Prolaktinanstieg
- Im Hypothalamus: Hypothermie
- In der Area postrema: antiemetisch

❷, ❸

Rezeptortyp	Induzierte erwünschte/unerwünschte Arzneimittelwirkung
D_2-Rezeptorblockade	Antipsychotisch, EPMS, Prolaktinanstieg
Muskarinrezeptor-Blockade (M_1–M_6)	Anticholinerg: Mundtrockenheit, Harnverhalt, Obstipation, kognitive Störung, Sinustachykardie, Akkommodationsstörung, Delir
α_1-Rezeptorblockade	α-sympatholytisch: orthostatische Hypotension, Reflextachykardie, Schwindel, Herzrhythmusstörungen
H_1-Rezeptorblockade	Antihistaminerg: Verstärkung zentraler Dämpfung, Sedierung, Gewichtszunahme

Tab. 13.1 Rezeptorblockade durch typische Antipsychotika

13 Psychiatrie

13.1 Antipsychotika

Typische Antipsychotika: EPMS

EPMS sind extrapyramidale motorische Störungen, die oft bei der Therapie mit typischen Antipsychotika auftreten (ca. 60 % der Patienten).

MERKE

Je stärker die D_2-Rezeptorblockade, umso stärker die antipsychotische Wirkung, umso mehr EPMS, aber desto weniger sedierende und vegetative Symptomatik.

❶ Welche Formen unterscheidet man? Ergänzen Sie folgende Tabelle:

	Frühdyskinesie	Parkinsonoid	Akathisie	Spätdyskinesie
Beginn der Symptome	________	________	________	________
Klinik	________	________	________	________
Risikofaktoren	________	________	________	________
Rückbildung	________	________	________	________
Therapie	________	________	________	________

Typische Antipsychotika: EPMS

1

	Frühdyskinesie	Parkinsonoid	Akathisie	Spätdyskinesie
Beginn der Symptome	Stunden bis Tage	1.–10. Tag	1.–7. Woche	3 Monate bis 3 Jahre
Klinik	Zungen-, Blick- und Schlundkrämpfe	Rigor, Tremor, Akinesie	Motorische Sitzunruhe, quälende Rastlosigkeit	Hyperkinetische, unwillkürliche Schmatz- und Kaubewegungen, wurmartige Bewegungen
Risikofaktoren	Hochpotente, typische Antipsychotika, Dosiserhöhung, parenterale Gabe, junge Männer	Hochpotente typische Antipsychotika, Dosiserhöhung	Alle Antipsychotika	Typische Antipsychotika, Frauen, hohes Alter, Diabetes mellitus, zerebrale Schädigung
Rückbildung	Rasch	Langsam	Langsam	Sehr langsam, teils irreversibel
Therapie	M_xR-Antagonisten (Biperiden [Akineton®] erst i. v., dann oral) Antipsychotika rasch absetzen	Dosisreduktion, Biperiden	Dosisreduktion, Umsetzen auf niedrigpotente Antipsychotika, β_x-Adrenozeptor-Antagonist (Propranolol + Benzodiazepin)	Langsames Ausschleichen des Antipsychotikums, Umsetzen auf **Clozapin, kein** Biperiden

Tab. 13.2 EPMS

13 Psychiatrie

13.1 Antipsychotika

Typische Antipsychotika: malignes neuroleptisches Syndrom

Das **maligne neuroleptische Syndrom** ist eine seltene lebensbedrohliche Nebenwirkung, die unter allen Antipsychotika auftreten kann.

❶ **Nennen Sie die klassischen Symptome.**

❷ **Wann im Verlauf der Antipsychotikatherapie tritt das maligne neuroleptische Syndrom auf?**

❸ **Kennen Sie Risikofaktoren? Was ist die Therapie?**

Typische Antipsychotika: malignes neuroleptisches Syndrom

❶ Klinik

Symptome sind: **Rigor, Akinesie, hohes Fieber, Tachykardie,** Koma, Rhabdomyolyse. Im Labor sind Transaminasen, CK, BSG und Leukozyten erhöht. Die Letalität beträgt bis zu **20 %.**

❷ Beginn

Das maligne neuroleptische Syndrom tritt meist in den **ersten 2 Wochen** nach Beginn der Therapie oder nach Dosissteigerung auf.

❸ Risikofaktoren

Junge Männer, Lithium-Komedikation, hoch dosierte Antipsychotika, parenterale Gabe.

Therapie

Sofortiges Absetzen der Antipsychotika, intensivmedizinische Überwachung (Kühlung). Gabe von Antagonist: **Dantrolen** (peripheres Muskelrelaxans: Blockade der Freisetzung von Ca^{2+} in der Skelettmuskulatur), alternativ Bromocriptin/Amantadin.

13 Psychiatrie

13.1 Antipsychotika

Typische Antipsychotika: Weiteres

❶ Nennen Sie weitere wichtige UAW der typischen Antipsychotika.

❷ Nennen Sie drei Indikationen von typischen Antipsychotika.

❸ Welche Substanzen sind für die Interaktion am bedeutendsten?

❹ Nennen Sie eine Depotform.

Typische Antipsychotika: Weiteres

❶ Weitere unerwünschte Arzneimittelwirkungen
Anstieg des Prolaktinspiegels, Photosensibilität, Ikterus, Agranulozytose, Reduktion der Krampfschwelle.

❷ Indikationen
- Psychiatrisch: schizophrene und manische Psychosen, psychomotorische Erregungszustände
- Kaum noch nicht psychiatrische Indikationen:
  - Bei PONV mit Droperidol (antiemetische Therapie)
  - Keine Empfehlung mehr bei chronischen Schmerzen
  - In der Prämedikation durch Benzos abgelöst

❸ Wechselwirkungen
Alkohol, Medikamente mit atemdepressiver oder sedierender Wirkung

❹ Depotformen
Fluspirilen (HWZ 7–14 Tage), Haloperidoldecanoat (HWZ 21 Tage)

13 Psychiatrie

13.1 Antipsychotika

Atypische Antipsychotika I

❶ Bei den atypischen Antipsychotika fehlen im Gegensatz zu den typischen Antipsychotika die extrapyramidalen Nebenwirkungen ganz oder sind sehr selten. Warum?

❷ Über welchen Rezeptortyp wirken die atypischen Antipsychotika noch?

❸ Welche erwünschten/unerwünschten Arzneimittelwirkungen entstehen daraus?

Atypische Antipsychotika I

Wirkmechanismus

❶ Sie blockieren den D_4-Rezeptor und nicht den D_2-Rezeptor.

❷, ❸

Rezeptortyp	Induzierte erwünschte/unerwünschte Wirkung
D_4-Rezeptorblockade, keine oder geringe Affinität zu D_2	Antipsychotisch, keine oder nur geringe EPMS
Serotoninrezeptoren: H_{2a} H_{2c}	Wirkung auf Negativsymptomatik, Sedierung, Zunahme der Tiefschlafphasen Appetit- und Gewichtszunahme
Muskarinrezeptor-Blockade (M_1–M_6)	Anticholinerg: Mundtrockenheit, Harnverhalt, Obstipation, kognitive Störung, Sinustachykardie, Akkommodationsstörung, Delir
α_1-Rezeptorblockade	α-sympatholytisch: orthostatische Hypotension, Reflextachykardie, Schwindel, Herzrhythmusstörungen
H_1-Rezeptorblockade	Antihistaminerg: Verstärkung zentraler Dämpfung, Sedierung, Gewichtszunahme

Tab. 13.3 Atypische Antipsychotika I

13 Psychiatrie

13.1 Antipsychotika

Atypische Antipsychotika II

❶ Ergänzen Sie folgende Tabelle:

Medikament	Indikation	UAW	Wichtig
Clozapin	___________	___________	**Blutbildkontrollen, keine EPMS,** stärkstes atypisches Antipsycho-tikum
Risperidon	Auch bei Aggressivität, psychotische Symptome bei Demenz	___________	___________
Olanzapin	___________	**Metabolisches Syndrom**	___________
Aripiprazol	Schizophrenie, Manie	___________	___________

Atypische Antipsychotika II

Beispiele

❶

Medikament	Indikation	UAW	Wichtig
Clozapin	Therapierefraktäre Schizophrenie	Neutropenie, Agranulozytose, starke anticholinerge UAW	**Blutbildkontrollen, keine EPMS,** stärkstes atypisches Antipsychotikum
Risperidon	Auch bei Aggressivität, psychotische Symptome bei Demenz	Prolaktinanstieg, keine anticholinergen UAW	Keine Sedierung
Olanzapin	Schizophrenie, Manie	**Metabolisches Syndrom**	Gute antipsychotische Wirkung
Aripiprazol	Schizophrenie, Manie	Schlafstörungen, keine Gewichtszunahme	Partialagonist am D_2- und HT_{1A}-Rezeptor Antagonist am 5-HT_2-Rezeptor

Tab. 13.4 Atypische Antipsychotika II

13 Psychiatrie

13.2 Antipsychotika für die Kitteltasche

Therapie der Schizophrenie

- **Minus-Symptome:** Motivationsverlust, Affektverflachung, sozialer Rückzug
- **Plus-Symptome:** Halluzinationen, Wahnideen, Denkstörungen

	Atypische Antipsychotika	Typische Antipsychotika	Clozapin
Erste schizophrene Episode	x		
Rezidiv mit früherem Ansprechen auf typische Antipsychotika		x	
Überwiegende Minussymptomatik	x		
Starke psychomotorische Erregtheit		x	
Therapierefraktäre Schizophrenie	x		x

Tab. 13.5 Praktische Anwendung von Antipsychotika

Therapie der Schizophrenie

Dauer der Medikation

- Erhaltungsphase: Therapiefortführung für 1–2 Jahre. Mind. 2 Jahre nach der letzten Episode: Ausschleichen (schrittweise Reduktion).
- Nach 1. Rezidiv: 2–5 Jahre Medikation
- Nach weiteren Rezidiven: ggf. lebenslange Medikation

Therapierefraktäre Schizophrenie

Nach Versagen zweier Therapieversuche mit adäquater Dosierung und ausreichender Dauer (mind. 4–6 Monate): Clozapin 400–600 mg/d plus ein atypisches Antipsychotikum. Bitte Drug Monitoring mit Clozapinspiegel von mind. 350 ng/ml erreichen!

Katatonie

Einmalig Lorazepam 2 mg; frühzeitige Kombination mit atypischen Antipsychotika

Empfehlung Routineuntersuchungen während Antipsychotikagabe

Vor Therapiebeginn, dann monatlich bzw. vierteljährlich/halbjährlich:

- Blutbild, Blutzucker, Blutfette, Leberenzyme, Kreatinin
- Blutdruck, Puls und EKG: vorher, nach 1 Monat, dann halbjährlich
- EEG: vorher, nach 1 Monat, dann max. jährlich

Depot-Antipsychotika

Bei wiederholter Nichteinnahme von Antipsychotika

13 Psychiatrie

13.3 Antidepressiva

Übersicht

Alle Antidepressiva wirken stimmungsaufhellend, machen aber keine Euphorie und **keine** Abhängigkeit.

❶ **Studieren Sie die Tabelle auf der Rückseite und prägen Sie sich die Einteilungen ein, auch wenn sie Ihnen nicht allzu wichtig erscheinen.**

MERKE

Der sedierende Effekt der Antidepressiva ist bei Gesunden und Kranken nachzuweisen und besteht von Anfang an. Der stimmungsaufhellende Effekt hat eine Latenzzeit von Wochen und ist nur bei **Kranken** zu beobachten.

Übersicht

Gruppe	Wirkstoffname/n	Wirkweise
Trizyklische Antidepressiva (nicht-selektive Monoamin-Wiederaufnahme-Inhibitoren [NSMRIs])	**Imipramin-Typ**	Stimmungsaufhellend, depressionslösend
	Amitriptylin-Typ	Stimmungsaufhellend, **sedierend,** beruhigend
	Desipramin-Typ	Stimmungsaufhellend, **aktivierend,** antriebssteigernd
Tetrazyklische Antidepressiva	Maprotilin, Mianserin	Stimmungsaufhellend, sedierend, beruhigend
Atypische Antidepressiva	Duloxetin, Venlafaxin Reboxetin Mirtazapin Trazodon	SSNRI NARI Sedierend, appetitsteigernd Sedierend
Selektive Serotonin-Reuptake-Inhibitoren (SSRI)	Citalopram, Fluoxetin, Fluvoxamin, Paroxetin, Sertralin	Nicht sedierend
MAO-Inhibitoren: MAO-A MAO-A und -B	 Moclobemid Tranylcypromin	 Reversibel, aktivierend Irreversibel, aktivierend
Hypericum	Johanniskraut	Pflanzlich, bei Kindern nicht empfohlen

Tab. 13.6 Antidepressiva Übersicht. Wichtige Begriffe sind gefettet.

13 Psychiatrie

13.3 Antidepressiva

Trizyklische Antidepressiva (nichtselektive Monoamin-Wiederaufnahme-Inhibitoren [NSMRIs])

❶ NSMRIs werden nur als 2. Wahl bei der endogenen Depression eingesetzt. Zählen Sie die drei Gruppen auf und nennen Sie jeweils die Indikationen.

❷ Beschreiben Sie den kurzfristigen und langfristigen Wirkmechanismus und die phasenhafte Wirkung.

❸ Nennen Sie die vier wichtigsten UAW.

Trizyklische Antidepressiva (nichtselektive Monoamin-Wiederaufnahme-Inhibitoren [NSMRIs])

❶ Gruppen

Die NSMRIs sind die ältesten Antidepressiva. Man unterscheidet drei Typen: den **Imipramin-Typ (bei alleiniger depressiver Verstimmung),** den **Amitriptylin-Typ (bei Depression mit Erregung)** und den **Desipramin-Typ (bei Depression mit Gehemmtheit und Antriebsschwäche).** Sie werden hepatisch metabolisiert, sodass bei Intoxikation eine forcierte Diurese unwirksam ist.

❷ Wirkmechanismus

Man unterscheidet einen kurzzeitigen Wirkmechanismus von einem langzeitigen. Nach **kurzfristiger** Gabe führen die NSMRIs zu einer Reuptake-Hemmung von Noradrenalin, Serotonin und Dopamin (Monamine) im synaptischen Spalt. **Langfristig** kommt es zu Veränderungen zentralnervöser Rezeptoren (Up-Regulation α und GABA, Down-Regulation von 5-HT_2 und β). Es gibt einen phasenhaften Verlauf: ab 1. Woche Sedierung, ab 2. Woche Antriebssteigerung, ab 3. Woche stimmungsaufhellend. Durch die zuerst einsetzende Antriebssteigerung vor der Stimmungsaufhellung gilt eine **engmaschige Überwachung,** da es dabei zu suizidalen Handlungen kommen kann.

❸ Unerwünschte Arzbeimittelwirkungen

Orthostatische Hypotonie (α_1-Antagonismus), Mundtrockenheit und Miktionsstörungen (mACH-Antagonismus), Sedierung (H_1-Antagonismus), Schlafstörungen, erhöhte Krampfbereitschaft und Kardiotoxizität. Es sollte vor und während der Therapie ein EKG durchgeführt werden.

13 Psychiatrie

13.3 Antidepressiva

Tetrazyklische Antidepressiva

❶ **Nennen Sie zwei Vertreter und deren Wirkungsweise.**

❷ **Welche gefürchtete UAW kann hier auftreten und wie wird diese kontrolliert?**

Tetrazyklische Antidepressiva

❶ Vertreter

- Maprotilin
- Mianserin

❷ Unerwünschte Arzneimittelwirkungen

Beide wirken ähnlich dem **Amitriptylin-Typ** der trizyklischen Antidepressiva (NSMRIs) **sedierend** und **stimmungsaufhellend.** Besondere Vorsicht gilt bei Mianserin: Es besteht das Risiko der Knochenmarkschädigung mit Agranulozytose. Anfangs sollte man das Blutbild wöchentlich kontrollieren.

13 Psychiatrie

13.3 Antidepressiva

Serotonin-Wiederaufnahmehemmer (SSRI)

❶ Nennen Sie fünf Vertreter dieser Gruppe.

❷ Nennen Sie die Indikationen der SSRI.

❸ Nennen Sie die wichtigsten UAW.

❹ Gerne gefragt wird die Interaktion zwischen SSRI und MAO-Inhibitoren. Was wissen Sie darüber?

Serotonin-Wiederaufnahmehemmer (SSRI)

❶ Vertreter
Die Vertreter heißen: **Citalopram/Escitalopram,** Fluoxetin, Fluvoxamin, Paroxetin, Sertralin.

❷ Indikationen
Depression. Hier zählen **SSRI neben Venlafaxin und Mirtazapin als Mittel der 1. Wahl.** Außerdem werden sie bei Angst- und Zwangsstörungen und Bulimie (Fluvoxamin, Paroxetin sind Mittel der Wahl) eingesetzt.

❸ Unerwünschte Arzneimittelwirkungen
Sie haben eine **große therapeutische Breite** (keine anticholinergen Symptome, keine Sedierung, keine Herzrhythmusstörungen). Zu den wichtigsten UAW gehören:
- Gastrointestinale Nebenwirkungen
- Agitation und Schlafstörungen
- Sexuelle Funktionsstörungen

❹ Wechselwirkungen
Beim Wechsel von SSRI auf MAO-Inhibitoren muss wegen der Gefahr eines **serotonergen Syndroms** mehrere Wochen Abstand eingehalten werden (Klinik → Karte 247, Serotonin-Syndrom).

13 Psychiatrie

13.3 Antidepressiva

Atypische Antidepressiva

Zu den Antidepressiva der 1. Wahl gehören Venlafaxin und Mirtazapin.

❶ Ergänzen Sie folgende Tabelle:

	Venlafaxin	Mirtazapin
Wirkmechanismus	________	________
Wirkungsweise	________	________
Wichtigste UAW	________	________
Kontraindikation	________	________
Arzneistoffgruppe	________	________

Atypische Antidepressiva

❶

	Venlafaxin	Mirtazapin
Wirkmechanismus	Serotonin- und Noradrenalin-Reuptake-Hemmung	Präsynaptische α_2-Blockade Postsynaptischer 5-$HT_{2/3}$-Antagonist
Wirkungsweise	Keine Sedierung, anxiolytisch	Sedierend
Wichtigste UAW	Übelkeit, Schlafstörungen, Schwitzen, Ejakulationsstörungen	Appetit- und Gewichtszunahme, Schläfrigkeit, Schwindel, keine sexuellen Funktionsstörungen
Kontraindikation	Gleichzeitige Gabe von MAO-Inhibitoren	Gleichzeitige Gabe von MAO-Inhibitoren
Arzneistoffgruppe	SNRI	α_2-Adrenozeptor-Antagonisten

Tab. 13.7 Atypische Antidepressiva

Zusätzlich gehören in diese Gruppe: Duloxetin, Reboxetin, Trazodon und Bupropion.

MERKE

Duloxetin kommt auch bei der Belastungsinkontinenz (Stressinkontinenz) zum Einsatz.

13 Psychiatrie

13.3 Antidepressiva

MAO-Inhibitoren

❶ **Welche MAO-Inhibitoren kennen Sie? Beschreiben Sie kurz den Wirkmechanismus.**

❷ **Nennen Sie die psychiatrische Indikation von MAO-Inhibitoren.**

❸ **Welche besondere UAW muss man sich hier merken?**

❹ **Erinnern Sie sich an eine bereits besprochene Kontraindikation bei den MAO-Inhibitoren?**

MAO-Inhibitoren

Wirkmechanismus

❶ MERKE

Eselsbrücke nach Alphabet: M-S-T = A-B-AB: **M**oclobemid: selektiver MAO-**A**-Inhibitor. **S**elegilin: selektiver irreversibler MAO-**B**-Inhibitor (Antiparkinsonmittel). **T**ranylcypromin: irreversibler MAO-**A**- und -**B**-Inhibitor.

MAO-Inhibitoren hemmen die Monoaminooxidase und somit den Abbau der monoaminergen Transmitter (Noradrenalin, Adrenalin, Serotonin etc.). Zudem: verminderter Abbau von Tyramin.

❷ Indikationen

Moclobemid und Tranylcypromin sind effektive Antidepressiva, werden aber aufgrund von Interaktionen und unerwünschten Arzneimittelwirkungen nur bei therapieresistenter Depression gegeben.

❸ Unerwünschte Arzneimittelwirkungen

Gefahr hypertensiver Krisen bei alimentärem Tyramin-Konsum → indirekte sympathomimetische Wirkung.

Moclobemid: aufgrund der selektiven Hemmung keine tyraminarme Diät notwendig; Tranylcypromin: tyraminarme Diät (kein gereifter Käse, Rotwein, Schokolade o. Ä.) nötig, geringe therapeutische Breite.

❹ Kontraindikation

Kombination mit SSRI.

13 Psychiatrie

13.3 Antidepressiva

Fall – Rätsel in der Notaufnahme

Ihnen wird ein 25-jähriger Flüchtling in die internistische Notaufnahme eingeliefert, der desorientiert ist und zittert. Der begleitende Notarzt berichtet über eine Körpertemperatur von 39,2 °C und wiederholtem Erbrechen auf der Fahrt. Der Patient erhalte seit Kurzem Fluvoxamin aufgrund einer diagnostizierten Angststörung. In seinem Heimatland habe er auch ein „Antidepressivum“ erhalten, erklärt der begleitende Betreuer und streckt Ihnen eine Schachtel Jatrosom® (= Tranylcypromin) hin, die er im Gepäck gefunden habe.

❶ **Was vermuten Sie als Ursache des gegenwärtigen Zustands?**

❷ **Zählen Sie die Trias der Verdachtsdiagnose auf.**

❸ **Was ist Ihr weiteres Vorgehen/Therapie?**

Fall – Rätsel in der Notaufnahme

❶ Serotonin-Syndrom

Das Serotonin-Syndrom ist eine seltene Nebenwirkung/Interaktion von Medikamenten mit serotonergem Effekt in diesem Fall einem SSRI (Fluvoxamin) und einem MAO-Inhibitor (Jatrosom® = Tranylcypromin).

❷ Symptom-Trias

Es kommt zu einer Symptom-Trias von: **Fieber, neuromuskulären Symptomen** (wie Tremor, Myokloni, Hyperrigidität) und **ZNS-Symptomen** (Delir, Desorientiertheit), als Folge des starken Serotoninanstiegs im synaptischen Spalt. Zusätzlich können auch gastrointestinale Symptome auftreten. Das Serotonin-Syndrom stellt eine **vitale Bedrohung** dar. Durch Krampfanfälle, Arrhythmien und zunehmenden Bewusstseinsstörungen kann es zum Schock und Koma kommen.

❸ Therapie

Die Notfalltherapie besteht aus sofortigem **Absetzen der Medikamente,** was in 90 % der Fälle schon ausreicht. Symptomatisch sollen Volumengabe, Kühlung und ggf. eine Medikation mit **Methysergid** erwogen werden.

13 Psychiatrie

13.3 Antidepressiva

Mood Stabilizer

Mood Stabilizer (= Stimmungstabilsierer) werden zur Stabilisierung von Stimmungsschwankungen und zur Rezidivprophylaxe von depressiven und manischen Erkrankungen eingesetzt.

❶ **Welche Medikamente gehören zu den Mood Stabilizern?**

❷ **Welches wird hier bevorzugt? Kennen Sie eine weitere Indikation?**

❸ **Nennen Sie die wichtigsten UAW und Wechselwirkungen.**

Mood Stabilizer

❶ Vertreter
Lithium, Antikonvulsia (Carbamazepin, Valproinsäure, Lamotrigin), atypische Antipsychotika (Olanzapin, Quetiapin).

❷ Indikationen
Lithium wird als **Mood Stabilizer** bevorzugt und auch zur Therapie manischer Episoden eingesetzt. Der Wirkmechanismus ist unbekannt. Die Pharmakokinetik ähnelt der von Natrium: Na^+ und Lithium konkurrieren bei der tubulären Rückresorption, deshalb empfiehlt man eine **natriumarme Diät** bei Lithiumgabe zur Vermeidung einer erhöhten Rückresorption.

MERKE
Lithium hat eine geringe therapeutische Breite: Spiegelbestimmung initial einmal wöchentlich 12 h nach der letzten Einnahme. Referenzbereich: 0,5–1,2 mmol/l.

❸ Unerwünschte Arzneimittelwirkungen
Feinschlägiger Tremor, Hyperreflexie, Polyurie, euthyreote Struma, Übelkeit, Diarrhö, Exazerbation von Psoriasis vulgaris.

Wechselwirkungen
NSAID (außer ASS), **Diuretika**, ACE-Inhibitoren → **Erhöhung des Lithiumspiegels**. Gefahr der Intoxikation ab 2 mmol/l.

13 Psychiatrie

13.3 Antidepressiva

Johanniskraut

Johanniskraut erfreut sich großer Beliebtheit als **pflanzliches Antidepressivum.** Oft wird es von Patienten eigenständig in der Apotheke oder einem Drogeriemarkt erworben.

❶ **Warum sollte man auch die vermeintlich sanfte Wirkung des Johanniskrauts mit einem Arzt besprechen? Kennen Sie Arzneimittelinteraktionen?**

❷ **Was sagen die Leitlinien zur Einnahme von Johanniskraut?**

❸ **Welche Dosis gilt als therapeutisch sinnvoll?**

Johanniskraut

❶ Wirkungen

Johanniskraut **(Hypericum perforatum)** ist ein CYP_{450}-Induktor und bewirkt viele Arzneimittelwechselwirkungen (z. B. **Herabsetzung der Wirkung von oralen Kontrazeptiva**). Außerdem verstärkt es serotonerge Effekte in Kombination mit SSRI. Johanniskraut bewirkt eine erhöhte **Photosensibilität.**

❷ Leitlinien

Im Rahmen der Behandlung einer **leichten bis mittelschweren Depression** bei Erwachsenen ist Johanniskraut zugelassen und laut Leitlinien empfohlen. Bei dieser Indikation ist Johanniskraut verschreibungspflichtig, da eine ärztliche Betreuung depressiver Patienten sichergestellt werden soll. Bei Kindern sprechen die Leitlinien (Stand 2013, in Überarbeitung) **gegen** einen Therapieversuch mit Johanniskraut aufgrund der **UAW.**

❸ Dosis

3 × 300–350 mg/d Trockenextrakt.

13 Psychiatrie

13.4 Antidepressiva für die Kitteltasche

Therapierichtlinie Depression

Die Therapie der depressiven Störung umfasst die **Akuttherapie** (6–8 Wochen), die **Erhaltungstherapie** (6–9 Monate) und ggf. die Rezidivprophylaxe. Ziel ist die Remission.
Therapieoptionen bestehen in psychotherapeutischen Verfahren, Medikation und Kombination beider.

Akuttherapie unipolare Depression

- Mittel **1. Wahl: SSRI, Venlafaxin, Mirtazapin**
- Mittel 2. Wahl: nichtselektive Monoamin-Wiederaufnahme-Inhibitoren
- Reserve: MAO-Inhibitoren
- Je nach dominierender Symptomatik:
  - **Ängstlich:** antriebshemmend: Amitriptylin, Mirtazapin
  - **Gehemmt:** antriebssteigernd: Desipramin, SSRI
  - **Wahnhaft:** Kombination mit Neuroleptika

CAVE!
Antidepressiva immer ein- und ausschleichen.

Therapierichtlinie Depression

Rezidivprophylaxe

- Fortsetzung der medikamentösen Therapie
- Ggf. mehrjährige Therapie/lebenslang
- Ggf. Lithium

Akuttherapie bipolare affektive Störung

- Mittel der 1. Wahl: **Lithium**
- Alternativ: Antikonvulsiva (Lamotrigin und Valproat)
- Atypische Neuroleptika: phasenprophylaktisch nach manischer Episode
- Carbamazepin bei Lithiumunverträglichkeit
- Antidepressiva müssen mit Vorsicht eingesetzt werden: Rapid Cycling v. a. bei nichtselektiven Monoamin-Wiederaufnahme-Inhibitoren

Rezidivprophylaxe

- Mittel 1. Wahl: **Lithium**
- Alternativ: Antikonvulsiva (Lamotrigin und Valproat), Olanzapin für Prophylaxe manischer Episoden

Esketamin intranasal (NMDA-Rezeptor-Antagonisten) ist seit 2019 zugelassen für die Behandlung therapieresistenter Depressionen und für den psychiatrischen Notfall!

13 Psychiatrie

13.5 Hypnotika, Sedativa und Tranquillanzien

Die Übergänge dieser Medikamentengruppen sind fließend. Formal unterscheidet man Hypnotika, Sedativa und Tranquillanzien.

❶ Definieren Sie Hypnotika, Sedativa und Tranquillanzien.

❷ Ergänzen Sie folgende Tabelle. Zählen Sie je zwei kurz, mittel und lang wirksame Benzodiazepine auf.

Herkunft	Gruppe	Wirkstoffe
________	–	Baldrian, ________
Synthetisch	Benzodiazepine	Kurz wirksame: ________ Mittellang wirksame: ________ Lang wirksame: ________
	Z-Substanzen	________
	________	Phenobarbital, Thiopental
	________	Diphenhydramin, Doxylamin
	Sonstige	Chloralhydrat, Clomethiazol, Tryptophan, ________

❶ Definitionen

Hypnotika sind Medikamente, die Schlaf herbeiführen. In geringer Dosierung wirken sie **sedierend**, in hoher **narkotisierend**. Wichtige Vertreter sind: Barbiturate, Chloralhydrat und Benzodiazepine.
Sedativa sind Beruhigungsmittel, die Erregung dämpfen. In höherer Dosierung wirken sie **hypnotisch**. Wichtige Vertreter: **Baldrian, Histamin-H_1-Rezeptor-Antagonisten** etc.
Tranquillanzien hemmen psychische Erregung. Sie dämpfen Angst und Spannungszustände und beeinflussen kognitive Funktionen meist nicht. Wichtige Vertreter: **Benzodiazepine.** Medikamente, die die Aktivität der Formatio reticularis vermindern, wirken **sedierend und hypnotisch**.

❷

Herkunft	Gruppe	Wirkstoffe
Pflanzlich	–	Baldrian, Hopfen, Melisse, Passionsblume, Johanniskraut
Synthetisch	Benzodiazepine	Kurz wirksame: Midazolam, Triazolam Mittellang wirksame: Oxazepam, Temazepam Lang wirksame: Diazepam, Lorazepam
	Z-Substanzen	Zaleplon, Zolpidem, Zopiclon
	Barbiturate	Phenobarbital, Thiopental
	Histamin-H_1-Rezeptor-Antagonisten	Diphenhydramin, Doxylamin
	Sonstige	Chloralhydrat, Clomethiazol, Tryptophan, Melatonin

Tab. 13.8 Hypnotika und Sedativa

13 Psychiatrie

13.5 Hypnotika, Sedativa und Tranquillanzien

Benzodiazepine I

Benzodiazepine gehören zu den meist verordneten Medikamenten.

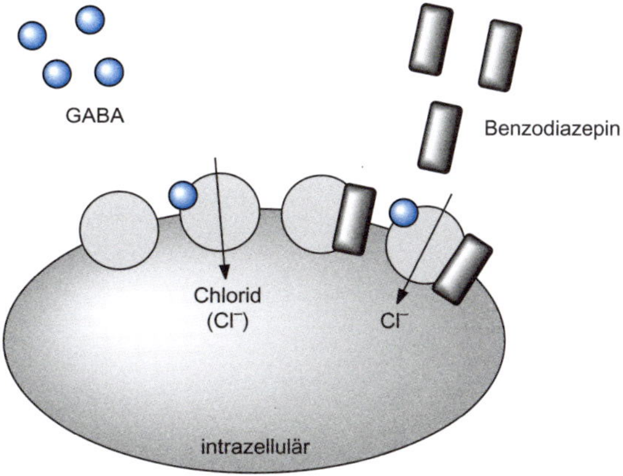

Abb. 13.2 Wirkmechanismus Benzodiazepine. GABA = Gamma-aminobuttersäure (inhibitorischer Neurotransmitter). [L253]

❶ **Beschreiben Sie den Wirkmechanismus der Benzodiazepine am GABA-Rezeptor mithilfe von → Abb. 13.2:**

❷ **Nennen Sie fünf Anwendungsbereiche von Benzodiazepinen.**

❸ **Wie wird Diazepam metabolisiert?**

Benzodiazepine I

❶ Wirkmechanismus

Sie wirken als **Agonisten am GABA-Rezeptor** im limbischen System und der Formatio reticularis. Durch Aktivierung des **Chloridkanals** strömt Chlorid in die Zelle, es kommt zur Hyperpolarisation und die neuronale Aktivität wird gehemmt. Benzodiazepine wirken nur in Gegenwart von GABA und haben dadurch eine **große therapeutische Breite.** Sie besitzen aber ihre eigene Bindungsstelle am Rezeptor und konkurrieren somit nicht um den Platz. Benzodiazepine sind **plazentagängig.**

❷ Anwendungsbereiche

Anwendung als: Tranquillanz, Hypnotikum, Kurzhypnotikum in der Anästhesie, Antikonvulsivum, Muskelrelaxans.

❸ Diazepam: Metabolisierung

Diazepam ist ein **lang wirksames Benzodiazepin** (HWZ 20–40 h). Es werden weiter wirksame Metaboliten (Oxazepam) gebildet (durch Hydroxylierung/Demethylierung). Diese Metaboliten werden dann durch Konjugation mit Glukuronsäure inaktiviert und **renal eliminiert.**

MERKE

Verzögerte Metabolisierung im Alter: **Dosisreduktion.**

13 Psychiatrie

13.5 Hypnotika, Sedativa und Tranquillanzien

Benzodiazepine II

❶ **Wirkung und unerwünschte Arzneimittelwirkungen sind stets eng verknüpft. Ergänzen Sie die UAW, indem Sie sie sich logisch erschließen.**

Wirkung	UAW
Anxiolytisch	__________
Sedierend, hypnotisch, schlafanstoßend	Müdigkeit, Benommenheit, Hang-over, verminderte Konzentrationsfähigkeit
Narkotisch	Anterograde Amnesie
Antikonvulsiv	–
Muskelrelaxierend	__________

❷ **Nennen Sie noch einige weitere UAW.**

❸ **Kennen Sie die Symptome einer Intoxikation mit Benzodiazepinen?**

❹ **Wie heißt das Antidot?**

Benzodiazepine II

❶ Wirkungen und unerwünschte Arzneimittelwirkungen

Wirkung	UAW
Anxiolytisch	Gleichgültigkeit, Interessenlosigkeit, Affektabflachung
Sedierend, hypnotisch, schlafanstoßend	Müdigkeit, Benommenheit, Hang-over, verminderte Konzentrationsfähigkeit
Narkotisch	**Anterograde Amnesie**
Antikonvulsiv	–
Muskelrelaxierend	Atemdepression, Gangunsicherheit, Sprachstörungen

Tab. 13.9 Benzodiazepine Wirkung und UAW

❷ Weitere unerwünschte Arzneimittelwirkungen

Missbrauch und Abhängigkeit, **Toleranzentwicklung, Reboundeffekt (Reboundinsomnie),** Gewichtszunahme durch Appetitsteigerung, paradoxe Erregung.

❸, ❹ Intoxikation

Es kommt zur Atemdepression, v. a. in Kombination mit anderen Substanzen. Das Antidot heißt **Flumazenil** (kompetitiver Antagonist mit geringer Wirkdauer). **Cave:** Gefahr der Resedierung!

MERKE

Eine Kontraindikation ist eine bestehende Myasthenia gravis.

13 Psychiatrie

13.5 Hypnotika, Sedativa und Tranquillanzien

Z-Substanzen (Nicht-Benzodiazepin-Agonisten)

Alle diese Substanzen sind chemisch keine Benzodiazepine, wirken aber wie Benzodiazepine an der **Untereinheit des $GABA_A$-Rezeptors.** Sie beeinträchtigen die „Schlafarchitektur“ nicht.

❶ **Zählen Sie die drei Medikamentennamen dieser Gruppe auf.**

❷ **Im Vergleich zu den Benzodiazepinen hat diese Gruppe eine schwächere antikonvulsive Wirkung, geringere Muskelrelaxationswirkung und weniger Abhängigkeitspotenzial. Was ist die Indikation?**

❸ **Nennen Sie drei UAW des bekanntesten Medikaments dieser Gruppe.**

Z-Substanzen (Nicht-Benzodiazepin-Agonisten)

❶ Vertreter
Zopiclon, Zolpidem, Zaleplon.

❷ Indikation
Schlafstörungen.

❸ Unerwünschte Arzneimittelwirkungen
Zopiclon: Geschmacksstörungen, Doppelbilder, Koordinationsstörungen.

13 Psychiatrie

13.5 Hypnotika, Sedativa und Tranquillanzien

Barbiturate

❶ Warum wurden Barbiturate als Schlafmittel vom Markt genommen? Welche zwei Indikationen kennen Sie?

❷ Beschreiben Sie deren Wirkungsweise.

❸ Zählen Sie die wichtigsten UAW und WW auf.

❹ Warum setzt man Phenobarbital bei Neugeborenenikterus ein?

Barbiturate

❶ Indikationen

Barbiturate sind seit Einführung der Benzodiazepine als Schlafmittel vom Markt genommen worden. Sie sind aufgrund ihres Abhängigkeitspotenzials **obsolet** geworden. Barbiturate werden als Narkotika oder Antikonvulsiva genutzt.

❷ Wirkmechanismus

Die Wirkung ist dosisabhängig und steigt von sedierend, über hypnotisch zu narkotisch. Je **lipophiler** der Wirkstoff, desto **schneller** tritt die Wirkung ein (Phenobarbital vor Thiopental vor Methoxital), aber desto kürzer sind Halbwertszeit und Wirkdauer. Barbiturate führen zu einer Hemmung der Formatio reticularis.

❸ Unerwünschte Arzneimittelwirkungen und Wechselwirkungen

Zu den UAW zählen in hypnotischer Dosierung: Hang-over, paradoxe Erregung (alte Menschen, Kinder), Abhängigkeit. Barbiturate sind Enzyminduktoren. In narkotischer Dosierung kann es zu Atemdepression und Abnahme des Herzzeitvolumens kommen.
Wichtige Wechselwirkung ist die **Folsäurehemmung** mit der Gefahr fetaler Fehlbildungen, neben allen Wirkungsverminderungen aufgrund der CYP_{450}-Induktion.

❹ Neugeborenenikterus

Barbiturate **induzieren die Bilirubin-UDP-Glukuronyltransferase** und senken somit das Bilirubin (auch bei Morbus Meulengracht).

13 Psychiatrie

13.5 Hypnotika, Sedativa und Tranquillanzien

Sonstige

❶ Was wissen Sie über Chloralhydrat?

❷ Nennen Sie die Indikation von Clomethiazol und dessen Wirkung.

❸ Seit 2008 ist Melatonin (Circadin®) auf dem Markt zugelassen. Wo wird das Hormon Melatonin im menschlichen Körper gebildet? Kennen Sie UAW?

!

Sonstige

❶ Chloralhydrat

Chloralhydrat ist eines der ältesten Schlafmittel. Es wird schnell resorbiert und wirkt schleimhautreizend. Chloralhydrat macht selten paradoxe Reaktionen und **beeinflusst die Schlafarchitektur kaum.**

❷ Indikation

Clomethiazol hat eine **geringe therapeutische Breite** und wird als sehr potentes Präparat zum **Alkoholentzug** genutzt, da es auch antikonvulsiv wirkt. Es darf nur kurzfristig angewendet werden (max. 14 d), da ein **hohes Abhängigkeitspotenzial** besteht. Als Schlafmittel oder bei akuter Alkoholintoxikation darf es nicht verwendet werden.

❸ Melatonin

Melatonin wird in der Epiphyse gebildet, steuert den Tag-Nacht-Rhythmus und wirkt schlaffördernd. Es ist sehr gut verträglich, beeinflusst die Schlafarchitektur nicht und hat eine **große therapeutische Breite.**

(Zulassung nur für Insomnie ab dem 55. LJ)

Neu: seit 2019 Zulassung von retardiertem Melatonin (Slenyto®) zur Behandlung von Schlafstörungen (Insomnie) bei Kindern und Jugendlichen im Alter von 2–18 Jahren mit Autismus-Spektrum-Störung (ASS).

13 Psychiatrie

13.6 Abhängigkeitssyndrom und Entzug

Zu den Kriterien des **Abhängigkeitssyndroms nach ICD-10** gehören Craving, Kontrollverlust, körperliche Entzugssymptome, Toleranzentwicklung, Aufgabe/Vernachlässigung ursprünglicher Interessen zugunsten des Substanzkonsums und Konsum trotz nachweislicher Schädigung. Drei oder mehr Kriterien davon innerhalb eines Jahres führen zur Diagnose des Abhängigkeitssyndroms. Circa 9 Millionen Deutsche wiesen 2021 einen problematischen Alkoholkonsum auf.

❶ **Welche Medikamente nutzen Sie beim stationären Alkoholentzug? Was wird im Vergleich zur längerfristigen Entwöhnung genutzt?**

❷ **Benzodiazepine sind weit verbreitet. Durch die rasche Toleranzentwicklung kommt es häufig und rasch zu einem Abhängigkeitssyndrom. Was ist die Therapie der Wahl bei einem Benzoentzug? Nennen Sie die häufigsten Entzugssymptome bei Benzoentzug.**

❸ **Opioidabhängige führen oft einen „kalten Entzug" durch. Welche Symptome kennen Sie beim Opioidentzug? Welche Medikamente werden zum Entzug genutzt?**

❶ Entzug bei Alkoholabhängigkeit

- Zum **Entzug** kommen vor allem Benzodiazepine **(Diazepam),** Clomethiazol, Carbamazepin und bei zusätzlicher Delir-Symptomatik Antipsychotika (Haloperidol 5–10 mg p. o. oder i. m.) infrage.
- Zur **Entwöhnung** kann man Naltrexon oder **Acamprosat** nutzen.

❷ Entzug bei Benzodiazepinabhängigkeit

Umstellung von kurzwirksamen Benzodiazepinen (Zopiclon, Zolpidem) auf Standardbenzos (z. B. Diazepam). Danach schrittweise Dosisreduktion, beginnend mit der Morgendosis, Dauer ca. 4–10 Wochen.
Entzugssymptome sind: emotionale Labilität, Agitiertheit, Unruhe, Aggression, Kopfschmerzen, Tremor, Appetitstörung etc.

MERKE

Der Benzoentzug kann je nach Abhängigkeitsgrad über ein Jahr dauern.

❸ Kalter Entzug bei Opioidabhängigkeit

Es kommt zu den entgegengesetzten Symptomen wie bei der Gabe von Opioiden: Diarrhö, motorische Unruhe, Dysphorie, Mydriasis, gesteigerter Sekretfluss aus Nase/Augen, Schwitzen, Schlafstörungen sowie spontane Schmerzen.
Zur **Entzugstherapie** werden genutzt: Buprenorphin, Methadon oder Levomethadon, Clonidin (α_2AR-Agonisten). **Langfristig** werden eine Psychotherapie und ggf. Naltrexon zur Rückfallprophylaxe (Hemmung der euphorisierenden Wirkung von Opiaten) eingesetzt.

13 Psychiatrie

13.7 Check-up I

❶ **Teilen Sie die Antipsychotika anhand folgender Tabelle in zwei Gruppen ein:**

	Niedrigpotente Antipsychotika	Hochpotente Antipsychotika
Beispiele	________	________
Antipsychotische Stärke	________	________
EMPS	________	________
Vegetative Beeinflussung	________	________
Kardiale UAW	________	________

❷ **Erläutern Sie den Unterschied zwischen Lorazepam und Diazepam.**

❸ **Beschreiben Sie den vierstufigen Verlauf der EPMS.**

❹ **Welches Medikament ist in Kombination mit MAO-Inhibitoren obsolet?**

❶

❷ Lorazepam und Diazepam

	Niedrigpotente Antipsychotika	Hochpotente Antipsychotika
Beispiele	z. B. Melperon, Pipamperon, Promethazin	z. B. Melperon, Pipamperon, Promethazi
Antipsychotische Stärke	Schwach	Stark
Sedierung	Stark	Schwach
EMPS	Selten	Häufig
Vegetative Beeinflussung	Stark	Schwach
Kardiale UAW	Kardiotoxisch	Kaum

Tab. 13.10 Einteilung der Neuroleptika

Beides sind unterschiedliche Benzodiazepine: 10 mg Diazepam = 2,5 mg Lorazepam. Lorazepam wirkt oral besser, langsamer und ist stärker anxiolytisch als Diazepam. Diazepam ist neben p. o. auch i. m. und rektal verfügbar.

❸ EPMS

Frühdyskinesie, Parkinsoid, Akathisie, Spätdyskinesie.

❹ Obsolete Kombitherapie

SSRI.

13 Psychiatrie

13.7 Check-up II

❶ Differenzieren Sie das maligne neuroleptische Syndrom vom Serotonin-Syndrom anhand folgender Tabelle:

	Malignes neuroleptisches Syndrom	Serotonin-Syndrom
Auslösende Pharmaka	________	________
Auftreten	________	________
Hyperaktivität	________	________
Tremor	________	________
Myoklonus	________	________
Bradykinese, Stupor	________	________
Rigor	________	________

+ etwas, +++ sehr viel, – keine

❶

	Malignes neuroleptisches Syndrom	Serotonin-Syndrom
Auslösende Pharmaka	Antipsychotika	Serotonerge Pharmaka
Auftreten	Langsam	Schnell
Hyperaktivität	–	+++
Tremor	+	+++
Myoklonus	–	+++
Bradykinese, Stupor	+++	–
Rigor	+++	–

Tab. 13.11 Malignes neuroleptisches Syndrom versus Serotonin-Syndrom

14 Hormone

14.1 Hormone der Nebennierenrinde

Glukokortikoide (= Glukokortikoidrezeptor-Agonisten) I

Glukokortikoide und **Mineralokortikoide** sind **Steroide,** die in der Nebennierenrinde gebildet werden. Sie unterliegen einem zirkadianen Rhythmus.

❶ Welche Glukokortikoide kennen Sie?

❷ Kennen Sie die Cushing-Schwellendosis von Hydrokortison und was besagt sie?

❸ Wie wirken Glukokortikoide?

❹ Nennen Sie fünf therapeutische Indikationen für Glukokortikoide.

Glukokortikoide (= Glukokortikoidrezeptor-Agonisten) I

❶ Vertreter

Die Glukokortikoide orientieren sich von der Wirkstärke an **Kortisol (Wirkstärke 1):** Kortisol: 1; Kortison: 0,8; Predinson/Prenisolon: 4; Betamethason: 30; Dexamethason: 30–40.

❷ Cushing-Schwellendosis

Die Cushing-Schwellendosis von Hydrokortison liegt bei **30 mg/d,** bei dieser Dosis wird gerade noch **kein** Cushing-Syndrom erzeugt.

❸ Wirkungen

- **Entzündungshemmung**
- Steigerung der Glukoneogenese, vermehrter Proteinabbau; Insulinantagonist
- Vermehrte Lipolyse, **Stammfettsucht**
- Hypokalzämie: Vitamin-D-antagonistisch, Knochenabbau
- Hypokaliämie, Ödeme, antiproliferativ

❹ Indikationen

- Substitution bei **NNR-Insuffizienz**
- Symptomatische Therapie bei: Rheuma, akutem rheumatischem Fieber, Hauterkrankungen, Allergien, Hirnödem

14 Hormone

14.1 Hormone der Nebennierenrinde

Glukokortikoide (= Glukokortikoidrezeptor-Agonisten) II

❶ Was muss man bei der Anwendung von Glukokortikoiden beachten?

❷ Welche Wirkstoffe sind nur zur lokalen Anwendung geeignet? Erklären Sie warum.

❸ Ergänzen Sie UAW.

❹ Was sollte man bei Dauertherapie mit Glukokortikoiden substituieren?

Glukokortikoide (= Glukokortikoidrezeptor-Agonisten) II

❶ Anwendung

- **Zirkadiane** Therapie: morgens verabreichen (z. B. Substitution: 15–10–5 mg)
- Alternierend: jeden 2. Tag doppelte Dosis
- Kurz und niedrig dosieren, **nicht abrupt absetzen**
- Lokaltherapie vor systemisch
- Nicht i. m. nutzen, da schlecht steuerbar

❷ Lokale Anwendung

Budenosid, Beclometason, Flunisolid. Keine orale Verfügbarkeit, daher z. B. zur Inhalation lokal genutzt.

❸ Unerwünschte Arzneimittelwirkungen

Osteoporose, **Steroiddiabetes,** Stammfettsucht, Akne, Hirsutismus, Schleimhautulzera, Myopathie/Muskelatrophie, Wachstumshemmung bei Kindern, Unruhe, Depression, Elektrolytstörungen, Infektionen, Thromboserisiko, Pergamenthaut, Glaukom, Katarakt etc.

❹ MERKE

Osteoporoseprophylaxe mit Kalzium und Vitamin D bei Dauertherapie.

14 Hormone

14.1 Hormone der Nebennierenrinde

Mineralokortikoide

❶ **Erklären Sie den Wirkmechanismus von Mineralokortikoiden.**

❷ **Was wissen Sie über den Mineralokortikoidrezeptor?**

❸ **Wie heißt das einzige synthetische Mineralokortikoid und was stellt eine Indikation zur Substitution dar?**

❹ **Kennen Sie UAW bei der Substitutionstherapie?**

Mineralokortikoide

❶, ❷ Wirkmechanismus

Steigerung der Natriumrückresorption im spätdistalen Tubulus/Sammelrohr der Niere u. a. durch vermehrten Einbau von Natriumkanälen. Austausch gegen Kalium und H^+ bewirkt Hypokaliämie und Alkalose.
Der Mineralokortikoidrezeptor wird von Glukokortikoiden und Mineralokortikoiden aktiviert, aber von ersten nur in sehr hoher Dosierung.

❸, ❹ Fludrokortison

- Einziges synthetisches Mineralokortikoid
- Ind.: **Morbus Addison (primäre NNR-Insuffizienz),** adrenogenitales Syndrom, schwere Hypotension
- Bei korrekter Substitution gibt es normalerweise keine UAW (falls zu hoch: Hypokaliämie, Hypertension).

14 Hormone

14.2 Sexualhormone

❶ **Nennen Sie das männliche und die weiblichen Sexualhormone und ihre therapeutischen Indikationen.**

❷ **Nennen Sie UAW von Östrogenen.**

❸ **Wann kommt es zur Hormonersatztherapie? Worauf ist dabei zu achten?**

!

❶ Männliches Sexualhormon

- Androgene (Androgenrezeptor-Agonisten = AR-Agonisten): Ind.: Hypogonadismus des Mannes, überschießendes Längenwachstum von Jungen, Oligospermie

Weibliche Sexualhormone

- Östrogen (Estrogenrezeptor-Agonisten = ER-Agonisten):
  - Ind.: **Hormonersatztherapie im Klimakterium,** orale Kontrazeption, Substitution bei Ovarektomie, alternativ: Osteoporoseprophylaxe, Prostatakarzinom
  - ❷ UAW: **Gewichtszunahme** (Wassereinlagerungen/Ödeme), Thrombosen, Schlaganfall, Myokardinfarkt, Mamma- und Endometriumkarzinom, Leberzelladenome
- Gestagen (Progesteronrezeptor-Agonisten = PR-Agonisten) Ind.: orale Kontrazeption, Menstruationsstörungen, Endometriose, Mastopathie I–II

❸ Hormonersatztherapie

- Wegen des günstigen UAW-Profils werden bioidentische Hormone heute transdermal (Östrogen) und transvaginal (Gestagen) angewendet. Ind.: klimakterische Beschwerden.
- UAW: bei Anwendung transdermal/-vaginal kein erhöhtes Risiko für Herz-Kreislauf-Erkrankungen, aber Schutzwirkung Östrogen auf Endothelschleimhaut, Reduktion des Demenz- und Osteoporoserisikos, Mamma-Ca-Risiko steigt nur gering.

MERKE

Bei Langzeittherapie mit Testosteron regelmäßige Laborkontrollen (Hb, Hkt, Leberwerte)!

14 Hormone

14.2 Sexualhormone

Antiöstrogene, Pille danach, Mifepriston

❶ Nennen Sie drei Antiöstrogene (Estrogenrezeptor-Antagonisten = ER-Antagonisten) und deren Wirkmechanismus und die Indikation.

❷ Welches Medikament ist die „Pille danach“? Wie lange nach dem Koitus ist sie wirksam? Welche UAW gibt es häufig?

❸ Wofür nutzt man den Progesteronrezeptor-Antagonist Mifepriston?

Antiöstrogene, Pille danach, Mifepriston

❶ Antiöstrogene

- Selektiver Estrogenmodulator (SERM):
  - Tamoxifen, Raloxifen: Agonist am Uterus und Knochen, Antagonist an Brustdrüse. Ind.: Therapie des östrogenabhängigen Mammakarzinoms
  - **Clomifen:** Östrogenrezeptor-Antagonist, wird SERM zugeordnet, Ovulationsauslösung. Ind.: Ovarialinsuffizienz
- Anastrol/Exemestran: Aromatasehemmer. Ind.: postmenopausales, hormonsensitives Mammakarzinom

❷ Pille danach

- Gestagenderivat: Levonorgestrel
- Nutzbar 72 h nach Koitus
- Seit 2015 **rezeptfrei** (auch für Jugendliche < 14 Jahre)
- UAW: Übelkeit, Kopfschmerzen, Unterbauchschmerzen
- Progesteron-Rezeptor-Modulator: Ulipristalacetat, seit 2010, Einnahme bis zu 5 d nach Koitus

❸ Mifepriston

- **Progesteronrezeptor-Antagonist**
- Wirkt als Antigestagen und wird zum medikamentösen Schwangerschaftsabbruch (bis 49. Tag post menstruationem) genutzt
- Zusätzlich Gabe von Prostaglandinen (Gemeprost o. Ä.) zur Erweichung der Cervix uteri

14 Hormone

14.2 Sexualhormone

Weitere

❶ Ergänzen Sie die Tabelle mit folgenden Begriffen: Fenoterol; Geburtseinleitung, Abortauslösung; Uterus- und Milchdrüsenkontraktion; Tokolytikum, komp. Oxytocinantagonist.

Wirkstoff	Wirkmechanismus	Indikationen
Oxytocin	________	Geburtseinleitung, Stillprobleme, sekundäre Wehenschwäche
Atosiban	________	Drohende Fehlgeburt
Prostaglandin	Uteruskontraktion	________
________	β_2-AR-Agonisten, Uterusrelaxation	________

❷ In welchem Fachgebiet werden Androgenrezeptor-Antagonisten (AR-Antagonisten) genutzt? Zählen Sie zwei Wirkstoffe auf.

Weitere

❶

Wirkstoff	Wirkmechanismus	Indikation
Oxytocin	Uterus- und Milchdrüsenkontraktion	Geburtseinleitung, Stillprobleme, sekundäre Wehenschwäche
Atosiban	Komp. Oxytocinantagonist	Drohende Fehlgeburt
Prostaglandin	Uteruskontraktion	Geburtseinleitung, Abortauslösung
Fenoterol	β_2-AR-Agonisten, Uterusrelaxation	Tokolytikum

Tab. 14.1 Weitere Sexualhormone

❷ Androgenrezeptor-Antagonisten (AR-Antagonisten)

Nutzt man v. a. in der Urologie:

- **Finasterid** (5α-Reduktase-Inhibitor): bei benigner Prostatahyperplasie
- **Cyproteronacetat, Flutamid** (Androgenrezeptor-Antagonist): zur Triebdämpfung bei Sexualstraftätern, Prostatakarzinom

14 Hormone

14.3 Gewebshormone

Histamin und Histamin-H_1-Rezeptor-Antagonisten (H_1R-Antagonisten)

❶ Wo wird Histamin gebildet? Was ist der Unterschied zu Histidin?

❷ Nennen Sie die Verteilung und Funktion der Histaminrezeptoren H_1–H_3?

❸ Die Histamin-H_1-Rezeptor-Antagonisten werden in zwei Gruppen eingeteilt, die 1. Generation (älteren) und die 2. Generation (neueren). Nennen Sie je zwei Vertreter und ihren Unterschied.

❹ UAW sind anticholinerge Wirkungen. Bitte wiederholen Sie diese mit dieser Karte.

Histamin und Histamin-H_1-Rezeptor-Antagonisten (H_1R-Antagonisten)

❶, ❷ Histamin

- Gebildet in den Mastzellen und basophilen Granulozyten
- Rezeptoren:
  - H_1: Lunge, Gefäße, Haut: allergische Reaktionen
  - H_2: Magen, Herz: Säuresekretion, positiv inotrop, chronotrop
  - H_3: präsynaptisch: therapeutisch nicht genutzt

MERKE
Histamin = Neurotransmitter
Histidin = Aminosäure

❸ Histamin-H_1-Rezeptor-Antagonisten

- **1. Generation:** Beispiele: Clemastin, Dimenhydrinat, Promethazin. Eigenschaften: lipophil, ZNS-gängig, sedativ-hypnotisch, bei Kindern: paradoxe Erregung
- **2. Generation:** Beispiele: Cetirizin, Loratadin, Terfenadin. Eigenschaften: kaum lipophil, geringe bis keinerlei ZNS-Gängigkeit

❹ Unerwünschte Arzneimittelwirkung: anticholinerge Wirkung

Mydriasis, Mundtrockenheit, Tachykardie, Herzrhythmusstörungen, Harnverhalt, Obstipation, Sedierung.

14 Hormone

14.3 Gewebshormone

5-HT-Agonisten und 5-HT-Antagonisten

→ Tab. 14.2 zeigt die Anwendungsgebiete der verschiedenen Agonisten und Antagonisten am 5-HT-Rezeptor (Serotonin).

Rezeptortyp	Agonist	Antagonist	Indikation
$5\text{-}HT_{1A}$	Urapidil		Antihypertensivum
	Buspiron		Anxiolytikum
$5\text{-}HT_{1B/D}$	Triptane, Ergotamin		Migräneanfall
$5\text{-}HT_{2A}$		Risperidon	Antipsychotikum
$5\text{-}HT_{2A/B}$		Methysergid	Migräneprophylaxe
$5\text{-}HT_{3}$		Ondansetron	Antiemetikum
$5\text{-}HT_{4}$	Metoclopramid		Antiemetikum

Tab. 14.2 5-HT-Agonisten und 5-HT-Antagonisten

❶ Nennen Sie die häufigsten UAW der Triptane.

5-HT-Agonisten und 5-HT-Antagonisten

❶ Triptane

- Bewirken eine **Vasokonstriktion** und Entzündungshemmung der Dura-Arterien
- Sumatriptan, Almotriptan
- Häufige UAW: kurzfristiger Blutdruckanstieg, koronare Ischämien mit A. p.-Symptomatik, Schwindel, Flush, Übelkeit, Erbrechen

Ergotamine

- Mutterkornalkaloide, wirken an unterschiedlichen Rezeptoren
- UAW: Übelkeit, Erbrechen, Gefäßspasmen, Lungenfibrose

14 Hormone

14.4 Check-up

❶ Kennen Sie Hormone und Hormonantagonisten, die in der Tumortherapie angewendet werden?

❷ Nennen Sie die Cushing-Schwellendosis von Prednisolon.

❸ Welche Medikamente verschreiben Sie bei Heuschnupfen?

❹ Fallbeispiel: In der pädiatrischen Notaufnahme stellt sich ein 8-jähriges, sonst gesundes Mädchen vor, das vor 4 Wochen einen Infekt der oberen Luftwege hatte. Nun klagt sie über Übelkeit, kolikartige Schmerzen und blutigen Stuhlgang. Bei der Untersuchung finden Sie Kapillareinblutungen, die sich nicht wegdrücken lassen. Wie lautet die Verdachtsdiagnose? Kennen Sie den Eigennamen dieser Erkrankung? Welche Therapie müssen Sie einleiten?

Check-up

❶
- **Toremifen:** hormonempfindliches metastasiertes Mammakarzinom postmenopausal
- **Tamoxifen:** SERM, bei Östrogenrezeptor-positivem Mammakarzinom
- **Antiandrogene:** bei Prostatakarzinom
- **Glukokortikoide:** bei Leukämien, Lymphomen
- **Clomifen:** Ovulationsinduktion bei anovulatorischen Patientinnen

❷ 7,5 mg/d.

❸ Medikamente bei Heuschnupfen sind neuere Histamin-H_1-Rezeptor-Antagonisten, die keine Sedierung bewirken: Terfenadin, Cetirizin, Fexofenadin, Loratadin per os oder Levocobastin nasal, topische Glukokortikoide.

❹ Hier handelt es sich um eine immunologisch vermittelte Vaskulitis (IgA-Vaskulitis). Sie wurde lange Purpura Schönlein Henoch nach ihren Erstbeschreibern genannt. Bei schweren Verläufen (mit Organbeteiligung) besteht die Therapie in der Gabe von Glukokortikoiden (Prednison 2 mg/kg KG als Stoßtherapie) über eine Woche. Ansonsten erfolgt die Therapie symptomatisch.

14 Hormone

14.5 Hormone für die Kitteltasche

Kontrazeptiva

Wirkstoffgruppe	Wichtige Informationen/Besonderheiten
Minipille	**Nur Gestagen,** wenn Östrogene kontraindiziert, z. B. in der Stillzeit, Einnahme **unbedingt zur selben Uhrzeit,** häufig Zwischenblutungen
Mikropille	Einphasenpräparat aus Gestagen und Östrogen, 21 Tage Einnahme, 7 Tage Entzugsblutung
Mehrphasenpräparate	**Zweiphasen:** • 1. Phase: Gestagen • 2. Phase: Gestagen + Östrogen **Dreiphasen:** • 1. Phase: Östrogen + Gestagen • 2. Phase: mehr Östrogen + mehr Gestagen • 3. Phase: weniger Östrogen + mehr Gestagen Gestagen-UAW: kardiovaskulär
Depotpräparate	Dreimonatsspritze: **nur Gestagen;** Schmierblutungen, lange Wirkdauer (3 Mon.)

Tab. 14.3 Hormonelle Kontrazeptiva

Anaphylaxie

Grad	Symptome	Therapie
I	Flush, Urtikaria, Unruhe	H_1- und H_2-Antagonisten i. v., Glukokortikoide i. v.
II	Tachykardie, Nausea, Dyspnoe, Erbrechen	Zusätzlich: O_2, β_2-AR-Agonisten, Volumenmittel
II	Schock, Bronchospasmus	Zusätzlich: Adrenalin inhalativ plus i. v.
IV	Atem- und Kreislaufstillstand	Reanimation

Tab. 14.4 Therapieleitlinien nach Stufenschema

15 Toxikologie

15.1 Akute Intoxikationen

Behandlungsprinzipien I

❶ Ergänzen Sie den Text mit folgenden Begriffen: Unterbrechung des enterohepatischen Kreislaufs, Antidot, Vitalfunktionen, inhalativem, induziertes Erbrechen, Resorption des Giftes.

Intoxikationen können auf __________ Weg, oral, im Auge oder transkutan passieren. Die Mortalität einer akuten Intoxikation beträgt ca. 1 %. Darum ist es wichtig, vital bedrohte Patienten schnell zu erkennen und die Behandlung einzuleiten. Hierbei sollte man wissen, dass es oft leichter ist, die __________ zu verhindern, als dessen Elimination zu beschleunigen. Die Behandlungsprinzipien bei akuter Intoxikation bestehen aus folgenden vier Punkten:

- __________ sichern nach der ABC-Regel: A – Airway, B – Breathing, C – Circulation.
- Giftaufnahme vermindern durch __________ und Resorptionshemmung: Aktivkohle, Silikone, Paraffinum, Antazida, Milch, Zitronensaft.
- Giftausscheidung beschleunigen: forcierte Diurese, Minderung der tubulären Rückresorption, __________, Hämoperfusion/-dialyse.
- Gabe von geeignetem __________

Behandlungsprinzipien I

❶ Intoxikationen können auf inhalativem Weg, oral, im Auge oder transkutan passieren. Die Mortalität einer akuten Intoxikation beträgt ca. 1 %. Darum ist es wichtig, vital bedrohte Patienten schnell zu erkennen und die Behandlung einzuleiten. Hierbei sollte man wissen, dass es oft leichter ist, die Resorption des Giftes zu verhindern als dessen Elimination zu beschleunigen. Die Behandlungsprinzipien bei akuter Intoxikation bestehen aus folgenden vier Punkten:

- Vitalfunktionen sichern nach der ABC-Regel: A – Airway, B – Breathing, C – Circulation.
- Giftaufnahme vermindern durch induziertes Erbrechen und Resorptionshemmung: Aktivkohle, Silikone, Paraffinum, Antazida, Milch, Zitronensaft.
- Giftausscheidung beschleunigen: forcierte Diurese, Minderung der tubulären Rückresorption, Unterbrechung des enterohepatischen Kreislaufs, Hämoperfusion/-dialyse.
- Gabe von geeignetem Antidot.

15 Toxikologie

15.1 Akute Intoxikationen

Behandlungsprinzipien II

❶ **Was wissen Sie über induziertes Erbrechen?**

❷ **Warum wird hierbei das früher genutzte Apomorphin nicht mehr empfohlen?**

Behandlungsprinzipien II

❶ Induziertes Erbrechen

- Nicht mehr empfohlen bzw. kontraindiziert. Der Nutzen nimmt innerhalb der 1. Stunde stark ab.
- **Ipecacuanha-Sirup:** Wirkeintritt nach ca. 30 min, nicht mehr als Routinemaßnahme bei Kindern empfohlen
- Kontraindiziert sind Kochsalzlösungen und Apomorphin.
- Kontraindikation des induzierten Erbrechens:
  - Intoxikation mit Schaumbildnern/organischen Lösungsmitteln (Aspirationsgefahr)
  - Einschränkung der Schutzreflexe
  - Intoxikation mit Säuren/Laugen (Ösophagusschädigung)

❷ Apomorphin

Zentrales Emetikum mit diversen UAW (Blutdruckabfall, Atemdepression). Es ist ein Morphinabkömmling und wirkt als D_2-Rezeptor-Agonist. Apomorphin kann das Aspirationsrisiko zusätzlich erhöhen. Daher ist es **obsolet.**

15 Toxikologie

15.1 Akute Intoxikationen

Behandlungsprinzipien III

❶ Was ist Carbo medicinalis? Nennen Sie die Indikation und Kontraindikation.

❷ Zur Beschleunigung der Giftelimination nutzt man die forcierte Diurese. Wann ist diese kontraindiziert?

Behandlungsprinzipien III

❶ Carbo medicinalis (Aktivkohle)

Als Einmalgabe bei einer Intoxikation bis 60 min indiziert. Es wird als universelles Entgiftungsmittel bei Vergiftungen mit Quecksilber, Salicylsäure, Strychnin, diversen Medikamenten (Barbiturate etc.), Pflanzengift und anorganischen Verbindungen eingesetzt. Kontraindiziert ist es bei Vergiftungen mit Säuren, Laugen, Detergenzien, Ethanol, Methanol und Perforationen von Magen oder Darm/Darmverschluss.

❷ Forcierte Diurese

Die forcierte Diurese mit Mannit oder Furosemid **(500 ml/h)** hat nur noch eine geringe Bedeutung, teils ist sie sogar kontraindiziert, z. B. bei Niereninsuffizienz und Herzinsuffizienz. Eine Urinalkalisierung mit Natriumhydrogencarbonat kann z. B. bei einer Vergiftung mit Salicylaten erwogen werden.

15 Toxikologie

15.1 Akute Intoxikationen

Behandlungsprinzipien IV

❶ **Im Rahmen von Haushaltsunfällen mit Kindern oder bei Suizidversuchen kommt es immer wieder zu Säure- oder Laugenverletzungen. Wo entstehen hier die Schädigungen bei Ingestition?**

❷ **Was ist das geeignete Vorgehen bei Säure- oder Laugenverletzungen?**

❸ **Was tut man bei Verätzungen von Augen, Gesicht oder Haut?**

Behandlungsprinzipien IV

Säure- und Laugenverletzungen

❶ **Laugen** schädigen bevorzugt die Trachea und werden im Magen neutralisiert. **Säuren** verätzen die Magenwand. Die Mundhöhle und die Trachea bleiben oft unversehrt.

❷ Vorgehen bei Säure- und Laugenverletzungen

Die Therapie der Wahl ist Wasser (Tee oder Saft) trinken lassen.

CAVE!

Keine kohlensäurehaltigen Getränke! Außerdem Schmerz- und Schockbehandlung. Intubationspflicht bei Bewusstlosigkeit.

MERKE

Bei Ingestition von Säuren oder Laugen: Wasser trinken lassen. Kein Erbrechen provozieren, keine Magenspülung, kein Magenschlauch!

❸ Verätzung von Augen, Gesicht oder Haut

Sofortige Spülung der betroffenen Körperteile mit lauwarmem Wasser und umgehenden Transport in eine Fachabteilung.

15.2 Antidot

Medikamentöse Antidots

❶ Was ist ein Antidot?

Gift	Pharmakon/Gift	Antidot
Medikamente	Antipsychotika	Biperiden
	Atropin, nichtselektive Monoamin-Wiederaufnahme-Inhibitoren	Physostigmin
	Benzodiazepin	Flumazenil
	Cumarin	Vitamin K, Faktorengabe
	Curarederivate	Neostigmin + Atropin
	Digoxin, Digitoxin	Digitalis-Antitoxin
	Heparin	Protamin
	Histamin-H_1-Rezeptor-Antagonisten	Physostigmin
	Muskarinische M_x-Acetylcholinrezeptor-Antagonisten (M_xR-Antagonisten)	Atropin
	NOAKs: Dabigatran Apixaban, Edoxaban, Rivaroxaban	Idarucizumab Andexanet alfa

Tab. 15.1 Antidots I

Medikamentöse Antidots

❶ Ein Antidot ist eine Substanz, die mit dem Gift eine untoxische Verbindung oder schwer lösliches Salz bildet. Es ist das Gegengift.

Gift	Pharmakon/Gift	Antidot
Medikamente	Opiate (Ausnahme Buprenorphin)	Naloxon (Doxapram gegen Buprenorphin-induzierte Atemdepression)
	Paracetamol	ACC
Metalle	Arsen	DMPS
	Blei	Na^+-Ca^{2+}-EDTA, DMPS, D-Penicillamin
	Quecksilber	Dimercaprol, DMPS
	Thallium	Berliner Blau (Eisen-III-Hexacyanoferat)
Gase	Cyanid	Hydroxocobalamin (Vitamin B_{12a}), 4-DMAP
	Kohlenmonoxid	Sauerstoff, hyperbar
	Reizgase	Glukokortikoide inhalativ
Alkohol	Ethanol	–
	Methanol	Ethanol oder Fomepizol
Pilze	Knollenblätterpilz	Silibinin
	Fliegenpilz	Physostigmin
Met-Hb	Nitrate, Nitrite, Chlorate etc.	Redoxfarbstoffe

Tab. 15.2 Antidots II

15 Toxikologie

15.3 Medikamenten-Intoxikationen

Digitalisglykoside/Na^+/K^+-ATPase-Inhibitoren

❶ **Nennen Sie die Symptome einer Digitalis-Intoxikation.**

❷ **Wie würden Sie therapeutisch vorgehen?**

Digitalisglykoside/Na^+/K^+-ATPase-Inhibitoren

Digitalis-Intoxikation

❶ Klinik

Herzrhythmusstörungen, neurotoxische und gastrointestinale Störungen.

❷ Therapie

- Aktivkohle (evtl. vorher Magenspülung), Colestyramin-Gabe zur Bindung der Gallensäuren
- Hämoperfusion bei Digitoxin
- Digitalis-Antidotgabe: 80 mg Digitalis-Antidot bindet 1 mg Digoxin/Digitoxin.

MERKE

Falls Dosis nicht eruierbar: 6 × 80 mg Digitalis-Antidot!

CAVE!

Bei schwerer Digitalis-Intoxikation droht Hyperkaliämie.

15 Toxikologie

15.3 Medikamenten-Intoxikationen

Barbiturate, Benzodiazepine

❶ Was ist die Hauptgefahr bei der Intoxikation mit Barbituraten?

❷ Bei der Therapie kann eine Urinalkalisierung genutzt werden. Welches Medikament wird dazu eingesetzt?

❸ Intoxikationen mit Benzodiazepinen sind die häufigsten. Was bedeutet hier die große therapeutische Breite der Benzodiazepine? Wie gehen Sie therapeutisch vor? Wie heißt das Antidot?

Barbiturate, Benzodiazepine

Barbiturate-Intoxikation

❶ **Klinik**

Hauptgefahr ist die Hypoventilation mit Hypoxie. Außerdem Niereninsuffizienz, Hypotonie, hypoxische Gewebsnekrosen. Bei oraler Vergiftung kann nach Stunden bis Tagen der Tod eintreten. Die Prognose ist wegen **der langen Wirkdauer** der Barbiturate schlecht.

❷ **Therapie**

Oxygenierung, Magenspülung, forcierte Diurese, Hämoperfusion. Urinalkalisierung kann mit Natriumbicarbonat versucht werden. **Cave:** Bradykardie/Asystoliegefahr bei Manipulation im Rachenraum durch zusätzliche Vagusstimulation. Atropin/Schrittmacherschutz.

❸ Benzodiazepin-Intoxikation

- Durch die große therapeutische Breite der Benzodiazepine sind letale Intoxikationen fast unmöglich. Oft Mischintoxikationen mit Alkohol.
- Benzos wirken v. a. **sedierend** (Schlaf von bis zu 4 Tagen).
- Antidot: **Flumazenil**
- Therapie: Aktivkohle und Laxanzien, Oxygenierung, ggf. Antidot, das jedoch nur eine kurze Wirkdauer hat

15 Toxikologie

15.3 Medikamenten-Intoxikationen

Antipsychotika, nichtselektive Monoamin-Wiederaufnahme-Inhibitoren

❶ Antipsychotika haben eine große therapeutische Breite. Nennen Sie fünf Symptome einer Intoxikation.

❷ Was bedeutet in diesem Bezug die Adrenalinumkehr?

❸ Nennen Sie die typische Trias der Intoxikation mit nichtselektiven Monoamin-Wiederaufnahme-Inhibitoren. Warum ist die forcierte Diurese/Hämodialyse unwirksam? Erläutern Sie die Therapie.

Zur Intoxikation mit Opioiden informieren Sie sich in → Kap. 11.3, → Karte 210.

Antipsychotika, nichtselektive Monoamin-Wiederaufnahme-Inhibitoren

Neuroleptika-Intoxikation

Wie bei Benzodiazepinen sind Intoxikationen mit Antipsychotika oft Mischintoxikationen.

❶ Klinik

- Kardial: Hypotension, Tachykardie, Herzrhythmusstörungen
- Anticholinerg: Mydriasis etc.
- ZNS: Frühdyskinesien, Dystonie, Schläfrigkeit, Delirium

❷ Adrenalinumkehr

Durch die blockierten α-Rezeptoren bei der Intoxikation kommt es zur paradoxen Senkung statt **einer Steigerung des Blutdrucks** nach Adrenalingabe. Darum wird Noradrenalin zur Therapie der symptomatischen Hypotension genutzt.

❸ Intoxikation mit nichtselektiven Monoamin-Wiederaufnahme-Inhibitoren

Klinik: Trias: **Herzrhythmusstörungen, anticholinerge Symptome, Schock.** Vergiftungen sind sehr selten, können aber aufgrund der langen Wirkdauer der nichtselektiven Monoamin-Wiederaufnahme-Inhibitoren tödlich sein.

Therapie: Nichtselektive Monoamin-Wiederaufnahme-Inhibitoren werden nahezu vollständig hepatisch metaboliert, was eine renale Elimination unwirksam macht. Somit nutzt man die Entgiftung über Aktivkohle, antikonvulsiv Diazepam und das Antidot Physostigminsalicylat. Kardiotoxische Effekte werden mit Natriumbicarbonat behandelt.

15 Toxikologie

15.4 Intoxikationen mit Metallen, Gasen

Metalle I

❶ **Ergänzen Sie die Tabelle. Nutzen Sie bereits erworbenes Wissen aus anderen klinischen Fächern.**

Metall	Vorkommen	Intoxikationssymptome
Blei	___	___
Antidot: Na^{+}-Ca^{2+}-EDTA oder DMPS		
Quecksilber	___	___
Antidot: Dimercaprol oder DMPS		

Metalle I

❶

Metall	Vorkommen	Intoxikationssymptome
Blei	Inhalation von Blei: wird in Blut an Erythrozyten gebunden, dann Bleidepot in Knochen	Hypochrome Anämie (**basophile Tüpfelung** der Erythrozyten), Übelkeit, Gewichtsverlust, Darmkoliken, Schwäche, Verwirrtheit, Kopfschmerzen, Bleisaum am Zahnfleisch, Parästhesien, Fallhand (Extensorenschwäche/Schädigung des N. radialis)
Antidot: Na^+-Ca^{2+}-EDTA oder DMPS		
Quecksilber	Inhalation oder Resorption perkutan von Farben, Beize	Akut: Verätzung Haut und Schleimhaut, hämorrhagische Gastroenteritis, akutes Nierenversagen Chronisch: schwarzer Zahnfleischsaum, Salivation, psychische Veränderung, Neuropathie bei Kindern
Antidot: Dimercaprol oder DMPS, D-Penicillamin		

Tab. 15.3 Metallintoxikationen I

15 Toxikologie

15.4 Intoxikationen mit Metallen, Gasen

Metalle II

❶ **Ergänzen Sie die Tabelle. Nutzen Sie bereits erworbenes Wissen aus anderen klinischen Fächern.**

Metall	Vorkommen	Intoxikationssymptome
Thallium	Rattengift, oral	___________
Antidot: Berliner Blau → ___________		
Arsenik (As_2O_3)	Inhalation oder orale Aufnahme von Trinkwasser v. a. in Asien	___________
Antidot: DMPS		

Metalle II

❶

<table>
<tr><th>Metall</th><th>Vorkommen</th><th>Intoxikationssymptome</th></tr>
<tr><td>Thallium</td><td>Rattengift, oral</td><td>• Akut: Übelkeit, Erbrechen, Darmkoliken
• Nach symptomfreiem Intervall von 2–3 Tagen: Obstipation, Magenkrämpfe
• Nach 3–10 Tagen: Polyneuropathie, Parästhesie
• Ab 14 Tagen: Haarausfall, v. a. laterale Augenbrauen
• Nach 60 Tagen: Lunalstreifen an Fingernägeln</td></tr>
<tr><td colspan="3">Antidot: Berliner Blau → Unterbrechung des enterohepatischen Kreislaufs!</td></tr>
<tr><td>Arsenik (As_2O_3)</td><td>Inhalation oder orale Aufnahme von Trinkwasser v. a. in Asien</td><td>Akut: Übelkeit, Erbrechen, reiswasserartiger Durchfall, Hämaturie, zentrale Atemlähmung
Chronisch: Hyperpigmentierung, dunkler Zahnfleischsaum, Knochenmarkschädigung</td></tr>
<tr><td colspan="3">Antidot: DMPS</td></tr>
</table>

Tab. 15.4 Metallintoxikationen II

15 Toxikologie

15.4 Intoxikationen mit Metallen, Gasen

Kohlenstoffmonoxid

❶ Ordnen Sie folgende Gerüche bei Gasvergiftungen einer Substanz zu: knoblauchartig, Bittermandel, faule Eier.

❷ CO entsteht bei Autoabgasen, unvollständigen Verbrennungen und Schwelbränden. Schildern Sie die Pathophysiologie einer Kohlenstoffmonoxid-Intoxikation.

❸ Die Klinik unterscheidet sich nach Anteil des gebundenen Hb-CO im Blut. Nennen Sie je zwei Symptome für Hb-Co ab 5 %, 10 %, 30 %, 40 % und › 60 %.

❹ Kennen Sie Spätschäden? Was ist die Gefahr bei Nutzung eines Pulsoxymeters im Rahmen einer Kohlenstoffmonoxid-Intoxikation?

❺ Was ist die Therapie der Wahl?

Kohlenstoffmonoxid

❶ Gerüche bei Gasvergiftung

Geruch nach Knoblauch: E605; Geruch nach Bittermandel: Cyanid; Geruch nach faulen Eiern: Schwefelwasserstoff.

❷ Kohlenstoffmonoxid-Intoxikation

Inhalation → CO diffundiert durch Alveolarmembran ins Blut, bindet an Hämoglobin (Fe^{2+}) → Sauerstoffbindungsstörung (CO hat 300-fach höhere Bindungsaffinität zu Hb) → Linksverschiebung der O_2-Bindungskurve.

❸, ❹ Klinik

Hb-CO ab 5 %: Einschränkung der Sehfähigkeit; 10 %: Kopfschmerz, Mattigkeit, Tachykardie, Belastungsdyspnoe; 30 %: Bewusstlosigkeit, Rosafärbung der Haut; 40 %: tiefe Bewusstlosigkeit, Lähmung, Cheyne-Stokes-Atmung; › 60 %: ZNS-Ausfälle, Atemdepression, Tod nach ca. 60 min; Spätschäden: Blutungen, Parkinsonismus, Myokardnekrose.

CAVE!

Das Pulsoxymeter zeigt falsch hohe Werte, da es mit Lichtabsorption/-remission nur die Beladung des Hb misst (nicht, mit was es beladen ist).

❺ Therapie

Hyperbare Sauerstoffbeatmung, metabolische Azidose korrigieren, Kreislauf und Temperatur normalisieren.

15 Toxikologie

15.4 Intoxikationen mit Metallen, Gasen

Weitere Gase

❶ Cyanid (Blausäure): Erklären Sie die Pathophysiologie der Cyanid-Intoxikation und vergleichen Sie diese noch einmal mit der Pathophysiologie der CO-Intoxikation (vorherige Karte).

❷ Wie gelingt die Elimination von Cyanid mittels Antidot?

❸ Reizgase: Die Wirkung der Reizgase hängt von ihrer Lipophilie ab. Je lipophiler das Gas, desto höher seine Eindringtiefe in das Lungengewebe. Nennen Sie Reizgase mit unterschiedlicher Lipophilie, den Wirkort und die Symptome einer Vergiftung.

Weitere Gase

❶ Cyanid

Entsteht z. B. in Galvanisierungsbetrieben, wird über Magen/Darm, Haut oder Lunge resorbiert und bindet an Fe^{3+} im Blut → Sauerstoffverwertungsstörung und inneres Ersticken, da Cytochrom-Oxidasen der Atmungskette blockiert werden. **Klinik:** Kopfschmerzen, kurze Hyperpnoe, dann Krämpfe, Apnoe, die zum Tode führt. Die Haut färbt sich rot.

❷ Therapie

Hydroxocobalamin: Komplexbildung zwischen Cyanid und Kobalt. Natriumthiosulfat i. v. liefert als Schwefeldonor Schwefelionen zur Umwandlung von CN^- zu SCN^-. Außerdem 4-DMAP-Gabe, das Methämoglobin bildet und die Bindung von Cyanid bewirkt. Zusätzlich Erwägung der hyperbaren Oxygenierung.

❸

Lipophilie	Angriffsort	Gase	Symptome
Gering	Auge, Pharynx, Larynx	Ammoniak, Formaldehyd, Chlorwasserstoff	Reizungen am Angriffsort, Laryngospasmus
Mittel	Bronchien, Bronchiolen	Chlor, Brom, Schwefeloxid	Reizungen am Angriffsort, Bronchospasmus
Stark	Alveolen, Kapillaren	Ozon, Nitrosegase	Reizungen am Angriffsort, toxisches Lungenödem

Tab. 15.5 Reizgase

15 Toxikologie

15.5 Intoxikationen mit Alkohol, Pilzen, Methämoglobinbildnern

Alkohol

❶ Ergänzen Sie den Text mit folgenden Begriffen: > 4 ‰, Alkoholdehydrogenase, metabolische Azidose, 0,15 ‰, 2 ‰, Sehstörungen, Ethanol, Folsäure.

Man unterscheidet die Ethanol- von der Methanol-Intoxikation. Bei der klassischen Alkoholvergiftung mit Ethanol kommt es je nach Toleranz ab ca. __________ zum hypnotischen Stadium mit Bewusstseinsstörungen, ab 2,5 ‰ zum narkotischen Stadium und bei __________ zum Tod. Alkohol wird mittels Kinetik 0. Ordnung mit __________ eliminiert. Ein Antidot existiert nicht. Man sollte bei chronischem Abusus die Gabe von Vitamin B_1 erwägen (Wernicke-Enzephalopathie durch Thiaminmangel). Bei der Methanol-Intoxikation, das in vielen Reinigungsmitteln enthalten ist, entsteht durch Metabolisierung über Formaldehyd Ameisensäure, die toxisch ist und mit steigender Konzentration folgende Symptome herbeiführt: Rauschzustand, __________ nach > 3 Tagen __________, Nieren-/Kreislaufversagen bis zum Tode. Als Antidot wird __________ genutzt, da es eine höhere Affinität zur __________ besitzt. Zur verstärkten Elimination der Ameisensäure nutzt man ____________.

!

Alkohol

❶ Man unterscheidet die Ethanol- von der Methanol-Intoxikation. Bei der klassischen Alkoholvergiftung mit Ethanol kommt es je nach Toleranz ab ca. 2 ‰ zum hypnotischen Stadium mit Bewusstseinsstörungen, ab 2,5 ‰ zum narkotischen Stadium und bei › 4 ‰ zum Tod. Alkohol wird mittels Kinetik 0. Ordnung mit 0,15 ‰ eliminiert. Ein Antidot existiert nicht. Man sollte bei chronischem Abusus die Gabe von Vitamin B_1 erwägen (Wernicke-Enzephalopathie durch Thiaminmangel). Bei der Methanol-Intoxikation, das in vielen Reinigungsmitteln enthalten ist, entsteht durch Metabolisierung über Formaldehyd Ameisensäure, die toxisch ist und mit steigender Konzentration folgende Symptome herbeiführt: Rauschzustand, metabolische Azidose, nach › 3 Tagen Sehstörungen, Nieren-/Kreislaufversagen bis zum Tode. Als Antidot wird Ethanol genutzt, da es eine höhere Affinität zur Alkoholdehydrogenase besitzt. Zur verstärkten Elimination der Ameisensäure nutzt man Folsäure.

15 Toxikologie

15.5 Intoxikationen mit Alkohol, Pilzen, Methämoglobinbildnern

Pilze, Methämoglobinbildner

❶ **Beschreiben Sie die Symptome einer Knollenblätterpilzvergiftung. Wie heißt das Antidot?**

❷ **Wie häufig ist eine Fliegenpilzvergiftung?**

❸ **Nennen Sie zwei direkte und zwei indirekte Methämoglobinbildner. Wie entsteht Methämoglobin? Welche Symptome treten auf?**

Pilze, Methämoglobinbildner

❶, ❷ Pilz-Intoxikation

Bei der Pilzvergiftung sollte man sich folgende Pilze merken:

- **Knollenblätterpilz:** wird gerne mit dem Champignon verwechselt und führt durch seine Amatoxine ca. nach 12 h zu den ersten gastrointestinalen Vergiftungssymptomen. Nach einer 2-tägigen Remissionsphase zur Lebernekrose mit Blutgerinnungsstörungen und toxischer Nierenschädigung. **Antidot:** Silibinin oder alternativ Penicilin G.
- **Fliegenpilz:** selten und die Intoxikation auch selten tödlich. Symptome sind Psychosen. **Antidot:** Physostigmin.

❸ Methämoglobinbildner-Intoxikation

- **Direkte:** Nitrite, Nitrate, Chlorate
- **Indirekte:** Anilin, Redoxfarbstoffe, Pharmaka wie Sulfonamide, Nitrofurantoin. Sie oxidieren Fe^{2+} im Hämoglobin zu Fe^{3+}, das man dann Methämoglobin nennt. Es kann dadurch keinen Sauerstoff mehr transportieren.
  - Ab 10 % Met-Hb: Hypoxie, Zyanose
  - Ab 40 % Met-Hb: Bewusstlosigkeit
  - Ab › 60 % Met-Hb: Tod
  - Antidot: Methylenblau, selbst Methämoglobinbildner

15 Toxikologie

15.6 Intoxikationen mit bakteriellen Toxinen

Tetanus- und Botulinumtoxin

Tetanus- und Botulinumtoxin sind die stärksten bekannten Gifte. Botox kennen Sie zur Therapie von Dystonien oder aus der plastischen Chirurgie.

❶ **Wie wirkt Botulinumtoxin?**

❷ **Nennen Sie die typischen Symptome einer Intoxikation.**

❸ **Durch Wundinfektionen kann es zur Intoxikation mit Tetanustoxin kommen. Zählen Sie die wichtigsten Symptome auf.**

❹ **Welches Antidot steht zur Verfügung?**

Tetanus- und Botulinumtoxin

❶ Intoxikation mit Botulinumtoxin

Botulinumtoxin verhindert die **Acetylcholinausschüttung** im synaptischen Spalt. Daraus folgt vollständige Lähmung der cholinergen Neurone und somit eine schaffe Lähmung der Muskulatur.

❷ Klinik

Die Symptome einer Intoxikation z. B. durch die Aufnahme von verdorbenen Lebensmittel sind: Obstipation, Mundtrockenheit, Diplopie, paralytischer Ileus, Tod durch Atemlähmung.

Intoxikation mit Tetanustoxin

Unter anaeroben Bedingungen bildet das **Clostridium tetani das Clostridiumtoxin.** Dieses verhindert die Freisetzung von Glycin aus den Interneuronen des Motoneurons.

❸ Klinik

Man sollte sich folgende Symptome merken: **Risus sardonicus (verzerrtes Lachen), Trismus (Kiefersperre), Opisthotonus (Überstreckung von Hals und Rumpf).** Bei erhaltenem Bewusstsein werden diese Symptome bei kleinsten Sinnesreizen ausgelöst.

❹ Antidot

Tetanushyperimmunglobulin oder Penicillin G.

15 Toxikologie

15.7 Check-up

❶ **Welche allgemeinen Maßnahmen sind bei akuten Intoxikationen indiziert?**

❷ **Welche Substanzen lassen sich gut mittels Hämodialyse eliminieren?**

❸ **Womit behandeln Sie eine Methämoglobinvergiftung? Kennen Sie die Dosierung?**

Check-up

❶ Allgemeinmaßnahmen bei akuten Intoxikationen

- Zuerst Sicherung der Vitalfunktionen, dann primäre Giftelimination (Magenspülung, Carbo medicinalis, selten induziertes Erbrechen)
- Danach sekundäre Giftelimination (Entfernung der Substanz aus Blut durch forcierte Diurese, Hämoperfusion oder Hämodialyse)

❷ Hämodialyse

Hydrophile nicht eiweißgebundene Substanzen, die eine hohe Plasmakonzentration haben (z. B. Ethanol, Methanol, Lithium), lassen sich gut mittels Hämodialyse eliminieren.

❸ Therapie bei Methämoglobinvergiftung

Methylenblau 1 –2 mg/kg KG i.v. ggf. wiederholen nach 4–6 h.
Toluidinblau 2–4 mg/kg KG i.v. ggf. wiederholen nach 30 min.

15 Toxikologie

15.8 Toxikologie für die Kitteltasche

Symptome der Vergiftung

Die größte Schwierigkeit in der Toxikologie besteht darin, zu wissen, mit welchem Gift man es zu tun hat. Das ist gerade in den Notfallsituationen oft schwer einzuschätzen. Auch Mischintoxikationen, gerade in suizidaler Absicht, sind sehr häufig.

❶ **Zur Differenzialdiagnose nutzen Sie die Tabelle auf der Rückseite.**

Symptome der Vergiftung

❶

Vergiftung	Puls	RR	Temperatur	Atmung	Pupillengröße	Darmgeräusche	Schwitzen
Opioid	–	–	–	–	–	–	–
Sympathomimetisch	+	+	+	+	+	+	+
Anticholinerg	+	o	+	o	+	–	–
Cholinerg	o	o	o	o	o	+	+
Sedierend/hypno-tisch	–	–	–	–	o	–	–
+ = erhöht, – = vermindert, o = keine Veränderung							

Tab. 15.6 Symptome der Vergiftung